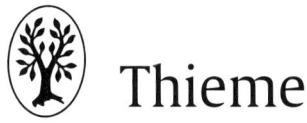

Endokrinologie für die Praxis

Diagnostik und Therapie
von A–Z

Frank Herrmann
Peter Müller
Tobias Lohmann

Unter Mitarbeit von Henri Wallaschofski

6. Auflage

106 Abbildungen
23 Tabellen

Georg Thieme Verlag
Stuttgart · New York

Bibliografische Information
der Deutschen Nationalbibliothek

Die Deutsche Nationalbibliothek verzeichnet diese Publikation in der Deutschen Nationalbibliografie; detaillierte bibliografische Daten sind im Internet über
http://dnb.d-nb.de abrufbar.

3. Auflage 2000, Barth Verlag Heidelberg
4. Auflage 2002, Georg Thieme Verlag Stuttgart
5. Auflage 2008, Georg Thieme Verlag Stuttgart
1. polnische Auflage 2009

Dr. med. habil. Frank Herrmann
Praxis für Endokrinologie
Käthe-Kollwitz-Str. 9
04109 Leipzig

Dr. med. habil. Peter Müller
MVZ Stoffwechselmedizin Leipzig
Prager Str. 34
04317 Leipzig

Prof. Dr. med. habil. Tobias Lohmann
Städtisches Krankenhaus Dresden-Neustadt
Medizinische Klinik
Industriestr. 40
01129 Dresden

Prof. Dr. med. Henri Wallaschofski
Universitätsklinikum Greifswald AöR
der Ernst-Moritz-Arndt-Universität Greifswald
Institut für Klinische Chemie und Laboratoriumsmedizin
Ferdinand-Sauerbruch-Straße
17475 Greifswald

© 2010 Georg Thieme Verlag KG
Rüdigerstraße 14
70469 Stuttgart
Deutschland
Telefon: +49/(0)711/8931-0
Unsere Homepage: www.thieme.de

Printed in Germany

Zeichnungen: Angelika Kramer, Stuttgart
Umschlaggestaltung: Thieme Verlagsgruppe
Umschlaggrafik: Martina Berge, Erbach
Satz: Mitterweger & Partner, Plankstadt
gesetzt aus Typoscript
Druck: Offizin Andersen Nexö Leipzig GmbH, Zwenkau

ISBN 978-3-13-131016-3   1 2 3 4 5 6

Wichtiger Hinweis: Wie jede Wissenschaft ist die Medizin ständigen Entwicklungen unterworfen. Forschung und klinische Erfahrung erweitern unsere Erkenntnisse, insbesondere was Behandlung und medikamentöse Therapie anbelangt. Soweit in diesem Werk eine Dosierung oder eine Applikation erwähnt wird, darf der Leser zwar darauf vertrauen, dass Autoren, Herausgeber und Verlag große Sorgfalt darauf verwandt haben, dass diese Angabe **dem Wissensstand bei Fertigstellung des Werkes** entspricht.
Für Angaben über Dosierungsanweisungen und Applikationsformen kann vom Verlag jedoch keine Gewähr übernommen werden. **Jeder Benutzer ist angehalten**, durch sorgfältige Prüfung der Beipackzettel der verwendeten Präparate und gegebenenfalls nach Konsultation eines Spezialisten festzustellen, ob die dort gegebene Empfehlung für Dosierungen oder die Beachtung von Kontraindikationen gegenüber der Angabe in diesem Buch abweicht. Eine solche Prüfung ist besonders wichtig bei selten verwendeten Präparaten oder solchen, die neu auf den Markt gebracht worden sind. **Jede Dosierung oder Applikation erfolgt auf eigene Gefahr des Benutzers.** Autoren und Verlag appellieren an jeden Benutzer, ihm etwa auffallende Ungenauigkeiten dem Verlag mitzuteilen.

Geschützte Warennamen (Warenzeichen) werden **nicht** besonders kenntlich gemacht. Aus dem Fehlen eines solchen Hinweises kann also nicht geschlossen werden, dass es sich um einen freien Warennamen handelt.
Das Werk, einschließlich aller seiner Teile, ist urheberrechtlich geschützt. Jede Verwertung außerhalb der engen Grenzen des Urheberrechtsgesetzes ist ohne Zustimmung des Verlages unzulässig und strafbar. Das gilt insbesondere für Vervielfältigungen, Übersetzungen, Mikroverfilmungen und die Einspeicherung und Verarbeitung in elektronischen Systemen.

Vorwort

Erfreulicherweise hat das Buch bei den Lesern so großen Anklang gefunden, dass wir nach sehr kurzer Zeit eine neue Auflage vorlegen dürfen. Die 6. Auflage wurde von uns gründlich durchgesehen und, wo nötig, aktualisiert.

Leipzig, Dresden, Greifswald
Im Frühjahr 2010

Frank Herrmann
Peter Müller
Tobias Lohmann
Henri Wallaschofski

Vorwort zur 5. Auflage

Anliegen dieses Buches ist es, dem Arzt auch ohne endokrinologische oder diabetologische Spezialkenntnisse ein Nachschlagewerk in die Hand zu geben, das ihm in seiner praktischen Tätigkeit einen raschen Überblick über endokrinologische Erkrankungen ermöglicht.

Dazu erlaubt es die alphabetische Anordnung der Krankheitsbilder, sich in kurzer Zeit über Symptome, Ursachen sowie diagnostische und therapeutische Maßnahmen zu orientieren und zu entscheiden, ob die erforderlichen Maßnahmen selbst durchgeführt werden können oder in die Hände eines Endokrinologen gelegt werden müssen.

Ergänzt bzw. neu geordnet wurde diese 5. Auflage durch speziellere Kapitel zu Themen wie „Neuroendokrine Tumoren", „Polyglanduläre Autoimmunerkrankungen", „PCO-Syndrom", „Renale Osteopathie", „Sexuelle Störungen der Frau" u. a.

Zur weiterführenden Erläuterung des Hauptteils „Erkrankungen und Symptome" sind im Kapitel „Diagnostische Methoden" diese einschließlich ihrer Durchführung und Bewertung gesondert dargestellt.

Eine Tabelle der im Text genannten Medikamente mit Gegenüberstellung der internationalen Freinamen und Handelsnamen ergänzt die Ausführungen.

Die Autorenschaft dieser 5. Auflage wurde mit Henri Wallaschofski um einen weiteren ehemals Leipziger Endokrinologen ergänzt.

Inhaltsverzeichnis

I Erkrankungen und Symptome 1

Adipositas 2
Adrenogenitales Syndrom (AGS) . 6
Akromegalie 11
Amenorrhö 14
Anorexia nervosa 21
Cushing-Syndrom (Hyperkortisolismus) 24
Diabetes insipidus 30
Diabetes mellitus 35
Diabetisches Koma 46
Endokrine Orbitopathie 48
Gynäkomastie 52
Hirsutismus 56
Hochwuchs 60
Hodenhochstand (Kryptorchismus, Maldescensus testis) 63
Hyperaldosteronismus 67
Hyperkalzämiesyndrom 72
Hyperkalzämische Krise 76
Hyperparathyreoidismus (HPT) .. 79
Hyperprolaktinämiesyndrom 86
Hyperthyreose 90
Hypertonie, endokrin bedingt ... 100
Hypoglykämie 102
Hypogonadismus, männlicher (Hodeninsuffizienz) 105
Hypokalzämie 110
Hypoparathyreoidismus 113
Hypophysäres Koma 117
Hypophysentumoren 119
Hypophysenvorderlappeninsuffizienz (Hypopituitarismus) 122
Hypothyreose 126
Hypothyreotes Koma (Myxödemkoma) 133
Impotenz 135
Infertilität (Impotentia generandi) 139
Kleinwuchs 143
Klimakterium 149
Klinefelter-Syndrom 151
Multiple endokrine Neoplasie (MEN-Syndrome) 153
Nebennierenrindeninsuffizienz .. 157
Nebennierenrindeninsuffizienz, akute 163
Neuroendokrine Tumoren (NET) . 166
Osteomalazie 178
Osteoporose 182
Paraneoplastische Endokrinopathien 189
Phäochromozytom 192
Polyglanduläre Autoimmunerkrankung (PGA) 196
Polyzystisches Ovarsyndrom (PCO-Syndrom) 198
Pubertas praecox 202
Pubertas tarda 206
Renale Osteopathie 210
Schilddrüsenknoten 212
Schilddrüsenmalignome 216
Sexuelle Störungen der Frau 221
Sterilität 223
Struma 228
Tetanischer Anfall 234
Thyreoiditis 237
Thyreotoxische Krise 241
Ullrich-Turner-Syndrom 244
Virilisierung 246

Inhaltsverzeichnis

II Diagnostische Methoden 249

Diabetesdiagnostik 250
Gastroenteropankreatische Tumordiagnostik 251
Hypophysendiagnostik 253
Nebennierendiagnostik 257
Nebenschilddrüsen- und Knochenstoffwechseldiagnostik 264
Schilddrüsendiagnostik 267
Sexualhormondiagnostik 277

III Präparate 283

Diagnostika und Therapeutika (Auswahl) 284

Sachverzeichnis 295

Abkürzungen

ACTH	= Adrenokortikotropes Hormon
ADH	= Antidiuretisches Hormon
AFP	= alpha-Fetoprotein
AGS	= Adrenogenitales Syndrom
APECED	= Autoimmun-Polyendokrinopathie-Candidiasis-Ektodermaldystrophie-Syndrom = APS Typ I
APS	= Autoimmunes Polyendokrines Syndrom
B	= Bewertung
BMI	= Body-mass-Index
BSR	= Blutkörperchensenkungsreaktion
cAMP	= zyklisches Adenosinmonophosphat
CEA	= Carcino-Embryonales Antigen
CRH	= Corticotropin-Releasing-Hormon
CRP	= C-reaktives Protein
CSII	= Continuous Subcutaneous Insulin Infusion (Insulinpumpentherapie)
CT	= Conventional Therapy (konventionelle Insulintherapie)
D	= Durchführung
DHEA	= Dehydroepiandrosteron
DHEAS	= Dehydroepiandrosteronsulfat
DPP	= Dipeptidylpetidase
DXA	= Dual-X-Ray-Absorptiometrie
FDS	= Female sexual Dysfunction
FHH	= Familiäre hypokalziurische Hyperkalzämie
FSH	= Follikelstimulierendes Hormon
fT_3	= Freies Trijodthyronin
fT_4	= Freies Thyroxin
GAD	= Glutamic acid decarboxylase
GLP	= Glucagon-like peptide
GnRH	= Gonadotropin Releasing Hormone
GHRH	= Growth Hormone Releasing Hormone
γ-GT	= gamma-Glutamyltranspeptidase
GTT	= Glukosetoleranztest
HCG	= Humanes Choriongonadotropin
HGH	= Human Growth Hormone
HHL	= Hypophysenhinterlappen
HLA	= Humane Leukozytenantigene
HMG	= Humanes Menopausen-Choriongonadotropin
HOMA	= Homeostasis Model Assessment Test

Abkürzungen

HPT	=	Hyperparathyreoidismus
HSDD	=	Hypoactive Sexual Desire Disorder
HVL	=	Hypophysenvorderlappen
I	=	Indikation
IA 2	=	Insellzellautoantigen IA 2
ICA	=	Islet Cell Antibodies
ICT	=	Intensified Conventional Therapy (intensivierte konventionelle Insulintherapie)
IGF-I	=	Insulin-like Growth Factor I
i. U.	=	im Urin
KHK	=	Koronare Herzkrankheit
KI	=	Kontraindikation
LADA	=	Latent Autoimmune Diabetes in Adults
LDL	=	Low Density Lipoprotein
LH	=	Luteinisierendes Hormon
LHRH	=	Luteinisierendes Hormon-Releasing-Hormon
MEN	=	Multiple Endokrine Neoplasie
MIBG	=	Methyljodobenzylguanidin
MODY	=	Maturity Onset Diabetes of the Young
MSH	=	Melanozytenstimulierendes Hormon
NET	=	Neuroendokrine Tumoren
NN	=	Nebenniere
NNM	=	Nebennierenmark
NNR	=	Nebennierenrinde
NSD	=	Nebenschilddrüsen
NTI	=	Non-Thyroidal Illness
NYHA	=	New York Heart Association
oGTT	=	oraler Glukosetoleranztest
17-OHP	=	17-Hydroxyprogesteron
P	=	Prinzip
PADAM	=	Partielles Androgendefizitsyndrom des alternden Mannes
pAVK	=	periphere arterielle Verschlusskrankheit
PCO	=	Polyzystische Ovarien
PDE-5-Hemmer	=	Phosphodiesterase-5-Hemmer
PGA	=	Polyglanduläre Autoimmunerkrankung = APS
PHA	=	Primärer Hyperaldosteronismus
PP	=	Pankreatisches Polypeptid
PPI	=	Protonenpumpeninhibitor
PRL	=	Prolaktin
RH	=	Releasing-Hormon
rhTSH	=	rekombinantes humanes TSH
SERM	=	Selektive Estrogen-Rezeptor-Modulatoren
SHBG	=	Sexualhormonbindendes Globulin

Abkürzungen

SIADH	= Syndrom der inadäquaten ADH-Sekretion
STH	= Somatotropes Hormon
T_3	= Trijodthyronin
T_4	= Thyroxin
TBG	= Thyroxinbindendes Globulin
TG-AK	= Thyreoglobulin-Antikörper
TPO	= Thyreoidale Peroxidase
TPO-AK	= Thyreoidale Peroxidase-Antikörper
TRH	= Thyreotropin-Releasing-Hormone
TSH	= Thyreoideastimulierendes Hormon
VIP	= Vasoaktives Intestinales Peptid

Hinweise für den Benutzer

1. Die Reihenfolge der aufgeführten diagnostischen Methoden entspricht nicht zwangsläufig ihrer Wertigkeit.
2. Bei allen Laborbefunden ohne besondere Kennzeichnung handelt es sich um Untersuchungen im Blut.
3. Die im Kapitel «Diagnostische Methoden» aufgeführten Normalwerte für Blut- und Urinkonzentrationen der Hormone sind Orientierungshilfen und müssen mit dem zuständigen Labor abgestimmt werden. Wenn nicht anders bezeichnet, handelt es sich um Normalwerte für Erwachsene, vordergründig wurden die SI-Einheiten verwendet.
4. Vor Applikation der aufgeführten Medikamente muss eine aktuelle Information über Indikationen, Kontraindikationen, Nebenwirkungen und Dosierungsrichtlinien erfolgen, da trotz sorgfältiger Überprüfung der Angaben im Buch eine Garantie für deren Richtigkeit nicht übernommen werden kann.
5. Von den im Präparateverzeichnis genannten Medikamenten stehen zum Teil eine Vielzahl von Generika zur Verfügung.

Bedeutung folgender Zeichen:
n = normal
↑ = erhöht bzw. Anstieg
↓ = vermindert bzw. Abfall
→ = führt zu ...

Erkrankungen und Symptome

Adipositas

Infolge des Ungleichgewichts zwischen erhöhter Energiezufuhr (Ernährungsverhalten) und individuellem Kalorienverbrauch (Bewegungsarmut) sowie durch genetische und psychosoziale Faktoren auftretende Körperfettvermehrung mit Gewichtserhöhung

Body-mass-Index (BMI) = Körpergewicht (kg)/Körpergröße (m^2)

- Normalgewicht: 18,5–24,9 kg/m^2
- Übergewicht: 25,0–29,9 kg/m^2
- Adipositas: 30,0–34,9 kg/m^2 (Grad 1), 35,0–39,9 kg/m^2 (Grad 2), >40 kg/m^2 (Grad 3)

Adipositas geht einher mit einem erhöhten Risiko für:
- Diabetes mellitus Typ 2
- Fettstoffwechselstörungen
- Hypertonie
- kardiovaskuläre Ereignisse wie Myokardinfarkt und Apoplexie (besonders bei abdominalem Fettverteilungstyp mit Taillenumfang von > 102 cm bei Männern und > 88 cm bei Frauen)
- Karzinomerkrankungen

Lebenserwartung und -qualität sind vermindert

Adipositas

Ursachen

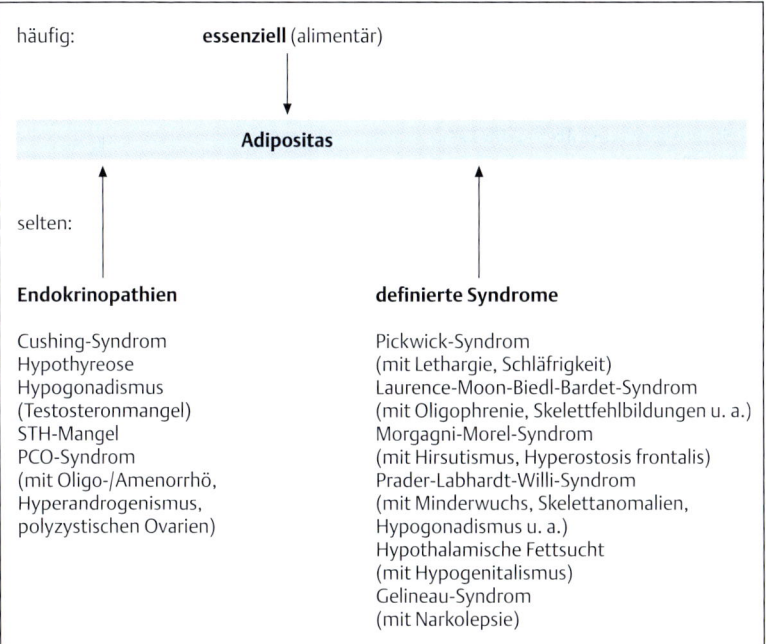

Diagnostik

Anamnese
- Essgewohnheiten (quantitativ, qualitativ)
- Zeitpunkt und Umstände der Gewichtszunahme (seit Kindheit, Pubertät, Schwangerschaft, Klimakterium; äußere Einflüsse wie psychische oder physische Traumen, Krankheiten, Operationen, Berufs- oder Milieuwechsel)
- Körpergewicht der Eltern und Geschwister (familiäre Disposition)
- Bewegungsmangel

Klinische Untersuchung
- Generalisierte Adipositas bei essenzieller Form
- Abdominale Fettverteilung (Taillenumfang bei Männern von > 102 cm und bei Frauen von > 88 cm)
- Stammfettsucht, grazile Extremitäten, Büffelnacken und rote Striae bei Cushing-Syndrom
- Hirsutismus und Virilisierung bei PCO-Syndrom

Adipositas

Labor

Ausschluss Endokrinopathie:

- Dexamethasontest: Kortisol nicht unter 80 nmol/l supprimierbar: Cushing-Syndrom
- TSH ↑: Hypothyreose
- Blutzucker ↑, oraler GTT ⎫
- Insulin ↑ ⎬ bei PCO-Syndrom
- ♀: Testosteron ↑, Androstendion ↑ ⎭
- Harnsäure ↑, Cholesterin ↑, Triglyzeride ↑ bei metabolischem Syndrom

Therapie

Eine Therapie ist bei Vorliegen von Übergewicht (BMI 25,0–29,9 kg/m^2) indiziert, wenn gleichzeitig adipositasassoziierte Begleiterkrankungen wie Diabetes mellitus, Hypertonie oder Fettstoffwechselstörungen vorliegen sowie immer bei einem BMI über 30 kg/m^2 (Adipositas).

Das therapeutische Ziel besteht in der langfristigen Gewichtsreduktion und -stabilisierung, der Reduktion und Besserung der Begleit- und Folgeerkrankungen sowie der Förderung eines gesunden Lebensstils und der Lebensqualität.

Das individuelle, unter Förderung der Motivation des Patienten langfristig angelegte Behandlungskonzept beinhaltet primär ein Basisprogramm aus Bewegungstherapie, Verhaltensmodifikation (Änderung des quantitativen und qualitativen Ernährungsverhaltens) und Ernährungstherapie:
- initial Kalorienreduktion durch verminderten Fettkonsum
- später energiereduzierte Mischkost
- Mahlzeitenersatz durch Formulaprodukte
- Formuladiäten
- definierte Gewichtsreduktionsprogramme

Bei Erfolglosigkeit (frühestens nach 3 Monaten) kommt eine medikamentöse Behandlung mit dem Fettresorptionshemmer Orlistat (Xenical) oder mit Sibutramin (Reductil; Sättigungsgefühl ↑, Energieverbrauch ↑) sowie mit Ribonabant (Acomplia; Appetit ↓, Nahrungsaufnahme ↓) in Betracht.

Bei erfolgloser konservativer Therapie einer schweren Adipositas der Grade 2 und 3 mit Begleiterkrankungen sind chirurgische Maßnahmen (Magenband, Magen-Bypass, Duodenal-Switch) in Erwägung zu ziehen.

Adipositas

Differenzialdiagnostik

Tabelle **1**

	Essenzielle Adipositas	**Cushing-Syndrom**
Anamnese:		
Gewichtszunahme	Langfristig	Relativ kurzfristig
Nahrungszufuhr	Übermäßig	Nicht wesentlich gesteigert
Familiäre Belastung	Häufig	Keine
Medikamente	Keine	Glukokortikoide?
Beschwerdebild	Uncharakteristisch	Möglich sind: ▶ Leistungsknick ▶ Sexualstörungen ▶ psychische Veränderungen ▶ Kopfschmerzen ▶ Sehstörungen
Klinik:		
Ausmaß der Gewichtszunahme	Stark	Gering
Fettverteilung	Generalisiert (einschließlich Extremitäten)	▶ Stammfettsucht (grazile Extremitäten) ▶ Büffelnacken ▶ Vollmondgesicht
Striae	Hell	Dunkelrot
Labor:		
Kortisol	Normal/ ↑	↑
Kortisol i.U.	Normal	↑
Tagesrhythmik Kortisol	Meist normal	Aufgehoben
Dexamethasontest	Kortisol supprimierbar	Kortisol nicht supprimierbar

Adrenogenitales Syndrom (AGS)

Angeborenes AGS

Angeborene Steroidbiosynthesestörungen der Nebenniere mit Überproduktion von androgenen Nebennierenrindensteroiden mit nachfolgendem Kortisolmangel. Bei zusätzlicher Störung der Aldosteronproduktion Verlaufsform mit Salzverlustsyndrom. Die Gestörte Kortisolsynthese führt über den Rückkopplungsmechanismus zu einer gesteigerten CRH- und ACTH- Ausschüttung mit Nebennierenrindenhyperplasie und Androgenüberproduktion.

Symptome

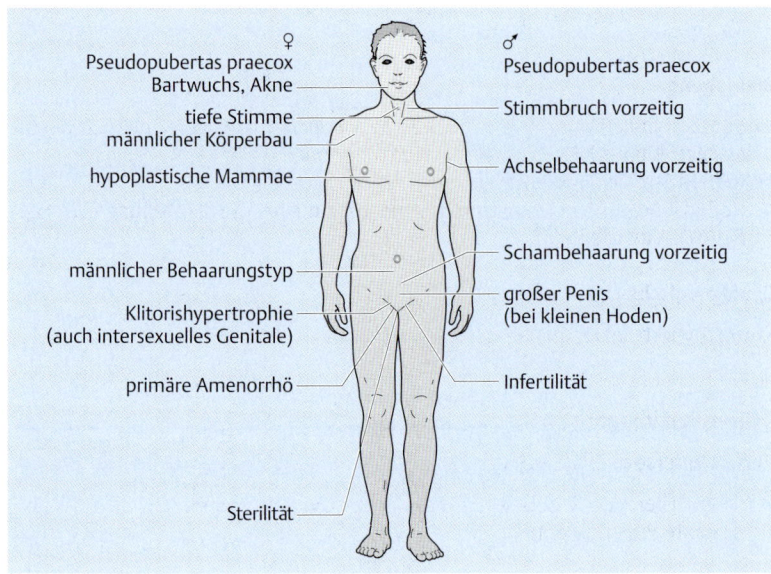

Schnelles Wachstum mit vorzeitigem Epiphysenschluss (etwa 10. Lebensjahr), danach Minderwuchs. Bei Jungen in der Adoleszenz häufiges Auftreten meist gutartiger Hodentumoren (Palpationskontrolle!).

Diagnostik

Anamnese

- Als Säugling normal groß, als Kind zu groß, im Erwachsenenalter zu klein
- ♀/♂: vorzeitiger Pubertätseintritt
- ♀: keine Menarche, tiefe Stimme, unerfüllter Kinderwunsch

Adrenogenitales Syndrom (AGS)

Labor

- 17-Hydroxyprogesteron ↑
- Testosteron ↑
- Androstendion ↑
- Dehydroepiandrosteron ↑
- ACTH ↑
- Kortisol ↓
- Steroidprofil i. U.
- Dexamethasontest: Normalisierung des erhöhten 17-Hydroxyprogesterons und Testosterons
- ACTH-Test: deutlicher Anstieg des 17-Hydroxyprogesterons, kein Anstieg des Kortisols

Bildgebung

- Röntgen linke Hand: in der Kindheit Knochenalter gegenüber dem chronologischen Alter erhöht (Epiphysenschluss bereits etwa im 10. Lebensjahr)
- Nebennierensonographie: Nebennierenrindenhyperplasie
- Hodensonographie: Hodentumoren bei unzureichender Einstellung; DD: Leydig-Zell-Tumoren

Gynäkologische Untersuchung

Klitorishypertrophie, intersexuelles Genitale

Differenzialdiagnostik

Andere Intersexualitätsformen:

- ♀: virilisierende Nebennierenrinden- oder Ovarialtumoren
- ♂: echte Pubertas praecox

Therapie

Lebenslange Substitutionsbehandlung, zunächst in einer pädiatrischen, später in einer endokrinologischen Sprechstunde mit Glukokortikoiden: Hydrokortison, 12–20 mg/m^2 Körperoberfläche/Tag, verteilt auf 3 Einzelgaben (keine Überdosierung im Kindesalter, sonst Wachstumsverminderung). Unter Mehrbelastung (Infektionen, Stress, Operation etc.) Dosissteigerung notwendig.
Beim Salzverlustsyndrom zusätzlich lebenslange Gabe von Fludrokortison; **Cave:** Nothilfepass.
Therapieeinleitung so früh wie möglich. Damit sind sowohl beim Mädchen (Menstruation, Entwicklung der sekundären Geschlechtsmerkmale, Schwangerschaft) als auch beim Jungen normale körperliche sexuelle Entwicklungen mög-

Adrenogenitales Syndrom (AGS)

lich. Bei zu später Diagnosestellung manchmal nur noch Teilerfolge (irreversible Wachstumsstörungen, Virilisierungserscheinungen). Gynäkologische Korrekturoperation bei Klitorishypertrophie. Im Kindesalter Kontrolle von Größe und Knochenreifung (Perzentilenkurven) sowie der Pubertätsentwicklung (Stadien nach Tanner).

Akutes Salzverlustsyndrom

Ursachen

Bei der Verlaufsform mit Salzverlustsyndrom kann der renale Salzverlust zu einem lebensbedrohlichen Krankheitsbild führen, vorwiegend im Säuglingsalter.

Symptome

- Erbrechen
- Diarrhö
- Exsikkose
- Krämpfe
- Lethargie
- Hyperthermie
- Schock

Labor

- Hyperkaliämie
- Hyponatriämie
- Azidose
- Hypoglykämie
- Reninaktivität ↑

Therapie

Unter intensivmedizinischen Bedingungen Infusion von 0,9%iger NaCl-Lösung unter Zugabe von 25–50 mg Hydrokortison als Bolus. Schock- und Azidosetherapie.

Adrenogenitales Syndrom (AGS)

Erworbenes AGS

Erworbene adrenale Virilisierung durch Androgenüberproduktion einer Nebennierenrindenneoplasie (Adenom oder Karzinom) oder -hyperplasie.

Symptome

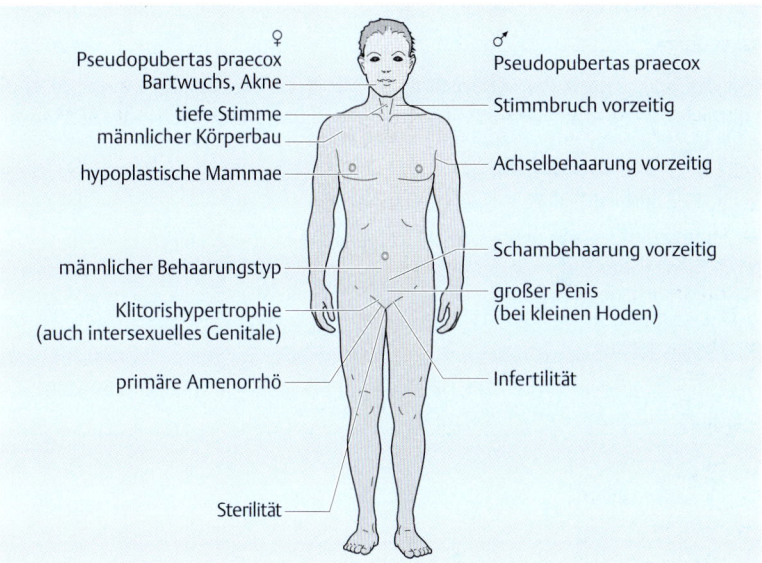

Die bei Männern mögliche Form bleibt klinisch meist unauffällig. Rasches Auftreten der Virilisierungserscheinungen bei Tumoren, allmähliche Entwicklung bei mildem Kortisolsynthesedefekt.
Late-Onset-AGS: Nichtklassisches, sich überwiegend erst im Pubertätsalter mit Zyklusstörungen und Hirsutismus manifestierendes AGS (meist durch partiellen 21-Hydroxylase-Defekt).

Diagnostik

Anamnese (♀)

- Auftreten von Virilisierungserscheinungen (Bartwuchs, tiefere Stimme, Stirnglatze)
- Zyklusstörungen
- Libido ↓

Adrenogenitales Syndrom (AGS)

Labor

- Testosteron ↑
- Dehydroepiandrosteron ↑
- Dexamethasontest: keine Normalisierung des erhöhten Testosterons bei Nebennierenrindentumoren; Normalisierung bei spät manifestiertem, mildem Kortisolsynthesedefekt

Bildgebung

Sonographie, Computertomographie, Magnetresonanztomographie und Angiographie der Nebennieren zur Feststellung bzw. zum Ausschluss eines Nebennierenrindentumors

Differenzialdiagnostik

- Androgenproduzierende Ovarialtumoren
- PCO-Syndrom
- Idiopathischer Hirsutismus

Therapie

Operative Tumorentfernung. Bei beidseitiger Nebennierenrindenhyperplasie Behandlung wie bei angeborenem AGS.

Akromegalie

Infolge Überproduktion von Wachstumshormon (STH/HGH) durch ein Hypophysenadenom hervorgerufenes Krankheitsbild

Symptome

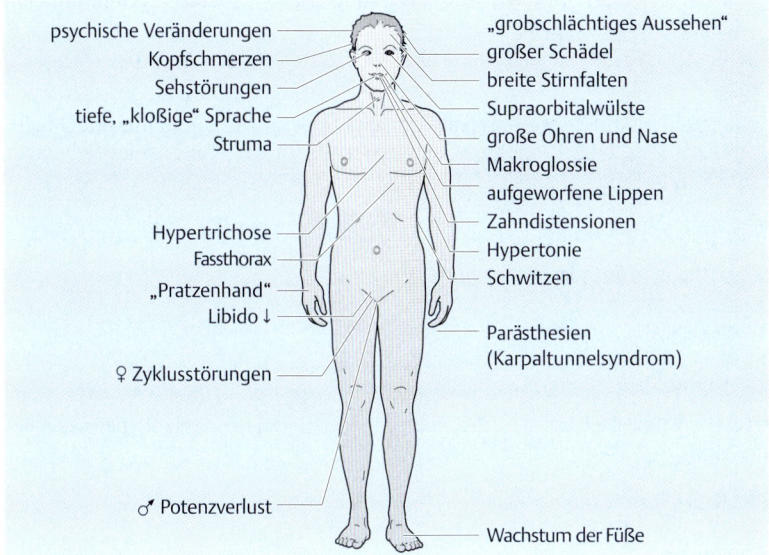

- psychische Veränderungen
- Kopfschmerzen
- Sehstörungen
- tiefe, „kloßige" Sprache
- Struma
- Hypertrichose
- Fassthorax
- „Pratzenhand"
- Libido ↓
- ♀ Zyklusstörungen
- ♂ Potenzverlust
- „grobschlächtiges Aussehen"
- großer Schädel
- breite Stirnfalten
- Supraorbitalwülste
- große Ohren und Nase
- Makroglossie
- aufgeworfene Lippen
- Zahndistensionen
- Hypertonie
- Schwitzen
- Parästhesien (Karpaltunnelsyndrom)
- Wachstum der Füße

Auftreten im Erwachsenenalter nach Abschluss des Längenwachstums. Im Wachstumsalter (vor Epiphysenschluss) entsteht ein Hochwuchs (Gigantismus).
Das klinische Vollbild entwickelt sich schleichend über Jahre. Sehr selten ektopische GHRH-Produktion (Bronchial-, Pankreaskarzinom, Karzinoid).

Diagnostik

Anamnese

- ▶ Starkes Schwitzen
- ▶ Parästhesien, Karpaltunnelsyndrom
- ▶ Veränderungen der Gesichtszüge (Vergleich mit älteren Fotos)
- ▶ Sehstörungen, Kopfschmerzen
- ▶ Wachstum der Hände und Füße (Schuhe bzw. Handschuhe und Ringe passen nicht mehr)
- ▶ Müdigkeit, Leistungsknick
- ▶ Libidoverlust

Akromegalie

- ♀: Regeltempostörungen, Amenorrhö
- ♂: Potenzstörungen
- Wirbelsäulen- und Gelenkbeschwerden
- Wesensveränderungen (Lethargie, Antriebsminderung, Stimmungsschwankungen), Schlafstörungen
- Gewichtszunahme
- Schlafapnoesyndrom

Labor

- STH ↑
- STH-Suppressionstest (oGTT): keine Senkung des STH-Spiegels unter 1 ng/ml (oder paradoxer Anstieg)
- IGF-I ↑
- GHRH ↑: ektope GHRH-Produktion (sehr selten)
- Nüchternblutzucker ↑, pathologischer Befund des oGTT: Glukosestoffwechselstörung
- Prolaktin ↑: Mischtumor
- fT$_3$ ↓, fT$_4$ ↓, TSH ↓
- TRH-Test negativ
- Kortisol ↓, ACTH ↓ } hypophysäre Ausfälle
- Insulin-Hypoglykämie-Test negativ
- LH ↓, FSH ↓
- LH-RH-Test negativ

Bildgebung

- Röntgen Schädel in 2 Ebenen: Sellavergrößerung, Hyperostosis frontalis, Nasennebenhöhlenvergrößerung
- Schädelmagnetresonanztomographie: Hypophysentumor
- Röntgen Wirbelsäule: hypertrophierte Wirbelkörper, Keilwirbel, Osteoporose, Kyphosierung
- Röntgen Thorax: Herzvergrößerung
- Echokardiographie: linksventrikuläre Hypertrophie, Kardiomyopathie

Ophthalmologische Untersuchung

Gesichtsfeldeinschränkungen, Visusminderung: Hypophysentumor

Gynäkologische Untersuchung

Zyklusstörungen

Akromegalie

Differenzialdiagnostik

▶ Akromegaloid: konstitutionelle Normvariante (oft seit Kindheit bekannt, zum Teil familiär gehäuft auftretend)
▶ Primäre Hypothyreose: myxödematöse Schwellungen
■ Suche nach MEN-I-Syndrom (s. „Multiple endokrine Neoplasie")

Therapie

Methode der Wahl ist die neurochirurgische Adenomentfernung (bei Mikroadenomen transsphenoidale, ggf. explorative selektive Adenomektomie). Makroadenome mit großer Ausdehnung haben geringere chirurgische Heilungschancen. In diesen Fällen wie auch bei Rezidiven, Operationsunfähigkeit oder -ablehnung medikamentöse Behandlung mit Dopaminagonisten und/oder Somatostatinanaloga (Octreotid) bzw. STH-Rezeptor-Antagonisten (Pegvisomant – Somavert) oder Radiatio (externe Bestrahlung, γ-Knife).

Therapieerfolg

IGF-I normalisiert, STH nach Glukosesuppression unter 1 ng/ml (gilt nicht für Pegvisomant-Behandlung)

Bei sekundären hormonellen Ausfällen entsprechende hormonelle Substitution.

Dispensaire-Betreuung mit Verlaufskontrolle in einer endokrinologischen Sprechstunde

Amenorrhö

Primäre Amenorrhö

Bis zum vollendeten 16. Lebensjahr noch kein spontanes Einsetzen der Regelblutung

Ursachen

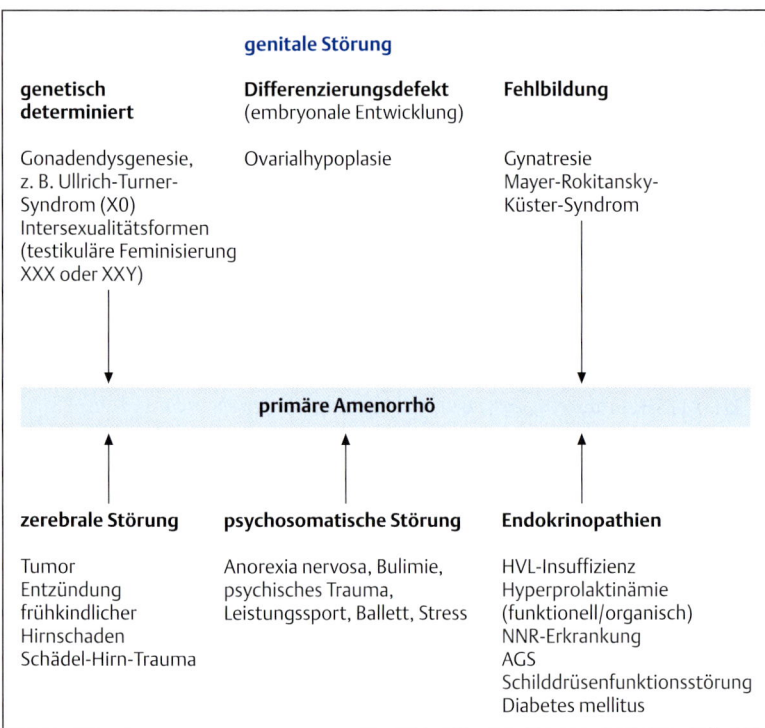

Diagnostik

Anamnese

- ▶ Schwangerschafts- und Geburtsverlauf
- ▶ Kindliche und frühkindliche Entwicklung, Wachstumsverlauf
- ▶ Pubertätsbeginn und -verlauf
- ▶ Verspätete Menarche (auch in der Familie)
- ▶ Begleitkrankheiten
- ▶ Psychische und physische Belastungen

Amenorrhö

- Galaktorrhö (spontan, nach Kompression)
- Virilisierung (männlicher Habitus und Behaarungstyp, tiefere Stimme)
- Kopfschmerzen, Sehstörungen (bei Hypophysentumor)
- Hypertonie (bei AGS)
- Medikamentenanamnese (prolaktinsteigernde Medikamente)
- Basaltemperaturmessung (mono-, biphasischer Zyklus)

Gynäkologische Untersuchung

- Genitale Fehlbildung (Gynatresie), Klitorishypertrophie
- Intersexualität
- Funktionelle Zervixdiagnostik
- Mammabeurteilung (Galaktorrhö)
- Vaginale/abdominale Sonographie
- Laparoskopie mit Probeexzision (stets erst nach bildgebender Diagnostik): Gonadendysgenesie, Ovarialhypoplasie
- Intersexualität

Labor

- Prolaktin ↑: Hyperprolaktinämie
- LH ↓, FSH ↓: hypothalamisch-hypophysäre Störung
- LH ↑, FSH ↑: ovarielle Störung
- LH ↑, FSH ↓: PCO-Syndrom
- Östradiol ↓: primäre oder sekundäre Ovarialinsuffizienz
- Gestagentest negativ: fehlende ovarielle Östrogenproduktion, Endometriumstörung
- Östrogentest negativ: Endometriumstörung
- LH-RH-Test: kein Anstieg von LH/FSH: hypophysäre Störung
- Testosteron ↑:
  - PCO-Syndrom
  - androgenproduzierender Tumor (NNR, Ovar)
  - testikuläre Feminisierung
  - AGS
- Dehydroepiandrosteronsulfat (DHEAS) ↑:
  - PCO-Syndrom
  - androgenproduzierender Tumor
  - AGS
- 17-Hydroxyprogesteron ↑: AGS
- Chromosomenanalyse:
  - Gonadendysgenesie (Turner-Syndrom)
  - Intersexualität (testikuläre Feminisierung)
- Kortisol: NNR-Funktionsstörung
- fT_3, fT_4, TSH: Schilddrüsenfunktionsstörung

Amenorrhö

Bildgebung

- ▶ Vaginale und abdominelle Sonographie (Ovar, Uterus):
  - Gonadendysgenesie
  - Ovarialhypoplasie
  - Gynatresie
- ▶ Ovar-Magnetresonanztomographie: Fehlbildung
- ▶ Hysterosalpingokontrastsonographie: Intersexualität
- ▶ NN-Sonographie und -Computertomographie: NNR-Tumor/-Hyperplasie
- ▶ Schädel-Magnetresonanztomographie: Hypophysentumor

Ophthalmologische Untersuchung

Gesichtsfeldeinschränkung, Visusverminderung: Hypophysentumor

Therapie

Die Behandlung sollte in einer gynäkologisch-endokrinologischen Sprechstunde entsprechend dem Krankheitsbild und den Wünschen der Patientin erfolgen. Genitalfehlbildungen werden nach Möglichkeit operativ korrigiert. Bei Gonadendysgenesie erfolgt die Substitutionstherapie mit Östrogen-Gestagen-Präparaten; wegen des erhöhten Malignomrisikos dysgenetischer Ovarien ist die Gonadektomie zu erwägen (bei XY-Konstellation obligat). Bei Hyperprolaktinämie Ausschluss ursächlicher Medikamente, ggf. Absetzen; bei Prolaktinom medikamentöse Therapie (Bromocriptin, andere Dopaminagonisten). Andere endokrinologische Erkrankungen werden entsprechend spezifisch behandelt (NNR- und Schilddrüsenfunktionsstörung, AGS).

Psychotherapie und Gewichtsnormalisierung bei Anorexia nervosa

Substitutive Östrogen-Gestagen-Therapie des sekundären weiblichen Hypogonadismus

Bei Kinderwunsch Stimulation der Ovarialfunktion in Spezialsprechstunde (Cyclofenil, Clomifen, FSH- und HCG-Präparat, ggf. nach GnRH-Agonisten- oder -Antagonistenvorbehandlung, oder pulsatile GnRH-Therapie).

Sekundäre Amenorrhö

Ausbleiben einer spontanen Regelblutung über 3 Monate nach vorherigen regelmäßigen Zyklen, ohne dass eine Schwangerschaft vorliegt
Ausnahme „Post-Pillen-Amenorrhö": Ausbleiben der Regelblutung über 6 Monate im direkten zeitlichen Zusammenhang mit der Beendigung der hormonalen Kontrazeption

Ursachen

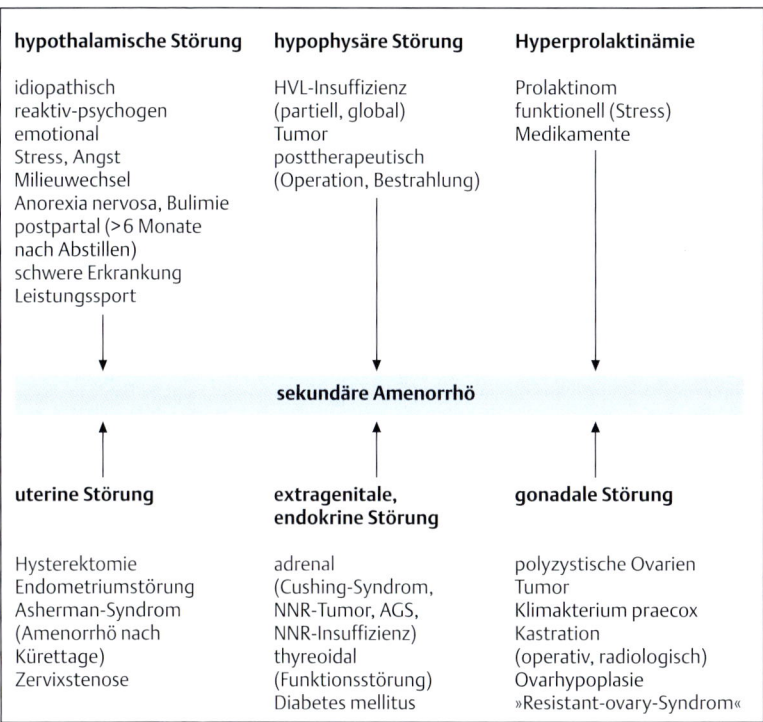

hypothalamische Störung	hypophysäre Störung	Hyperprolaktinämie
idiopathisch reaktiv-psychogen emotional Stress, Angst Milieuwechsel Anorexia nervosa, Bulimie postpartal (>6 Monate nach Abstillen) schwere Erkrankung Leistungssport	HVL-Insuffizienz (partiell, global) Tumor posttherapeutisch (Operation, Bestrahlung)	Prolaktinom funktionell (Stress) Medikamente

sekundäre Amenorrhö

uterine Störung	extragenitale, endokrine Störung	gonadale Störung
Hysterektomie Endometriumstörung Asherman-Syndrom (Amenorrhö nach Kürettage) Zervixstenose	adrenal (Cushing-Syndrom, NNR-Tumor, AGS, NNR-Insuffizienz) thyreoidal (Funktionsstörung) Diabetes mellitus	polyzystische Ovarien Tumor Klimakterium praecox Kastration (operativ, radiologisch) Ovarhypoplasie »Resistant-ovary-Syndrom«

- Vor weiterer Abklärung immer Frühschwangerschaft ausschließen (mittels β-HCG-Enzymimmunoassay positives Ergebnis bereits sehr frühzeitig zu erhalten)

Amenorrhö

Diagnostik

Anamnese

- Art und Dauer bisheriger Zyklusstörungen
- Bisherige Schwangerschaften
- Medikamentenanamnese (Ovulationshemmer, Hormone, prolaktinsteigernde Medikamente)
- Ungelöste chronische Probleme und Konflikte
- Absetzen von Ovulationshemmern (Zeitpunkt)
- Klima-, Milieuwechsel
- Chronischer Stress, Angstzustände
- Schwere körperliche Belastungen, Leistungssport
- Hitzewallungen, Schweißausbrüche
- Gewichtszunahme, Kachexie
- Begleitkrankheiten
- Galaktorrhö (spontan, erst Kompression)
- Zustand nach gynäkologischer Operation (Interruptio, Abrasio, Ovarektomie) oder Bestrahlung
- Hirsutismus, Virilisierung (männlicher Habitus und Behaarungstyp, Bartwuchs, tiefere Stimme)
- Kopfschmerzen, Sehstörungen (bei Hypophysentumor)
- Operation oder Bestrahlung der Hypophysenregion
- Basaltemperaturmessung (mono-, biphasischer Zyklus)

Gynäkologische Untersuchung

- Ausschluss Gravidität/Menopause:
  - vaginale Sonographie
  - Hormondiagnostik: β-HCG, PRL, Östradiol, FSH
- Funktionelle Zervixdiagnostik
- Mammabeurteilung (Galaktorrhö)
- Laparoskopie (stets erst nach bildgebender Diagnostik):
  - ovarieller Tumor (selten)
  - polyzystische Ovarien (häufig)
  - (funktionelle) Ovarialzyste

Labor

- Prolaktin ↑: Hyperprolaktinämiesyndrom (funktionell/organisch)
- LH ↓, FSH ↓: hypothalamisch-hypophysäre Störung
- LH ↑, FSH ↑: ovarielle Störung
- Östradiol ↓: primäre oder sekundäre Ovarialinsuffizienz

- Gestagentest:
  - negativ: fehlende ovarielle Östrogenproduktion, Endometriumstörung
  - positiv: PCO-Syndrom, ovarielle Tumoren, adrenale Erkrankungen
- Östrogen-Gestagen-Test:
  - negativ: uterine Amenorrhö, Endometriumstörung
  - positiv: Ovarialinsuffizienz oder hypothalamisch-hypophysäre Störung
- LH-RH-Test kein Anstieg von LH/FSH: hypophysäre Störung
- Testosteron ↑:
  - androgenproduzierender Tumor (NNR, Ovar)
  - PCO-Syndrom
- Dehydroepiandrosteron ↑:
  - androgenproduzierender Tumor
  - PCO-Syndrom
- 17-OHP ↑: AGS
- Kortisol: NNR-Funktionsstörung
- fT_3, fT_4, TSH: Schilddrüsenfunktionsstörung

Bildgebung

- Vaginale und abdominelle Sonographie, Ovar-Magnetresonanztomographie: polyzystische Ovarien, ovarieller Tumor
- NN-Sonographie und -Computertomographie: NNR-Tumor/-Hyperplasie
- Schädel-Magnetresonanztomographie: Hypophysentumor

Ophthalmologische Untersuchung

Gesichtsfeldeinschränkung, Visusminderung: Hypophysentumor

Amenorrhö

Therapie

Die Behandlung sollte in einer gynäkologisch-endokrinologischen oder endokrinologischen Sprechstunde entsprechend dem Krankheitsbild erfolgen.

Bei idiopathisch, reaktiv psychogenen Formen werden medikamentöse Maßnahmen zunächst zurückhaltend eingesetzt. Konfliktbewältigung, bewusste Stressreduzierung, Psychotherapie, Sport sowie Gewichtsregulierung (Anorexia nervosa) stehen im Vordergrund; ggf. frühzeitige psychotherapeutische Mitbehandlung.

Bei extragonadalen endokrinologischen Erkrankungen mit hormonellem Defizit (HVL-, NNR-Insuffizienz, Hypothyreose, Diabetes mellitus) wird entsprechend substituiert.

Bei Prolaktinomen erfolgt meist die medikamentöse Behandlung (Bromocriptin bzw. andere Dopaminagonisten). Sonographisch glatte Ovarialzysten sind häufig medikamentös (HCG) therapierbar, alle anderen Tumoren von Ovar oder NNR (Hirsutismus, Virilisierung) müssen operativ entfernt werden.

Amenorrhöen mit Sexualhormonmangel werden mit Östrogen-Gestagen-Kombinationen substituiert.

Bei Kinderwunsch: Ovulationsinduktion mit Clomifen, HMG oder FSH, häufig in Kombination mit GnRH-Analoga, bzw. pulsatiler GnRH-Stimulation

Anorexia nervosa

Vorwiegend bei Mädchen in der Pubertät auftretende psychosomatische Erkrankung mit zum Teil erheblicher Magersucht bis zur Kachexie (BMI ≤ 17,5)

Symptome (♀)

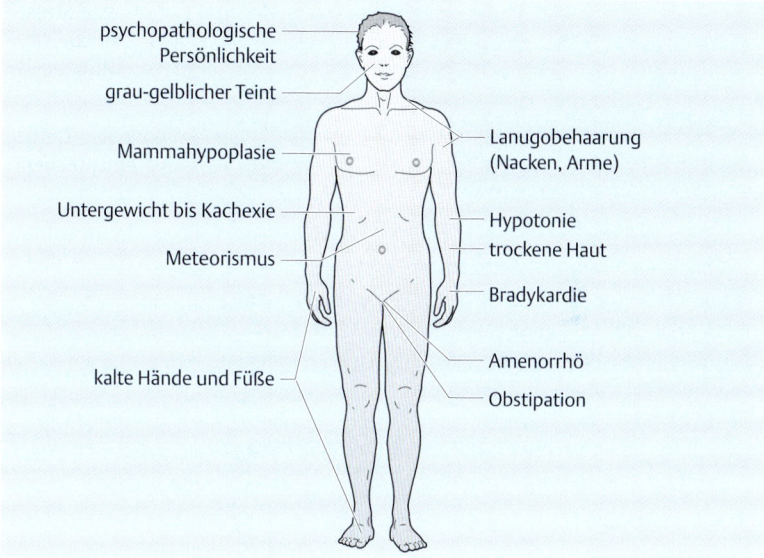

Das endokrinologische Leitsymptom ist das Ausbleiben der Regelblutung (Amenorrhö) durch die gedrosselte hypophysäre Ausschüttung der Gonadotropine LH und FSH mit nachfolgend verminderter ovarieller Östrogensekretion. Der Therapieerfolg lässt sich am Wiedereintreten der Regelblutung messen.
- Die Sekundärbehaarung ist erhalten.

Diagnostik

Anamnese

▶ Typisch für **Anorexia nervosa:**
- zunehmendes Untergewicht (BMI ≤ 17,5)
- Gewichtsverlust selbst verursacht
- „Idee" zu dick zu sein (gestörtes Körperbild)
- Angst vor dem Dickwerden (Gewichtsphobie)
- Einschränkung und Verweigerung der Nahrungszufuhr
- Gewichtsverlust als zwanghaftes Ziel (häufiges Wiegen)

Anorexia nervosa

- ausgeprägte körperliche Aktivität
- Krankheitsverleugnung, Falschaussagen zur Energiezufuhr
- Ausbleiben der Regelblutung (Amenorrhö)
- Störung der Pubertätsentwicklung und des Wachstums
- leistungsorientierte, strebsame, introvertierte Persönlichkeit
- Zwanghaftigkeit, Neigung zu Perfektionismus
- familiäre Konflikte, soziale Isolation
- häufig Angststörungen, Depressionen

▶ Typisch für **Bulimia nervosa**:
- Ess- und Heißhungerattacken (heimlich, demonstrativ)
- selbstinduziertes Erbrechen, Laxanzienabusus, Diäten
- Körpergewicht meist normal
- ständiges Beschäftigen mit dem Essen
- Furcht zu dick zu werden
- oft Konzentrationsstörungen

Labor

„Begleitende" Veränderungen, zur Diagnostik nicht notwendig:
▶ Elektrolyte: Kalium ↓, Natrium ↑
▶ Nüchternblutzucker ↓
▶ Blutbild: Anämie, Leukozytopenie, Thrombozytopenie
▶ Östradiol ↓, Progesteron ↓, LH ↓, FSH ↓
▶ fT_3 ↓, fT_4 normal, TSH normal oder ↓: „Low-T_3-Syndrom"

Osteodensitometrie

Osteopenie, Osteoporose

Differenzialdiagnostik

Tabelle 2

	Anorexia nervosa	HVL-Insuffizienz	M. Addison	Hyperthyreose
Motorik	Gesteigert	Deutlich vermindert	Vermindert	Gesteigert
Sexualbehaarung	Normal	Vermindert	Normal	Normal
Hautfarbe	Grau-gelb	Blass	Hyperpigmentierung	Normal
Psychische Auffälligkeiten	Ausgeprägt vorhanden	Eher selten	Eher selten	Selten
Amenorrhö	Vorhanden	Vorhanden	Evtl. vorhanden	Nicht vorhanden

Anorexia nervosa

Therapie

Frühzeitiger Therapiebeginn unter Motivation für die Bereitschaft zur Mitarbeit mittels individueller Behandlungsprogramme (Psycho-, Ernährungstherapie)

Das Ziel besteht in der Gewichtszunahme mit Eintritt der Regelblutung, Normalisierung des Essverhaltens, Änderung der Einstellung zu Körper und Gewicht sowie Beseitigung familiärer Konflikte unter Einbeziehung der Familie.

Eine stationäre Behandlung ist bei raschem Gewichtsverlust, einem BMI unter 13, Suizidgefahr, somatischen Komplikationen wie Elektrolytstörungen sowie psychosozialen Komplikationen (soziale Isolation, familiäre Konflikte) erforderlich.

Prognose

Die Prognose ist umso günstiger, je moderater der Gewichtsverlust und je kürzer die Krankheitsdauer ist.

Cushing-Syndrom (Hyperkortisolismus)

Infolge erhöhter endogener Produktion von Glukokortikoiden durch die Nebennierenrinde oder durch deren exogene Zufuhr hervorgerufenes Krankheitsbild

Symptome

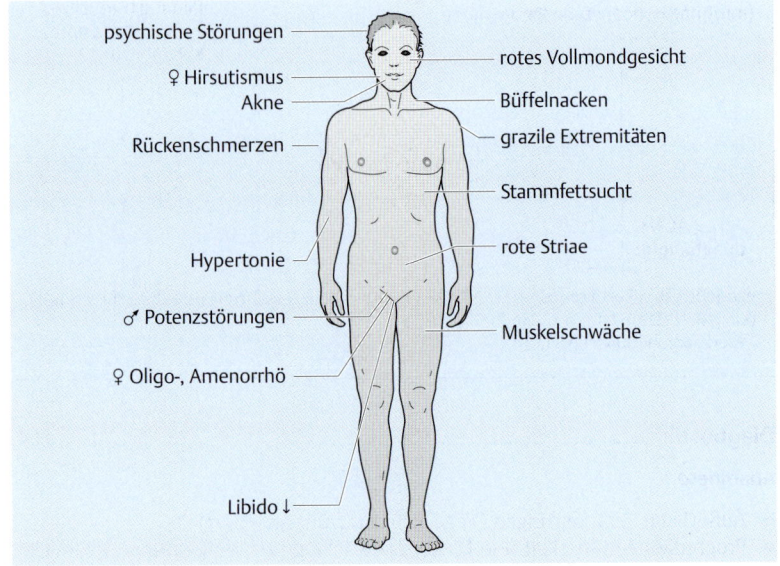

Eine extreme Gewichtszunahme spricht nicht für ein Cushing-Syndrom.
Im Kindesalter Wachstumsstörungen
Beim NNR-Karzinom der Frau häufig Virilisierungserscheinungen
Sonderform: zyklisches Cushing-Syndrom; tritt periodisch mit Spontanremission auf. Alkoholinduziertes Pseudo-Cushing-Syndrom: zeigt ähnliches Bild

Cushing-Syndrom (Hyperkortisolismus)

Ursachen

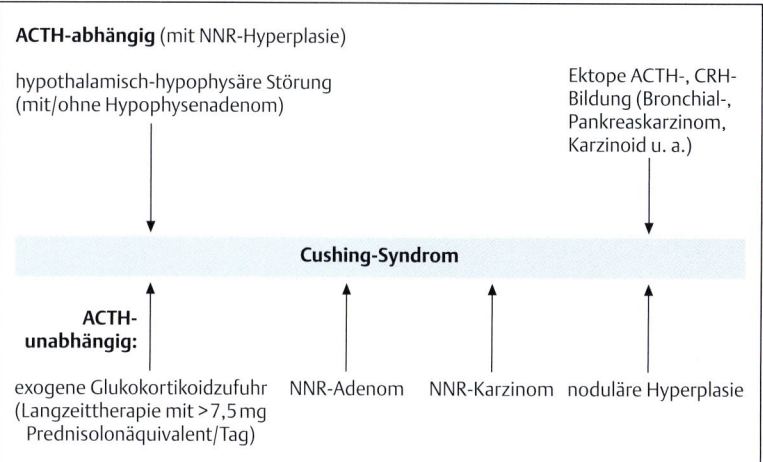

Diagnostik

Anamnese

- Äußerliche Veränderungen (Vergleich mit früheren Fotos)
- Progrediente Müdigkeit und Muskelschwäche trotz „blühendem Aussehen"
- Leistungsknick
- Wirbelsäulen-, Knochenschmerzen
- Gewichtszunahme
- Sexualanamnese (Libidoverlust, bei Frauen Zyklusstörungen, bei Männern Potenzstörungen)
- Psychische Veränderungen (Depressionen, Euphorie)
- Glukokortikoidlangzeitbehandlung
- Kopfschmerzen, Sehstörungen (bei Hypophysentumor)

Labor

- Kortisol ↑
- Kortisol i.U. ↑
- Kalium normal oder ↓
- Nüchternblutzucker normal oder ↑
- Oraler Glukosetoleranztest: gestörte Glukosetoleranz
- Blutbild: Polyglobulie, Granulozytose, Lymphopenie, Eosinopenie

Cushing-Syndrom (Hyperkortisolismus)

Weitere labortechnische Untersuchungen entsprechend Fragestellung:
- ▶ Ausschluss Cushing-Syndrom: 1 mg-Dexamethason-Kurztest:
    - Abfall des Kortisols unter 80 nmol/l (2 µg/dl) schließt Cushing-Syndrom aus
    - kein/ungenügender Abfall: Verdacht auf Cushing-Syndrom
- ▶ Nachweis Cushing-Syndrom:
    - Kortisoltagesprofil: aufgehobene Rhythmik
    - Kortisol im 24-Stunden-Sammelurin ↑
- ▶ Differenzierung Cushing-Formen:
    - ACTH ↑: hypothalamisch-hypophysäre Form
    - ACTH ↓: NNR-Tumor
    - ACTH ↑↑: ektope ACTH-Bildung
    - 8 mg-Dexamethason-Test: Abfall Kortisol/Urinsteroide: hypothalamisch-hypophysäre Form; kein Abfall: NNR-Adenom, NNR-Karzinom, ektope ACTH-Bildung
    - CRH-Test: starker Anstieg ACTH und Kortisol: hypophysäre Ursache; kein Anstieg: NNR-Tumor, ektope ACTH-Bildung
    - Katheterisierung des Sinus petrosus inferior (basale und CRH-stimulierte ACTH-Bestimmung): Nachweis hypophysärer Form, ggf. Seitenlokalisierung eines Hypophysentumors
- ▶ Diagnostik hypophysärer Ausfälle:
    - fT_3 ↓, fT_4 ↓, TSH ↓
    - TRH-Test negativ
    - Testosteron ↓, LH ↓, FSH ↓
    - LH-RH-Test negativ

Bildgebung

- ▶ Schädelmagnetresonanztomographie: Hypophysentumor
- ▶ NN-Sonographie, -Computertomographie und -Magnetresonanztomographie, NNR-Szintigraphie: NN-Tumor/-Hyperplasie
- ▶ Röntgen Wirbelsäule, Osteodensitometrie: Osteoporose

Ophthalmologische Untersuchung

Gesichtsfeldeinschränkungen, Visusminderung: Hypophysentumor

Cushing-Syndrom (Hyperkortisolismus)

Differenzialdiagnostik

- Adipositas:
  - Kortisol ↑ möglich
  - aber: positiver Dexamethasonkurztest, generalisierte Adipositas (s. „Adipositas")
- Pseudo-Cushing, z. B. bei Alkoholabusus, chronischen psychischen Leiden:
  - Kortisol ↑
  - aber: meist positiver Dexamethasonkurztest
- Andere Virilisierungsursachen: androgenproduzierende Ovarialtumoren, adrenogenitales Syndrom (s. „Virilisierung", s. „AGS")
- Andere Ursachen von Striae: Adipositas, Gravidität (meist weiße Striae)

Cushing-Syndrom (Hyperkortisolismus)

Diagnostikschema

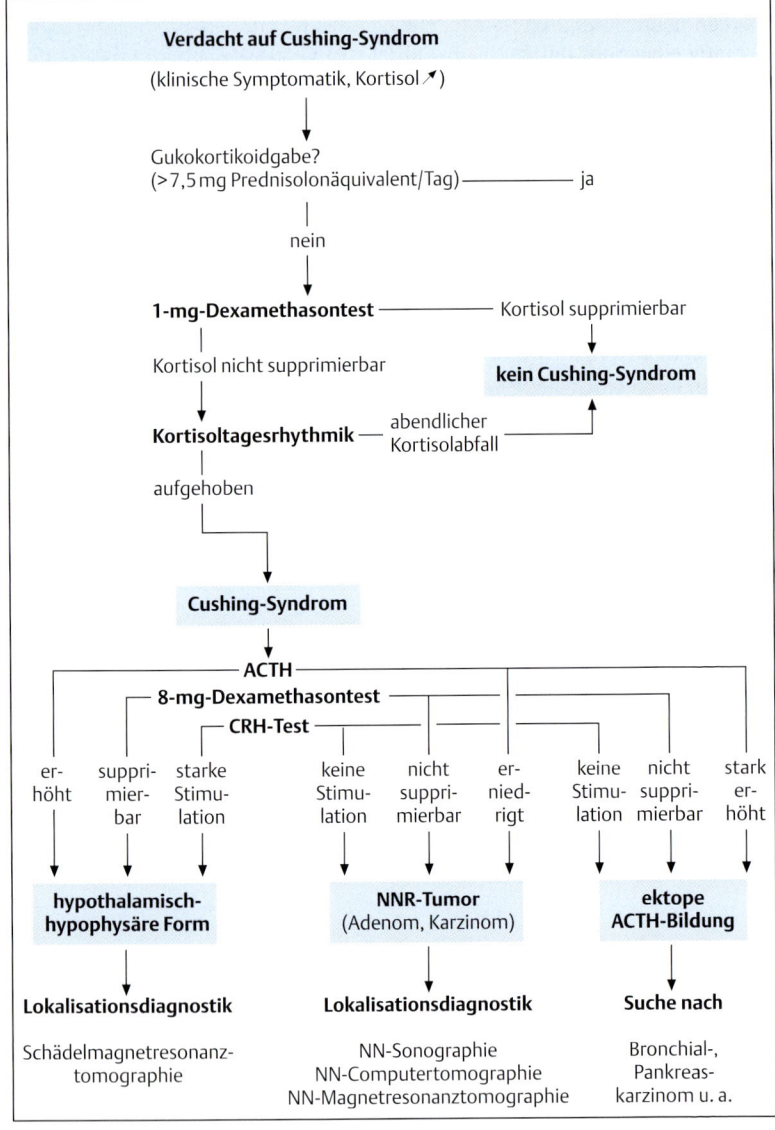

Cushing-Syndrom (Hyperkortisolismus)

Therapie

Hypophysentumoren (mit und ohne Nachweis mittels bildgebender Verfahren) werden neurochirurgisch transsphenoidal selektiv entfernt und bedürfen postoperativ einer Substitution mit 10–20 mg Hydrokortison/Tag. Bei Erfolglosigkeit oder Operationsunfähigkeit Hypophysenbestrahlung. Bei fehlender Remission ist auch die bilaterale Adrenalektomie mit allerdings lebenslanger Substitutionsbedürftigkeit sowie der möglichen Entwicklung eines Nelson-Syndroms (ACTH-produzierender Hypophysentumor mit Addison-ähnlichen Pigmentierungen) zu diskutieren.

Nebennierenrindentumoren sowie ektop ACTH-produzierende Tumoren werden operativ entfernt. Bei Inoperabilität und hormonaktiven Metastasen ist die Gabe von Adrenostatika (o',p'-DDD, Aminoglutethimid, Ketoconazol, Metyrapon) zu diskutieren.

Postoperative Hormonkontrollen und entsprechende Substitutionsbehandlung in einer endokrinologischen Sprechstunde

Diabetes insipidus

Krankheitsbild, bei dem durch mangelnde hypophysäre Ausschüttung des antidiuretischen Hormons (ADH, Vasopressin) oder fehlende renale Ansprechbarkeit auf ADH die tubuläre Wasserrückresorption gestört ist

Symptome

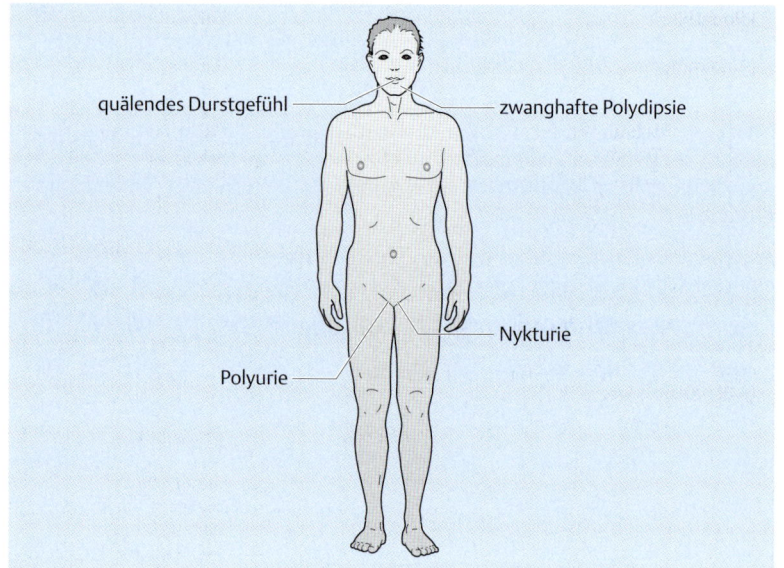

Durch Flüssigkeitsverlust von bis zu 12 Liter/Tag besteht bei inadäquater Flüssigkeitszufuhr die Gefahr von Exsikkose und Bewusstseinsstörung (besonders Kinder gefährdet).

Diabetes insipidus

Ursachen

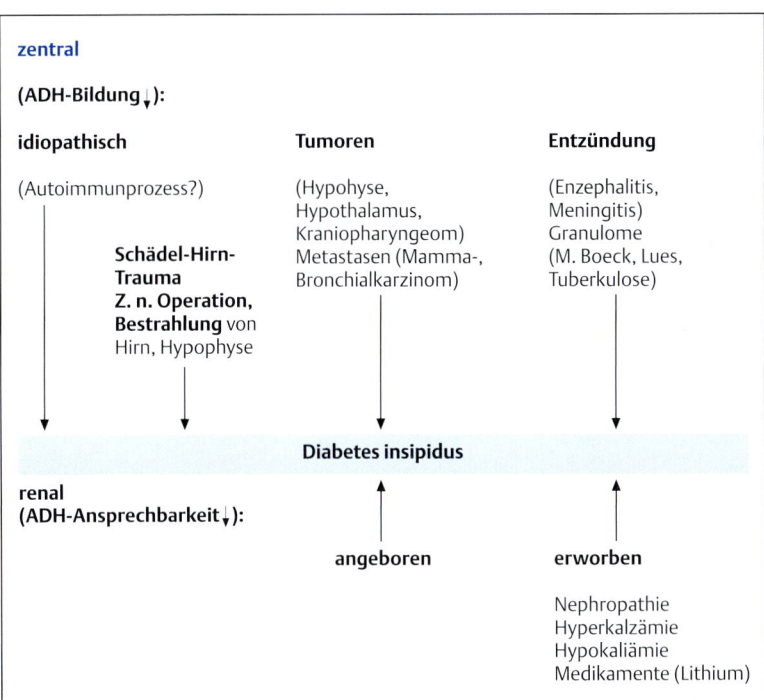

Diagnostik

Anamnese

- ▶ Zwanghaftes Trinken bei quälendem Durst (auch nachts)
- ▶ Oft relativ plötzlich aufgetretene Symptomatik
- ▶ Große Trinkmengen (5–20 Liter/24 Stunden)
- ▶ Große Mengen wasserklaren Urins
- ▶ Nykturie
- ▶ Leistungsknick, Psycholabilität
- ▶ Kopfschmerzen, Sehstörungen (bei Hirntumoren)
- ▶ Medikamenteneinnahme (Lithium)
- ▶ Zustand nach Hirnoperation, -bestrahlung
- ▶ Bekannte chronische Nierenerkrankung
- ▶ Polydipsie bei anderen Familienmitgliedern

Diabetes insipidus

■ Fehlendes nächtliches Trinken und Wasserlassen schließen einen Diabetes insipidus
■ aus.

Labor

- Urinvolumen: > 4 Liter/24 Stunden
- Spezifisches Uringewicht:
  - spontan: ≤ 1005
  - nach Flüssigkeitskarenz: ≤ 1008
- Urinosmolalität ↓, kein Anstieg nach Flüssigkeitskarenz
- Plasmaosmolalität ↑
- Durstversuch: kein Rückgang des Urinvolumens, kein Anstieg der Urinosmolalität
- Adiuretin-(Vasopressin-)Test (nach Durstversuch):
  - Anstieg der Urinosmolalität: Diabetes insipidus centralis
  - kein Anstieg der Urinosmolalität: Diabetes insipidus renalis
- Kreatinin ↑: Niereninsuffizienz
- Kalium ↓, Kalzium ↑: Elektrolytstörungen

Bildgebung

Schädelmagnetresonanztomographie: Hirntumor, Hypophysitis

Ophthalmologische Untersuchung

Gesichtsfeldeinschränkungen, Visusminderung: Hirntumor

Diabetes insipidus

Diagnostikschema

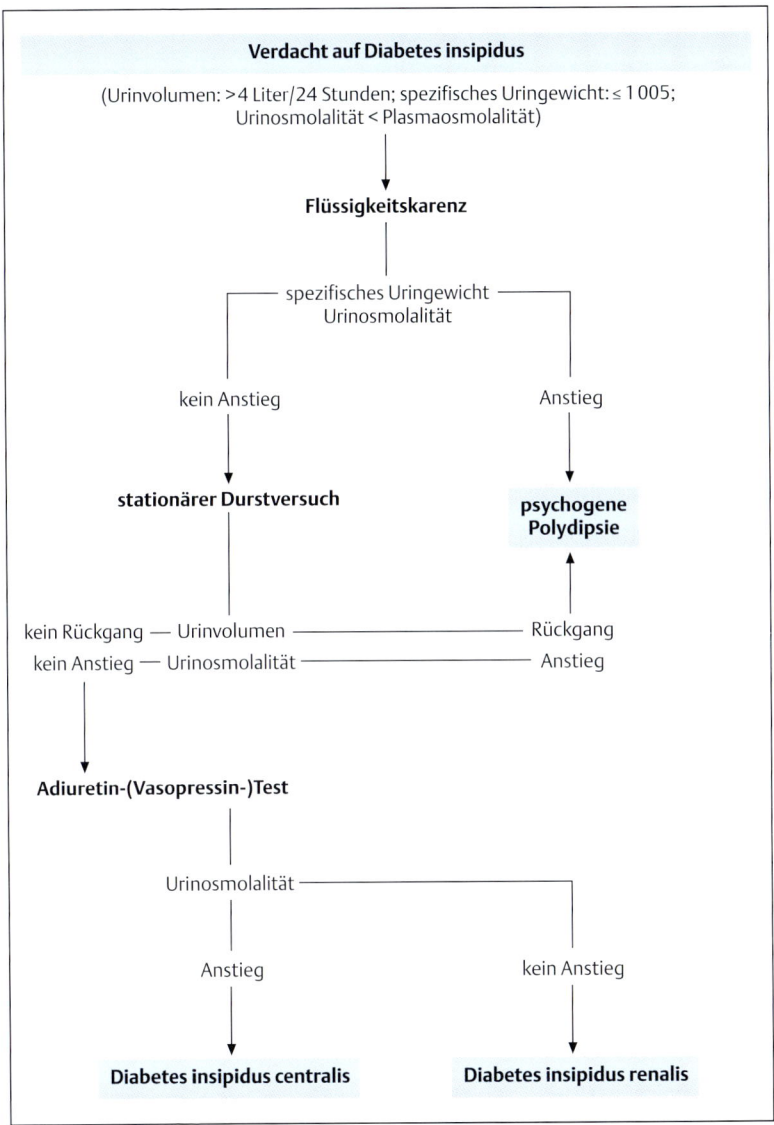

Diabetes insipidus

Differenzialdiagnostik

Tabelle **3**

Parameter	Psychogene Polydipsie	Zentraler Diabetes insipidus	Renaler Diabetes insipidus
Spezifisches Uringewicht	≥ 1005	≤ 1005	≤ 1005
Urinosmolalität	↓	↓	↓
Plasmaosmolalität	↓	↑	↑
Durstversuch			
Spezifisches Uringewicht	↑	Kein Anstieg	Kein Anstieg
Urinvolumen	↓	Kein Abfall	Kein Abfall
Urinosmolalität	↑	Kein Anstieg	Kein Anstieg
Urinosmolalität nach Vasopressingabe		↑	Kein Anstieg

Therapie

Ausreichend hohe Flüssigkeitszufuhr zum Schutz vor Exsikkose. Beim zentralen Diabetes insipidus lebenslange Substitutionsbehandlung mit Desmopressin im Rahmen einer endokrinologischen Sprechstunde. Ziel der Therapie ist eine Trinkmenge von etwa 2 Litern/Tag.

Bei Tumoren neurochirurgisches Vorgehen

Beim renalen Diabetes insipidus Behandlungsversuch mit Hydrochlorothiazid

Diabetes mellitus

Durch Hyperglykämie und deren kurzfristige (s. „Diabetisches Koma") und langfristige Folgen (s. unten, „Komplikationen und Folgezustände") geprägtes Krankheitsbild

Symptome (bei Hyperglykämie)

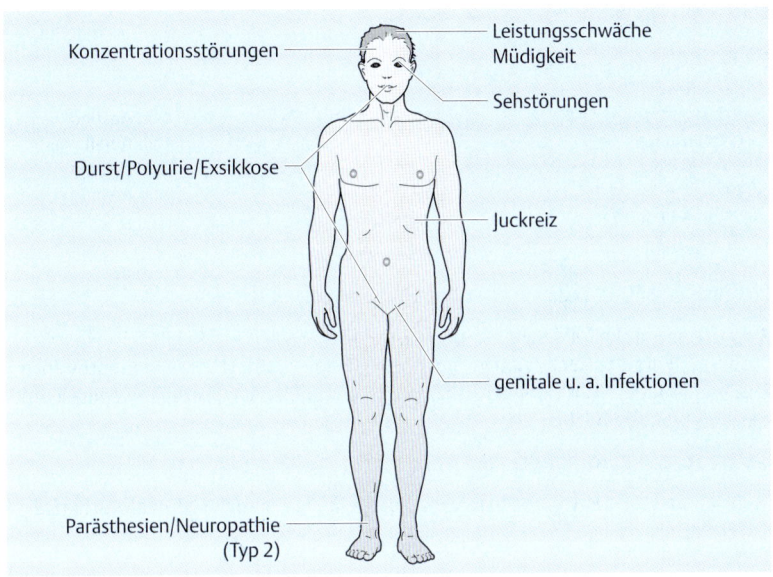

- Leistungsschwäche
- Müdigkeit
- Sehstörungen
- Konzentrationsstörungen
- Durst/Polyurie/Exsikkose
- Juckreiz
- genitale u. a. Infektionen
- Parästhesien/Neuropathie (Typ 2)

Die klinische Symptomatik kann fulminant einsetzen (Manifestationskoma), besonders beim Typ-2-Diabetes aber auch schleichend beginnen.

Diabetes mellitus

Ursachen

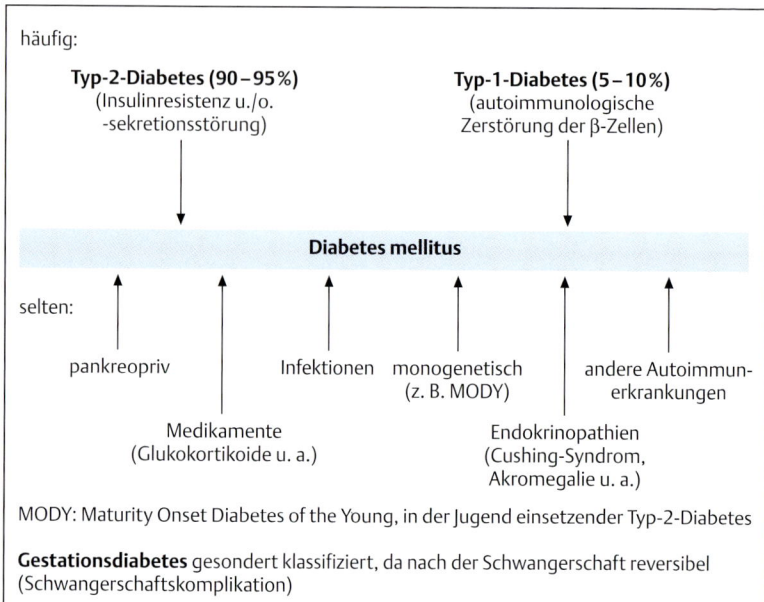

MODY: Maturity Onset Diabetes of the Young, in der Jugend einsetzender Typ-2-Diabetes

Gestationsdiabetes gesondert klassifiziert, da nach der Schwangerschaft reversibel (Schwangerschaftskomplikation)

Diagnostik

Anamnese

- Polyurie, Polydipsie
- Leistungsknick, Müdigkeit
- Gewichtsveränderungen
- Sehstörungen
- Pruritus
- Genital- und andere Infektionen
- Libidostörungen
- Familienanamnese (besonders Typ-2-Diabetes und MODY)
- Patienten mit Typ-2-Diabetes primär oft symptomlos

Labor (Kapillar- oder Vollblut)

- Nüchternblutzucker
  - pathologisch: > 6,1 mmol/l (≥ 110 mg %)
  - gestörte Nüchternglukose: 5,3–6,1 mmol/l (95–110 mg %)

Diabetes mellitus

- Oraler Glukosetoleranztest (oGTT):
  - 2-Stunden-Wert pathologisch: $\geq 11{,}1$ mmol/l (≥ 200 mg%)
  - gestörte Glukosetoleranz: 7,8–11,1 mmol/l (140–200 mg%)
- Postprandialer „Zufallsblutzucker" pathologisch: $\geq 11{,}1$ mmol/l (≥ 200 mg%)

Kontrolle aller pathologischen Bestimmungen gefordert
Harnzucker kein Kriterium für Diagnostik oder Therapiekontrolle
HBA_{1c}: Abschätzung der mittleren Blutglukosekonzentration der vorangegangenen 6–8 Wochen; Verlaufsparameter zur Therapiekontrolle

Differenzialdiagnostik

Tabelle 4

Parameter	Typ-1-Diabetes	Typ-2-Diabetes
Ketonurie/Ketoazidose bei Manifestation	Vorhanden	Nicht vorhanden
Auto-Antikörper (ICA, GAD-Antikörper)	Vorhanden	Nicht vorhanden
C-Peptid	Deutlich erniedrigt	Initial normal/erhöht
Initial Neuropathie	Nicht vorhanden	Häufig vorhanden
Adipositas/metabolisches Syndrom	Selten	Häufig

Etwa die Hälfte aller Patienten mit Typ-1-Diabetes werden im Erwachsenenalter diagnostiziert (Latent autoimmune Diabetes in Adults, LADA). Etwa 10–20% aller Diabetesmanifestationen jenseits des 30. Lebensjahrs sind ein Typ-1-Diabetes.
Metabolisches Syndrom („Syndrom X"): Kombination aus Diabetes mellitus Typ 2, androider Adipositas, Hypertonie und Hyperlipidämie
Vorübergehende Blutzuckererhöhungen bei schweren Infektionen und Stress (z. B. Myokardinfarkt) sowie durch Medikamente (Glukokortikoide, Immunsuppressiva, Virusreplikationshemmer und andere)
Abgrenzung sekundärer Diabetesformen (z. B. pankreopriv, endokrin: s. „Cushing-Syndrom", „Akromegalie")

Therapie

Typ-1-Diabetes

Nichtmedikamentöse Therapie

- Ernährungsberatung
- Körperliche Aktivität
- Schulung zum Krankheitsbild einschließlich Blutzuckerselbstkontrolle

Medikamentöse Therapie

Immer Insulintherapie als intensivierte konventionelle Insulintherapie (Intensified conventional Therapy, ICT) oder als Pumpenbehandlung (Continuous subcutaneous Insulin Infusion, CSII), stets mit Blutzuckerselbstkontrollen

Diabetes mellitus

Prinzip der ICT:

- 2- bis 3-mal täglich Basalinsulin (bei Lantus oder Levemir gegebenenfalls nur einmal täglich) und 3- bis 5-mal täglich Normalinsulin bzw. schnellwirksame Insulinanaloga (Humalog, NovoRapid, Apidra)
- Dabei wird die Dosis des Normalinsulins zu den Mahlzeiten dem Essen (BE-Faktor: Einheiten Insulin pro Broteinheit) und dem aktuell gemessenen Blutzuckerwert (Korrekturfaktor) angepasst.

Prinzip der CSII:

- variable Basalrate (Normalinsulin) wird über Pumpe programmiert abgegeben
- Patient spritzt Bolus (Normalinsulin) zu den Mahlzeiten wie bei der ICT

Insuline:

- Normalinsuline (Wirkung nach 20–30 Minuten für 4–6 Stunden): Actrapid, Berlinsulin Normal, Huminsulin Normal, Insuman Rapid, Generika
- gentechnisch veränderte, schnellwirksame Insulinanaloga (Wirkung nach 5–10 Minuten für 2–4 Stunden): Humalog, Novo Rapid, Apidra; Dosistitration individuell nach oben genannten Prinzipien (ICT, CSII)
- Basalinsuline (Wirkung langsam einsetzend, für 8–12 Stunden anhaltend): Berlinsulin Basal, Huminsulin Basal, Insuman Basal, Protaphan, Generika
- gentechnisch modifizierte, langwirksame Insulinanaloga (Wirkung für bis zu 24 Stunden): Lantus, Levemir
- inhalierbares Insulin: Exubera

Inselzell- und Pankreastransplantation

Gegenwärtig in der Regel nur in Kombination mit Nierentransplantation

Therapieziele

- Vermeidung akuter Stoffwechselentgleisungen (s. „Diabetisches Koma", „Hypoglykämie") und Hinauszögern chronischer Komplikationen (s. unten) bei guter Lebensqualität
- Metabolische Zielparameter:
    - HBA_{1c}: < 6,5 %
    - Nüchternblutzucker: < 6 mmol/l (< 110 mg %)
    - postprandialer Blutzucker: < 8 mmol/l (< 140 mg %)
    - Blutdruck: < 130/80 mmHg
    - LDL-Cholesterol: < 3,5 mmol/l (< 140 mg %); bei KHK oder pAVK: < 2,5 mmol/l (< 100 mg %)
    - Körpergewicht: normal (BMI < 26)

Diabetes mellitus

Vorgehen in der Schwangerschaft

Besonders strenge Stoffwechseleinstellung

Zielwerte:

- HBA_{1c}: im Normbereich (4,8–6,2 %)
- Nüchternblutzucker: < 5,5 mmol/l (< 100 mg %)
- postprandialer Blutzucker: < 6,5 mmol/l (< 120 mg %)

Stets ICT oder CSII (**Cave:** Hypoglykämien) mit engmaschigen Kontrollen

Vorgehen bei Operation/Narkose

Bei Operationen durch Postaggressionsstoffwechsel meist Anstieg des Insulinbedarfs

Weiterhin Nahrungskarenz und gegebenenfalls parenterale Ernährung berücksichtigen. Wegen des instabilen Stoffwechsels engmaschige Stoffwechselkontrolle. Patienten mit Diabetes mellitus sollten primär morgens operiert werden. Basalinsulindosis wie gewohnt, Dosis des Normalinsulins nach aktuellem Blutzuckerwert reduzieren.

Typ-2-Diabetes

Zu Beginn Allgemeinmaßnahmen (Ernährungsumstellung, Gewichtsreduktion, körperliche Aktivität, Schulung), bei schwerer Stoffwechseldekompensation initial Insulin

Wenn erforderlich, Beginn der medikamentösen Therapie (orale Antidiabetika und/oder Insulin) bis zur Erreichung der Therapieziele

Orale Antidiabetika

Sulfonylharnstoffe:

- Glibenclamid (Euglukon, Maninil, Generika)
- Glimepirid (Amaryl)

Glinide:

- Repaglinide (Novonorm), Nateglinide (Starlix)
- besonders bei Patienten mit überwiegender Insulinsekretionsstörung, aber noch erhaltener Eigensekretion
- Wirkungsdauer:
  - 12 Stunden (Glibenclamid)
  - bis 24 Stunden (Glimepirid)
  - etwa 2 Stunden (Repaglinide, Nateglinide)

Diabetes mellitus

▶ Dosistitration nach Blutzuckerwerten, mit niedrigster Dosis beginnend:
- Glibenclamid: 1- bis 2-mal täglich, Gesamtdosis maximal 10,5 mg
- Glimepirid: 1-mal täglich maximal 6 mg
- Repaglinide: 1- bis 3-mal täglich, Gesamtdosis maximal 12 mg
- Nateglinide: 1- bis 3-mal täglich, Gesamtdosis maximal 320 mg

Hypoglykämiegefahr durch Glibenclamid/Glimepirid, besonders bei Niereninsuffizienz

Biguanide:

▶ Metformin (Glucophage, Siofor, Generika)
▶ Therapie der Wahl bei adipösen Patienten mit überwiegender Insulinresistenz
▶ Dosistitration nach Blutzuckerwerten und Nebenwirkungen (Diarrhö!), mit niedrigster Dosis beginnend, maximal 3-mal 850 mg/Tag bzw. 2-mal 1000 mg/Tag, wenn Einmalgabe: primär abends

Kontraindikationen: unter anderem Leber- und Nierenfunktionseinschränkungen Therapiepause vor Kontrastmitteluntersuchungen und Operationen (48–72 Stunden)

Disaccharidasehemmer:

▶ Acarbose (Glucobay), Miglitol (Diastabol)
▶ besonders bei Patienten mit Insulinresistenz und hohen postprandialen Werten, meist nur als additive Therapie
▶ Dosistitration nach Blutzuckerwerten und Nebenwirkungen (Flatulenz), mit niedrigster Dosis beginnend, maximal 300 mg/Tag

Insulinsensitizer:

▶ Pioglitazone (Actos), Rosiglitazone (Avandia)
▶ besonders bei Patienten mit Insulinresistenz
▶ Dosistitration nach Blutzuckerwerten und Nebenwirkungen, mit niedrigster Dosis beginnend, maximal 45 mg Pioglitazone/Tag oder 8 mg Rosiglitazone/Tag

Kontraindikationen (unter anderem Herzinsuffizienz ab NYHA-Stadium II) und Einschränkungen der Zulassung (s. aktuelle Rote Liste).

GLP-Analoga bzw. DPP-IV-Inhibitoren:
▶ Exenatide (Byetta)
▶ Sitagliptin (Januvia)

Diabetes mellitus

Insulintherapie

- Neben ICT und selten CSII (s. Typ-1-Diabetes) auch konventionelle Insulintherapie (CT) möglich
- Prinzip der CT:
  - meist 2- bis 3-mal tägliche Gabe eines Mischinsulins, überwiegend in fixer Dosierung ohne Anpassung an Essen und Blutzucker
  - gelegentliche Blutzuckerselbstkontrollen sinnvoll
- Mischinsuline:
  - Mischungsverhältnis meist im Namen des Insulins enthalten, z.B. 30/70 entspricht 30% Normal- und 70% Basalinsulin (andere Mischungsverhältnisse möglich)
  - auch Insulinanaloga in Mischinsulinen enthalten
- inhalierbares Insulin: Exubera

Kombinationstherapie

Kombination aus oralen Antidiabetika (z.B. Metformin oder Sulfonylharnstoffe) mit Basalinsulin zur Nacht oder auch präprandialem Normalinsulin bei Versagen der oralen Therapie

Therapieziele

- Vermeidung von Komplikationen bei guter Lebensqualität
- Erreichen/Halten des Normalgewichts
- HBA_{1c}: < 7% (< 6,5%)
- Blutdruck: < 130/80 mmHg
- LDL-Cholesterol: < 3,5 mmol/l (< 140 mg%); bei KHK oder pAVK: < 2,5 mmol/l (< 100 mg%)

Kontrolluntersuchungen (bei Typ-1- und Typ-2-Diabetes)

Neben regelmäßiger Blutzuckerselbstkontrolle quartalsweise HBA_{1c}

Mindestens einmal jährlich (bei pathologischen Befunden häufiger):

- Lipide
- Kreatinin
- Mikroalbumin i.U.
- ophthalmologische Untersuchung
- Stimmgabeltest, Fußuntersuchung mit Erhebung des Pulsstatus (gegebenenfalls Gefäßdopplersonographie)
- EKG, gegebenenfalls Ergometrie

Diabetes mellitus

(Spät-)Komplikationen und Folgezustände

Mikro- und makroangiopathische Komplikationen erst 5–10 Jahre nach Manifestation eines Typ-1-Diabetes, jedoch bei 50% der Patienten mit Typ-2-Diabetes bereits bei Diagnosestellung. Häufigkeit und Schwere korrelieren mit langfristiger Stoffwechseleinstellung (HBA_{1c}-Wert) und Komorbidität (z. B. Hypertonie).

Makroangiopathie

Für die Ausbildung einer Makroangiopathie sind neben der schlechten Blutzuckereinstellung auch ein Hypertonus und eine Hyperlipidämie aggravierende Faktoren (s. Therapieziele). Betroffen sind alle Gefäßprovinzen (besonders Koronarsyndrom, pAVK, zerebrale Durchblutungsstörungen bis zum apoplektischen Insult). Makroangiopathische Komplikationen sind bei Patienten mit Diabetes mellitus die häufigste Todesursache.

> Koronare Herzerkrankung bei Patienten mit Diabetes und autonomer Neuropathie auch ohne Schmerzsymptomatik („stumme Herzinfarkte"); bei ausgeprägter peripherer Neuropathie pAVK ohne Claudicatio-intermittens-Symptomatik
> Diabetisches Fußsyndrom: meist Kombination aus Makroangiopathie und peripherer Neuropathie, oft initiale (Bagatell-)Verletzungen und schlechte Wundheilung
> Charcot-Fuß: Akroosteolysen und aseptische Knochennekrosen im Mittelfußbereich mit Fußdeformitäten; Überweisung zum Spezialisten erforderlich

Diagnostik

- ▶ Koronarsyndrom:
  - Blutdruck
  - Lipide
  - Ruhe- und Belastungs-EKG
  - Myokardszintigraphie
  - (Stress-)Echokardiographie
  - gegebenenfalls Koronarangiographie
- ▶ pAVK:
  - Pulsstatus
  - Gefäßgeräusche
  - Knöchel-Arm-Index
  - gegebenenfalls Sonographie/Gefäßdopplersonographie, Angiographie
- ▶ Zerebrovaskuläre Insuffizienz:
  - neurologische Untersuchung
  - Pulsstatus und Gefäßgeräusche (A. carotis)
  - Sonographie/Gefäßdopplersonographie
  - gegebenenfalls Computer-/Magnetresonanztomographie des Schädels

- Diabetischer Fuß:
  - wie pAVK
  - Röntgen/Magnetresonanztomographie zum Ausschluss von Osteolysen
  - Abstrich mit Resistenztestung

Therapie

- Gute Blutzucker-, Blutfett- und Blutdruckeinstellung
- Rauchverbot
- Thrombozytenaggregationshemmer (gegebenenfalls Heparin, Cumarine)
- Gegebenenfalls Angioplastie oder Bypass-Operation
- Diabetischer Fuß:
  - wie bei pAVK und/oder Neuropathie
  - gegebenenfalls konsequente antibiotische Therapie
  - orthopädisches Schuhwerk zur Druckentlastung
  - Wundversorgung und -pflege
  - gegebenenfalls lokal Wachstumsfaktoren

Retinopathie

- Klinisch initial oft symptomlos, daher regelmäßige, mindestens jährliche Augenarztkontrollen erforderlich
- Akute Sehverschlechterung, z.B. durch Retinablutung
- Unterscheidung in nichtproliferative und proliferative (fortgeschrittene, irreversible) Retinopathie

Diagnostik

Fundusuntersuchung durch Augenarzt, gegebenenfalls Fluoreszenzangiographie

Differenzialdiagnostik

- Hypertensive Retinopathie
- Zentralvenenthrombose
- Strahlenretinopathie nach Bestrahlungen im Kopfbereich

Therapie

- Optimale Blutzucker- und Blutdruckeinstellung (Therapieziele)
- Gegebenenfalls frühzeitige Laserkoagulationstherapie
- Glaskörperchirurgie

Nephropathie

Initial symptomlose Erkrankung, klinisch fassbarer Beginn mit Mikroalbuminurie (noch teilweise reversibel!), später Makroalbuminurie und Kreatininerhöhung (kein Frühsymptom!) bis zum terminalen Nierenversagen

Diabetes mellitus

Diagnostik

- Mikroalbumin i.U. ↑
- Später Kreatinin ↑
- Nierensonographie
- Urinsediment zum Ausschluss anderer Nierenerkrankungen
- Gegebenenfalls Nierenbiopsie bei unklaren Befunden

Differenzialdiagnostik

- Hypertensive Nephropathie
- Nierenarterienstenose
- Glomerulonephritis
- Chronische Pyelonephritis
- Interstitielle Nephritis

Therapie

- Gute Blutzucker- und Blutdruckeinstellung
- Eiweißreduzierte Kost
- Initial ACE-Hemmer oder AT-I-Rezeptor-Blocker zur Nephroprotektion bei Mikroalbuminurie auch bei normalem Blutdruck; im Rahmen der Kombinationstherapie oft weitere Antihypertensiva (β-Blocker, Kalziumantagonisten und andere) erforderlich
- Früher Kontakt zu Diabetologen und Nephrologen
- Gegebenenfalls Dialysebehandlung, Transplantation

Neuropathie

Sensomotorische Neuropathie:

- Schmerzen, Parästhesien, Taubheitsgefühl („strumpfförmig"), „Burning Feet"
- Beschwerden besonders in Ruhe und nachts, Besserung bei Bewegung (Abgrenzung gegenüber einer pAVK bei Makroangiopathie; s. dort)
- selten einseitige Polyneuropathie und Mononeuropathie von Hirn- oder peripheren Nerven

Autonome Neuropathie: Funktionsstörungen im

- kardiovaskulären (Ruhetachykardie, Frequenzstarre, orthostatische Dysregulation, stumme Myokardischämie),
- gastrointestinalen (verzögerte Magenentleerung, Übelkeit/Erbrechen, Diarrhö, Obstipation, Stuhlinkontinenz),
- urogenitalen (Blasenatonie, erektile Dysfunktion) und
- endokrinen System (verminderte Hypoglykämiegegenregulation und -wahrnehmung)

Diagnostik

- Neurologische Untersuchung
- Stimmgabeltest
- Epikritische und Thermosensibilität
- Reflexstatus
- Pedographie
- Testbatterien für autonome Neuropathie, z. B. Procicard
- Gegebenenfalls organbezogene Untersuchungen bei autonomer Neuropathie (z. B. Magen- und Blasenentleerung)

Differenzialdiagnostik

- Nichtdiabetische Neuropathie, z. B. alkoholische Neuropathie
- Vitaminmangel (Vitamin B_{12})
- Andere Organerkrankungen bei autonomer Neuropathie

Therapie

- Grundvoraussetzungen:
  - gute Blutzuckereinstellung (s. Therapieziele)
  - Meiden von Alkohol und anderen Noxen
- Infusion von Liponsäure
- Bei Schmerzen Carbamazepin, trizyklische Antidepressiva und andere Schmerzmedikation
- Bei autonomer Neuropathie nach Organmanifestation, z. B.:
  - β-Blocker bei Ruhetachykardie
  - Fludrocortison bei orthostatischer Dysregulation
  - Metoclopramid/Domperidon bei Gastroparese/Obstipation
  - beispielsweise Sildenafil oder Vardenafil bei erektiler Dysfunktion

Diabetisches Koma — Notfall

Unbehandelt lebensbedrohliche Stoffwechselentgleisung bei Manifestation oder unzureichender Therapie eines Diabetes mellitus

Bei Typ-1-Diabetes meist ketoazidotisches, bei Typ-2-Diabetes meist hyperosmolares Koma

Symptome

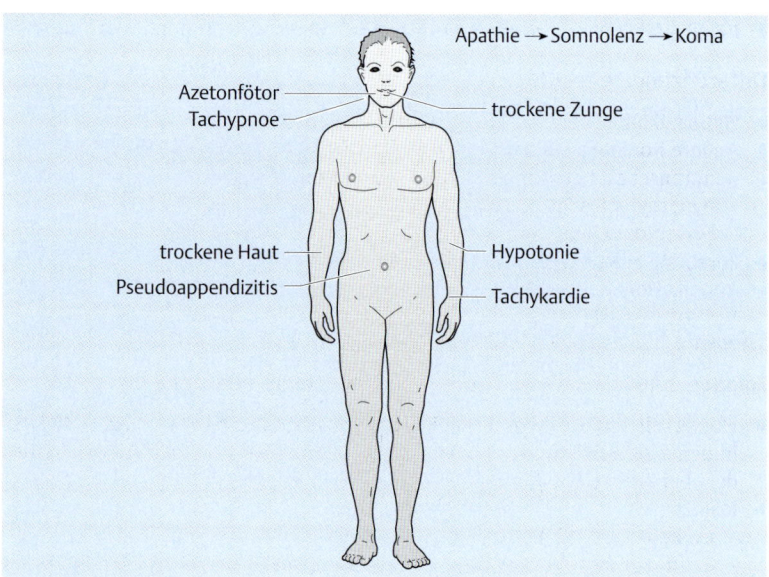

Auslösende Faktoren

▶ Diabetesmanifestation
▶ Infektionen
▶ Unzureichende Insulinzufuhr (**Cave:** Pumpenpatienten), Non-Compliance

Prodromi

▶ Leistungsknick
▶ Mattigkeit
▶ Konzentrationsstörungen
▶ Verwirrtheit
▶ Sehstörungen

Diagnostik (Labor)

- Blutzucker ↑
- Elektrolyte:
  - Natrium: oft ↓,
  - Kalium: initial oft ↑, später ↓ (**Cave:** Herzrhythmusstörungen)
- Osmolalität in Serum und Urin ↑
- Ketonkörper i.U. ↑
- Säure-Basen-Haushalt: metabolische Azidose bei ketoazidotischem Koma

Differenzialdiagnostik

- Hypoglykämie
- Andere Komaursachen:
  - urämisches, hepatisches, hypophysäres Koma
  - hypothyreotes Koma
  - thyreotoxische Krise
- Zerebrale Störungen
- Intoxikationen

Therapie

Sofortige stationäre, oft intensivmedizinische Therapieeinleitung:

- Flüssigkeit, z.B. Parenteral: 1–2 Liter in den ersten beiden Stunden, 5–10 Liter in den ersten 24 Stunden (**Cave:** Überwässerung bei Herzinsuffizienz, besonders bei älteren Patienten)
- Insulin:
  - i.v. Bolus, z.B. 10 IE
  - dann i.v. über Perfusor in einer Dosierung von etwa 2 IE/Stunde (Titration nach Blutzucker) oder in Form kleiner Dosen (8–10 IE alle 2–4 Stunden) i.v. oder s.c.
  - Kaliumausgleich: etwa 4 Stunden nach Therapiebeginn mit entsprechenden Kontrollen
  - Natriumbikarbonat: nur wenn kein spontaner Ausgleich der Azidose in den ersten 4–6 Stunden eintritt

Cave: Gefahr des Hirnödems bei zu rascher Blutzuckersenkung (Dysequilibriumsyndrom); Faustregel: Blutzuckersenkung um maximal 50 % in ersten 24 Stunden

Bei Bedarf vorübergehende Beatmung

Antibiotikatherapie bei Infektionen (z.B. Pneumonie)

Endokrine Orbitopathie

Autoimmunologisch bedingte schilddrüsenassoziierte Ophthalmopathie mit entzündlich-infiltrativer Volumenzunahme des peri- und retrobulbären Gewebes, die meist während, aber auch vor sowie nach Manifestation einer Immunhyperthyreose auftritt

Symptome: modifizierte Klassifikation (nach Sektion Schilddrüse)

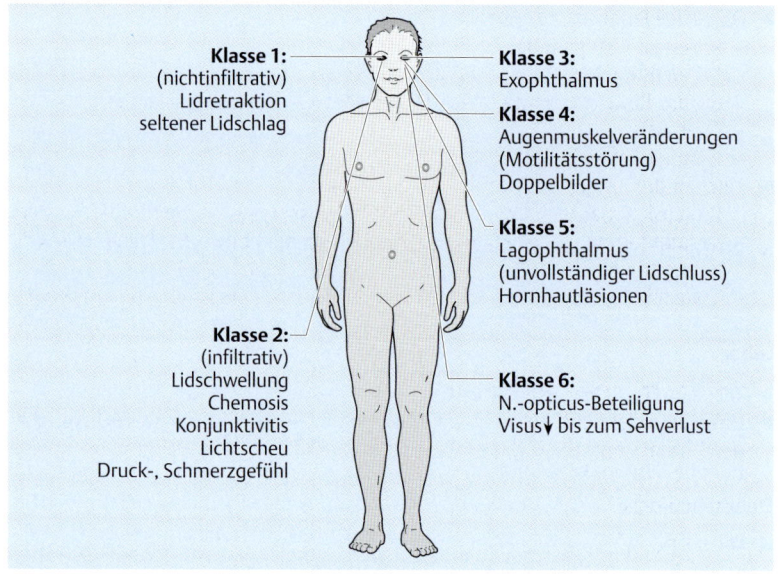

Klasse 1:
(nichtinfiltrativ)
Lidretraktion
seltener Lidschlag

Klasse 2:
(infiltrativ)
Lidschwellung
Chemosis
Konjunktivitis
Lichtscheu
Druck-, Schmerzgefühl

Klasse 3:
Exophthalmus

Klasse 4:
Augenmuskelveränderungen
(Motilitätsstörung)
Doppelbilder

Klasse 5:
Lagophthalmus
(unvollständiger Lidschluss)
Hornhautläsionen

Klasse 6:
N.-opticus-Beteiligung
Visus↓ bis zum Sehverlust

Symptome verschiedener Klassen oft gleichzeitig nachweisbar
Periphere Stoffwechsellage überwiegend hyperthyreot, aber auch eu- oder hypothyreot
Auftreten überwiegend doppelseitig, oft asymmetrische Ausprägung
Bei Verdacht auf endokrine Orbitopathie rasche Vorstellung in erfahrener Einrichtung

Diagnostik

Anamnese

Beginn und Verlauf der (Augen-)Symptome, besonders Entzündungszeichen, Exophthalmus, intermittierende oder permanente Doppelbilder, gestörtes Farbsehen, Visusverschlechterung (**Notfall**), Nikotinabusus, bekannte Schilddrüsenerkrankung

Endokrine Orbitopathie

Beurteilung der Krankheitsaktivität nach dem Clinical Activity Score

Pro vorhandenes Kriterium 1 Punkt, maximaler Score-Wert von 10 Punkten
- Subjektive Aktivitätszeichen:
  - Schmerzen oder Druckgefühl hinter dem Augapfel während der vorangegangenen 4 Wochen
  - Schmerzen bei Auf-, Ab- oder Seitenblick während der vorangegangenen 4 Wochen
- Objektive Entzündungszeichen:
  - Rötung der Augenlider
  - Schwellung der Augenlider
  - diffuse Rötung der Konjunktiva in mindestens einem Quadranten
  - Chemosis
  - Karunkelschwellung
- Zeichen der Progredienz
  - Protrusiozunahme von > 2 mm während der vorangegangenen 1–3 Monate
  - Verminderung der Augenbeweglichkeit in beliebiger Richtung um > 5° während der vorangegangenen 1–3 Monate
  - Visusminderung um > 1 Linie während der vorangegangenen 1–3 Monate

Labor

- TSH, fT_4, fT_3: Schilddrüsenfunktion
- Hohe Titer der Schilddrüsenautoantikörper (TSH-Rezeptor- und TPO-Antikörper): Immunopathie (Morbus Basedow)

Ophthalmologische Untersuchung

- Hertel-Exophthalmometrie
- Spaltlampenmikroskopie, Fundoskopie (Optikusschädigung)
- Blickrichtungstonometrie
- Motilitätsuntersuchungen (Lidschluss, Augenmuskeln, Bulbus)
- Visus- und Gesichtsfeldbestimmung, Farbsehen

Bildgebung

- Schilddrüsensonographie: diffuse Echoarmut bei Morbus Basedow
- Orbita-Sonographie, -Computertomographie (ohne Kontrastmittel) und -Magnetresonanztomographie: Augenmuskeldicke, Ausschluss anderer retrobulbärer Raumforderungen, Entzündungsaktivität

Endokrine Orbitopathie

Differenzialdiagnostik

- Retrobulbärer Tumor
- Metastasen
- Fortgeleitete Entzündung
- Gefäßprozesse (Hämangiom)
- Myositis der Augenmuskeln

Jeweils besonders bei einseitigem Exophthalmus und Fehlen entzündlicher Zeichen

Therapie

Die Entscheidung über mögliche Therapieformen sollte interdisziplinär erfolgen (Hausarzt, Endokrinologe, Ophthalmologe, Radiologe).

- Grundvoraussetzung ist das Erreichen einer stabilen euthyreoten Stoffwechsellage:
    - Thyreostatika bei Immunhyperthyreose
    - ggf. definitive Therapie der Hyperthyreose (Schilddrüsenresektion, Radiojodtherapie); Vorteile einer frühzeitigen (Near-total-)Thyreoidektomie (Antigenreduktion) oder Radiojodtherapie (unter begleitender Glukokortikoidtherapie) sind nicht gesichert.
    - Hormonsubstitution bei hypothyreoter Phase (z. B. postoperativ)
- Frühzeitige (hochdosierte) Glukokortikoidtherapie bei höherem Aktivitätsgrad (s. oben, „Clinical Activity Score")
- Dringlich Nikotinkarenz
- Bei milder endokriner Orbitopathie mit geringer entzündlicher Aktivität symptomatische Therapie: Lichtschutzgläser, Tränenersatzmittel, nächtliche Kopfhochlagerung, Folienprismen, Prismengläser bei Doppelbildern, Tharsoraphie, Nikotinkarenz, gegebenenfalls Antioxidanzien (Selen)
- Bei stärkerer bis ausgeprägter entzündlicher Aktivität mit florider Entzündung in Abhängigkeit von der Aktivität hochdosierte Glukokortikoidtherapie:
    - oral initial 0,5–1,0 mg Prednisolonäquivalent/kg KG/Tag (etwa 40–60 mg Prednisolon), schrittweise Reduktion über 4–(6–)10 Wochen bis 3–6 Monate,
    - oder (am effektivsten) i.v. Methylprednisolon: 250–500 mg/Tag über 5 Tage, danach zunächst 1- bis 2-mal wöchentlich 500 mg, später 250 mg/Woche etwa über 12 Wochen, gegebenenfalls in Kombination mit Retrobulbärbestrahlung
- Hochakute, rasch progrediente Form mit akuter Visusverschlechterung (**Notfall**):
    - Methylprednisolon, z. B. 1000 mg/Tag über 5 Tage i.v.
    - gegebenenfalls rasche operative Orbitadekompression
    - ansonsten wie oben (Spezialistenteam)
    - alternative Medikamente (nicht sicher erfolgreich, nur Therapieversuche in spezialisierten Zentren): Somatostatinanaloga, Cyclosporin, Immunglobuline, Azathioprin, Cyclophosphamid

Endokrine Orbitopathie

▶ Bei inaktiver endokriner Orbitopathie operative rehabilitative Eingriffe (erst nach 4- bis 6-monatigem stabilen Krankheitsstadium):
  – ossäre Dekompression
  – Augenmuskelkorrektur
  – Fettgeweberesektion
  – Lidchirurgie

Therapieerfolg umso wahrscheinlicher, je früher eine hochdosierte Glukokortikoidtherapie in Stadien gesteigerter entzündlicher Aktivität einsetzt
Spontane Besserung mit Remission der Immunhyperthyreose möglich
Vermeiden des negativen Einflussfaktors „Rauchen"
Primär engmaschige interdisziplinäre Betreuung, Langzeitkontrolle. Bei Problemfällen ist der Stopp der Progredienz als Therapieerfolg zu werten.
Mangelnder Rückgang des TSH-Rezeptor-Antikörper-Titers prognostisch ungünstig
■ Psychologisch orientierte Betreuung bei oft hohem Leidensdruck

Gynäkomastie

Ein- oder beidseitige Ausbildung eines Mammadrüsenkörpers durch Hyperplasie des Brustdrüsengewebes beim Mann aufgrund absoluten oder relativen Östrogenüberschuss. Abzugrenzen ist eine lipomastiebedingte Pseudogynäkomastie ohne Ausbildung eines Drüsenkörpers bei Adipositas

Symptome (Stadieneinteilung nach Reinwein und Benker)

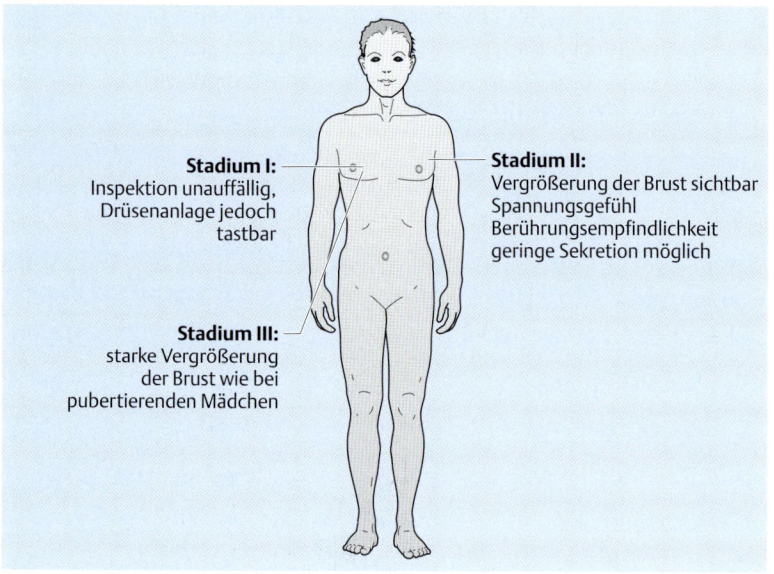

Stadium I:
Inspektion unauffällig, Drüsenanlage jedoch tastbar

Stadium II:
Vergrößerung der Brust sichtbar
Spannungsgefühl
Berührungsempfindlichkeit
geringe Sekretion möglich

Stadium III:
starke Vergrößerung der Brust wie bei pubertierenden Mädchen

- transitorische Gynäkomastie bei Neugeborenen (Hexenbrust)
- Pubertätsgynäkomastie im 12.–15. Lebensjahr bei etwa zwei Drittel aller Knaben passager nachweisbar; Rückbildung nach etwa 2–3 Jahren

Beim Auftreten im Pubertätsalter mit altersgerechter Körper- und Genitalentwicklung, unauffälliger Anamnese und unverdächtigem klinischen Untersuchungsbefund ist eine Pubertätsgynäkomastie anzunehmen, bei der zunächst keine weitere Diagnostik erforderlich ist.

Gynäkomastie

Ursachen

physiologische Formen

Neugeborenengynäkomastie
Pubertätsgynäkomastie
Involutionsgynäkomastie

Medikamente und Noxen

Hormone (Östrogene, HCG,
Antiandrogene, Kortikosteroide,
Anabolika, Testosteron)
Spironolacton, Reserpin
Cimetidin
Digitalis, α-Methyl-Dopa
Kalziumantagonisten
Isoniacid
Phenothiazine
trizyklische Antidepressiva
Drogen, Alkohol (Alkoholismus)

Gynäkomastie

Endokrinopathien

Hypogonadismus
(z. B. Klinefelter-Syndrom)
Östrogenbildende Tumoren
(z. B. Leydig-Zell-, NNR-Tumoren)
HCG-bildende Tumoren
(Chorionkarzinom; außerdem
paraneoplastisch, z. B. bei
Bronchialkarzinom)
Hyperthyreose, Hypothyreose,
Intersexualitätsformen
Hyperprolaktinämiesyndrom
(z. B. bei Prolaktinom)

nichtendokrinologische Erkrankungen

chronische Hepatopathie
(z. B. alkoholische Leberzirrhose)
chronische Niereninsuffizienz
neurologische Erkrankungen
(z. B. Multiple Sklerose,
Enzephalitis, Syringomyelie)
sehr selten: Mammakarzinom
HIV-Infektion

Gynäkomastie

Diagnostik (außerhalb der Pubertät)

Anamnese

- ▶ Zeitpunkt des Auftretens
- ▶ Exakte Medikamentenanamnese
- ▶ Alkoholabusus
- ▶ Hinweise auf Allgemeinerkrankungen
- ▶ Schmerzhaftigkeit
- ▶ Sekretion

Klinische Untersuchung

- ▶ Inspektion und Palpation der Brustdrüse (tastbar, derb, verschieblich, Exprimat)
- ▶ Hodenpalpation (Größe, Konsistenz, dystope Lage)
- ▶ Sekundäre Geschlechtsmerkmale, Behaarungstyp
- ▶ Habitus (eunuchoid)
- ▶ Zeichen chronischer Erkrankungen (Leberzirrhose, Niereninsuffizienz, Hyperthyreose)
- ▶ Neurologischer Status

Labor

Entsprechend klinischem Verdacht:
- ▶ Testosteron ↓: Hodeninsuffizienz
- ▶ LH ↑, FSH ↑: primäre Hodeninsuffizienz
- ▶ LH ↓, FSH ↓: sekundäre Hodeninsuffizienz
- ▶ Prolaktin ↑: Hyperprolaktinämie
- ▶ Östradiol ↑ ↑: östrogenproduzierender Hoden- oder NNR-Tumor
- ▶ HCG/AFP i.U. positiv: Chorionkarzinom, paraneoplastisch
- ▶ fT_3, fT_4, TSH: Schilddrüsenfunktionsstörung
- ▶ Chromosomenanalyse: Chromosomenanomalie (z.B. Klinefelter-Syndrom)
- ▶ „Leberstatus": Leberzirrhose
- ▶ Kreatinin ↑: Niereninsuffizienz

Bildgebung

- ▶ NN-Sonographie und -Computertomographie: NNR-Tumor
- ▶ Hoden-Sonographie: Hodentumor
- ▶ Sonographie der Brustdrüse, Mammographie: Ausmaß der Gynäkomastie, Tumor
- ▶ Schädel-Magnetresonanztomographie: Prolaktinom

Gynäkomastie

Ophthalmologische Untersuchung

Gesichtsfeldeinschränkung, Visusminderung: Makroprolaktinom

Urologische Untersuchung

Hodenbeurteilung (Dystopie, Größe, Konsistenz)

Differenzialdiagnostik

- Pseudogynäkomastie (Lipomastie): keine Hyperplasie des Brustdrüsenkörpers (nicht tastbar), sondern durch Fettgewebe bedingte Vergrößerung der Brust beim Mann infolge allgemeiner Adipositas
- Mammakarzinom (meist einseitig, unregelmäßige Begrenzung, derbe Konsistenz, nicht verschieblich, exzentrische Lage, Spätsymptome: Lymphknotenschwellung, Ulzeration
- Andere Mammaknoten (Solitärzyste, Fibroadenom, Mastopathie)

Therapie

Die Behandlung richtet sich nach der Ursache:
- bei Pubertätsgynäkomastie die (meist eintretende) Spontanrückbildung abwarten, Aufklärung über Harmlosigkeit notwendig
- hyperplasieauslösende Medikamente absetzen
- Substitution eines Hypogonadismus mit Androgendefizit durch Testosteron
- bei Hyperprolaktinämie Absetzen der auslösenden Medikamente bzw. bei Prolaktinom medikamentöse Behandlung (Dopaminagonisten)
- spezifische Therapie internistischer Grundkrankheiten (z.B. Hyperthyreose, Niereninsuffizienz)

Bei Malignomverdacht bzw. psychisch oder kosmetisch stark belastender und länger als ein Jahr persistierender, ausgeprägter Gynäkomastie ist die Operation indiziert. Hoden- und NNR-Tumoren werden operiert.

Nach Beseitigung der Ursache oft (teilweise) Rückbildung. Bei persistierenden, ausgeprägten und besonders bei schmerzhaften Formen ist die Operation oder die Therapie mit Östrogenantagonisten (Tamoxifen) zu erwägen.

Langzeitüberwachung bei Klinefelter-Syndrom, da ein erhöhtes Mammakarzinomrisiko besteht

Hirsutismus

Vermehrte Behaarung vom männlichen Typ bei der Frau

Idiopathisch auf dem Boden einer gesteigerten Androgensensibilität der Haarfollikel oder symptomatisch infolge einer vermehrten Androgenbildung

Hypertrichose: lokalisierte oder generalisierte (nichtandrogenabhängige), übermäßige Behaarung bei Frau (Mann, Kind) ohne wesentlich veränderte Sexualbehaarung

Virilisierung: Hirsutismus mit zusätzlicher Ausbildung sekundärer männlicher Geschlechtsmerkmale bis zu einem kompletten männlichen Phänotyp

Symptome (Graduierung nach Baron)

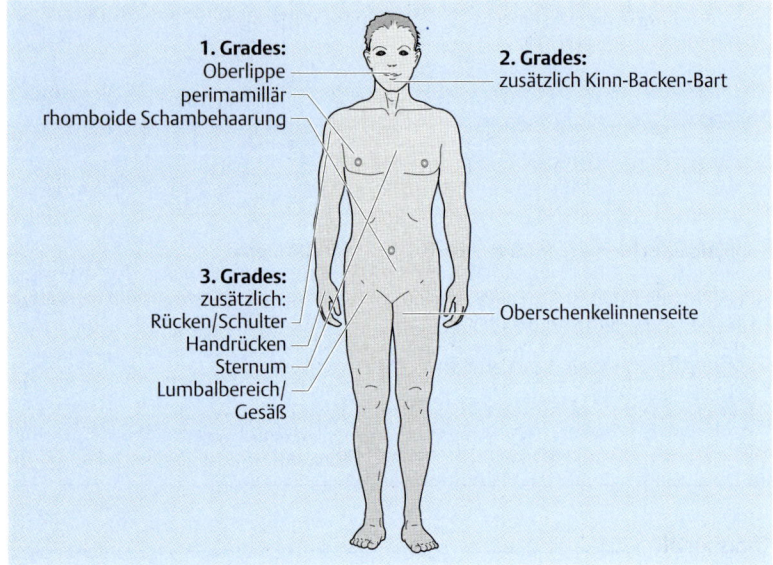

1. Grades:
Oberlippe
perimamillär
rhomboide Schambehaarung

2. Grades:
zusätzlich Kinn-Backen-Bart

3. Grades:
zusätzlich:
Rücken/Schulter
Handrücken
Sternum
Lumbalbereich/
Gesäß

Oberschenkelinnenseite

Hirsutismus

Ursachen

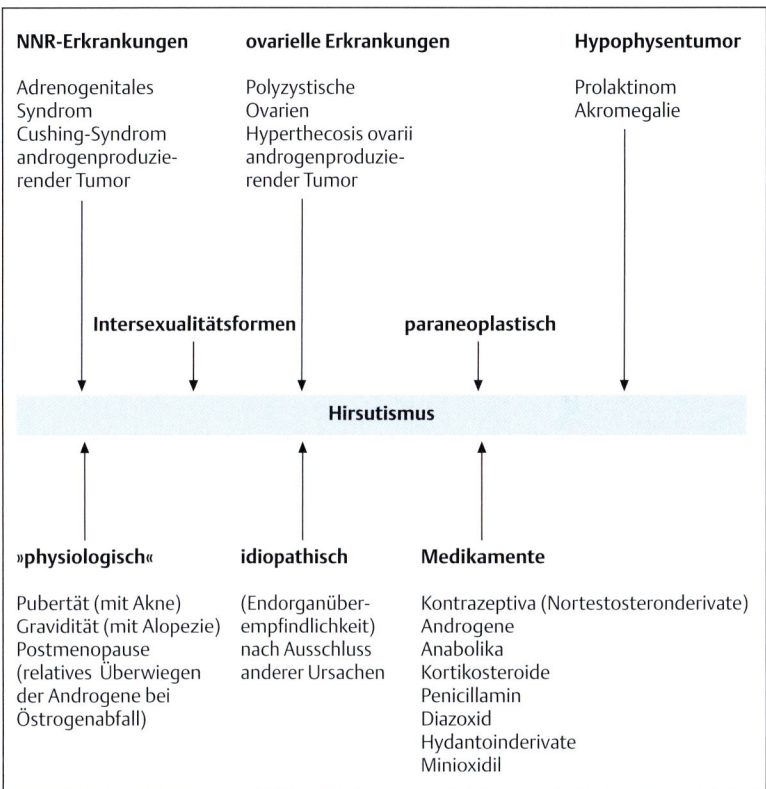

Diagnostik

Anamnese

- ▶ Beginn und Verlauf der Veränderungen (langsam, rasch, progredient)
- ▶ Familiäre Häufung ähnlicher Symptome
- ▶ Zyklusstörungen (Oligo-, Amenorrhö)
- ▶ Sterilität
- ▶ Libidoveränderungen
- ▶ Galaktorrhö (Prolaktinom)
- ▶ Medikamentenanamnese (s. Ursachen)
- ▶ Wachstumsstörung (angeborenes AGS)

Hirsutismus

- Äußerliche Veränderungen (Vergleich mit älteren Fotos)
- Defeminisierung, Virilisierung (Stirnglatze, männlicher Habitus, Mammaatrophie)
- Cushing-Symptome (Vollmondgesicht, Striae, Stammfettsucht)
- Sehstörungen, Kopfschmerzen (Hypophysentumor)

Labor

Entsprechend klinischem Verdacht – Zyklusanamnese (!):
- Testosteron normal oder ↑:
  - idiopathisch/medikamentös
  - Hyperthecosis ovarii
  - PCO-Syndrom
  - AGS
  - Cushing-Syndrom
  - Prolaktinom
  - Akromegalie
- Testosteron ↑:
  - androgenproduzierender Tumor (Ovar, NNR)
  - AGS
- Dehydroepiandrosteron normal:
  - idiopathisch/medikamentös
  - Hyperthecosis ovarii
  - Cushing-Syndrom
  - Prolaktinom
  - Akromegalie
- Dehydroepiandrosteron ↑:
  - androgenproduzierender Tumor (NNR, Ovar)
  - AGS
  - PCO-Syndrom
- 17-Hydroxyprogesteron ↑: angeborenes AGS
- Kortisol ↑: Cushing-Syndrom
- Prolaktin ↑: Prolaktinom
- STH ↑: Akromegalie
- Dexamethasontest (1 mg):
  - Abfall Kortisol: idiopathisch/medikamentös, angeborenes AGS
  - kein Abfall Kortisol: Cushing-Syndrom, erworbenes AGS (Tumor)
- ACTH-Test (s. Nebennierendiagnostik):
  - normaler Anstieg Kortisol: idiopathisch/medikamentös
  - starker Anstieg Kortisol: NNR-Hyperplasie
  - kein Anstieg Kortisol: NNR-Tumor
  - überschießender Anstieg 17-OHP: AGS („Late-Onset-Form")

Hirsutismus

Bildgebung

- NN-Sonographie, -Computertomographie und -Magnetresonanztomographie, NNR-Szintigraphie, NN-Phlebographie: NNR-Tumor/-Hyperplasie
- Ovar-Sonographie, -Computertomographie und -Magnetresonanztomographie: polyzystische/tumoröse Ovarien
- Schädel-Magnetresonanztomographie: Hypophysentumor

Gynäkologische Untersuchung (obligat)

- Körperliche Untersuchung: Ovarialtumor, polyzystische Ovarien, Klitorishypertrophie
- Vaginale Sonographie
- Laparoskopie (selten notwendig): polyzystische/tumoröse Ovarien

Ophthalmologische Untersuchung

Gesichtsfeldeinschränkung, Visusminderung: Hypophysentumor

Therapie

Neben externen kosmetischen Maßnahmen (Epilationscremes, Lasertherapie, Bleichen) durch den Dermatologen ist bei idiopathischem Hirsutismus bzw. nach Ausschluss tumoröser Ursachen (Ovar, NNR, HVL) eine hormonelle Behandlung durch den Gynäkologen/Endokrinologen möglich (mit Östrogen-Gestagen-Präparaten, Gestagenen, Kortikoiden, dem antiandrogen wirkenden Aldosteronantagonisten Spironolacton und dem Antiandrogen Cyproteronacetat oder lokal mit Eflornithin).

Besonders bei gleichzeitigem Antikonzeptionswunsch erweist sich die Kombination von Ethinylestradiol und Cyproteronacetat als günstig (umgekehrte Sequenzialtherapie: am 5.–14. Tag 50–100 mg Cyproteronacetat/Tag, am 5.–21. Tag 50 µg Ethinylestradiol/Tag, nach Erreichen eines Erfolgs bzw. bei leichteren Formen primär Einsatz eines Kombinationspräparats mit 2 mg Cyproteronacetat und 35 µg Ethinylestradiol).

Bei angeborenem AGS Glukokortikoidsubstitution

Hirsutismus- bzw. hyperprolaktinämieauslösende Medikamente sind abzusetzen.

NNR- und Ovarialtumoren werden operiert.

Hochwuchs

Wachstumsalter: aktuelle oder prospektive Endgröße oberhalb der 2fachen Standardabweichung (97. Perzentile) der alters- und geschlechtsspezifischen Vergleichspopulation

Erwachsenenalter: Größe oberhalb der 97. Perzentile (mehr als +2 Standardabweichungen)

Symptome

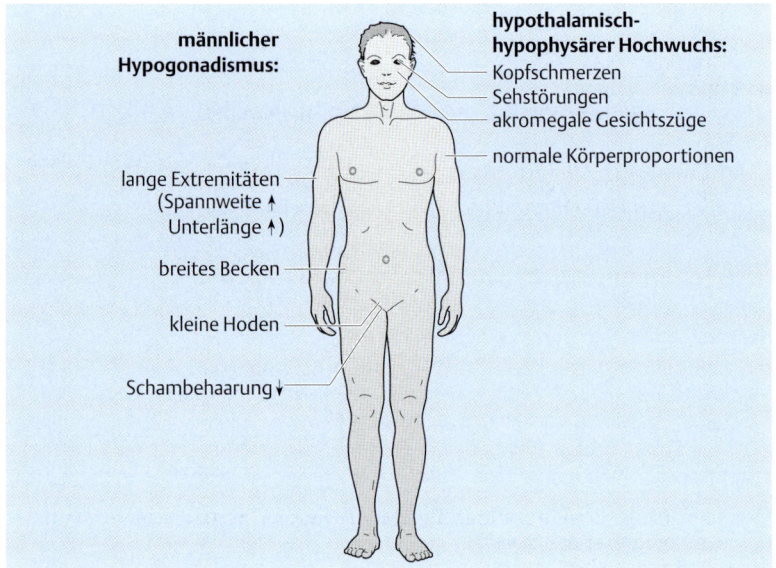

Beurteilung einer Wachstumsstörung:
- chronologisches Alter
- Knochenalter: Grad der Skelettreifung (Atlas nach Greulich und Pyle)
- Längenalter: Alterswert für bestehende Ist-Größe
- Wachstumsverlaufskurve (Perzentilenkurven)
- Wachstumsprognose: Tabelle nach Bayley und Pinneau und andere Methoden
- „elterliche Zielgröße" (nach Tanner):
  - ♂: $\dfrac{\text{Größe Vater} + \text{Größe Mutter} + 13}{2}$
  - ♀: $\dfrac{\text{Größe Vater} + \text{Größe Mutter} - 13}{2}$

Hochwuchs

Ursachen

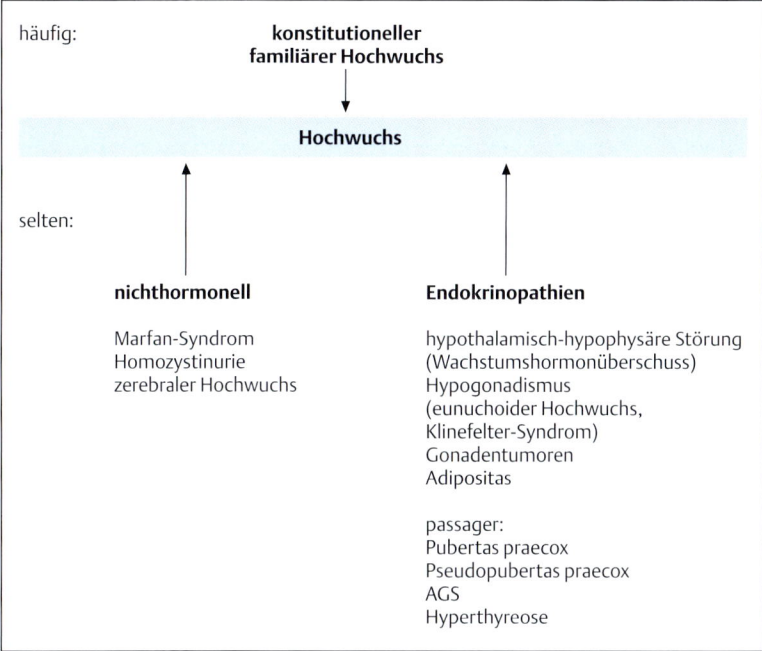

Die häufigste Form ist der **konstitutionelle Hochwuchs.** Dafür sprechen:
- ▶ proportionierter Körperbau
- ▶ seit früher Kindheit auffallend groß
- ▶ Eltern und Geschwister ebenfalls groß

Diagnostik

Klinische Untersuchung

Standardisierte Höhenmessung mit Harpenden-Stadiometer

Anamnese

- ▶ Bisheriger Wachstumsverlauf
- ▶ Geburtsgröße und -gewicht
- ▶ Pubertätsentwicklung (vorzeitig, verzögert)
- ▶ Größe der Eltern und Geschwister
- ▶ ♂: Hodenschädigung (z. B. Kryptorchismus)

Hochwuchs

Labor

Nur bei Verdacht auf Endokrinopathie:
- STH ↑, IGF-I ↑, bei STH-Suppressionstest (Hyperglykämie) keine Senkung des STH-Spiegels: hypothalamisch-hypophysäre Störung
- Testosteron ↓: Hypogonadismus
- 17-Hydroxyprogesteron ↑: AGS
- Östradiol, Testosteron, DHEAS,17-OHP: exzessive und vorzeitige Sekretion von adrenalen bzw. gonadalen Steroiden mit erhöhter Wachstumsgeschwindigkeit
- TSH ↓, fT_3 ↑, fT_4: Hyperthyreose
- Chromosomenanalyse: Karyotyp XXY und andere: Klinefelter-Syndrom

Bildgebung

- Röntgenbild der linken Hand bei Kindern: Bestimmung des Knochenalters nach Greulich und Pyle bzw. Berechnung der prospektiven Endgröße
- Schädelmagnetresonanztomographie: Hypophysentumor

Ophthalmologische Untersuchung

Gesichtsfeldeinschränkung, Visusminderung: Hypophysentumor

Differenzialdiagnosen

- Marfan-Syndrom (genetisch bedingte Erkrankungen des Bindegewebes)
- Weaver-Syndrom (Hochwuchs-Syndrom mit akzelerierter Knochenreifung sowie karniofazialen und neurologischen Anomalien)
- Wiedemann-Beckwith-Syndrom (Exompthalmus-Makroglossie-Gigantismus-Syndrom)

Therapie

Bei konstitutionellem Hochwuchs ist bei zu erwartenden Endgrößen von 196–205 cm bei Jungen und 184–187 cm bei Mädchen eine wachstumsbegrenzende Hormontherapie zu erwägen (Beginn im Skelettalter von etwa 11 Jahren). Diese wird von einem endokrinologisch spezialisierten Pädiater durchgeführt.

Ein somatotropes Hypophysenadenom wird neurochirurgisch entfernt und/oder bei bestehendem STH-Exzess medikamentös behandelt (Dopaminagonisten, Somatostatin, GH-Rezeptor-Antagonist).

Ein Hypogonadismus muss lebenslang mit Sexualhormonen substituiert werden.

Hodenhochstand (Kryptorchismus, Maldescensus testis)

Lageanomalie des Hodens, der innerhalb des physiologischen Weges nicht vollständig in das Skrotum deszendiert ist. Abzugrenzen ist eine ektope Hodenlage. Unilaterales (etwa 5fach häufiger) und bilaterales Auftreten des Hodenhochstandes

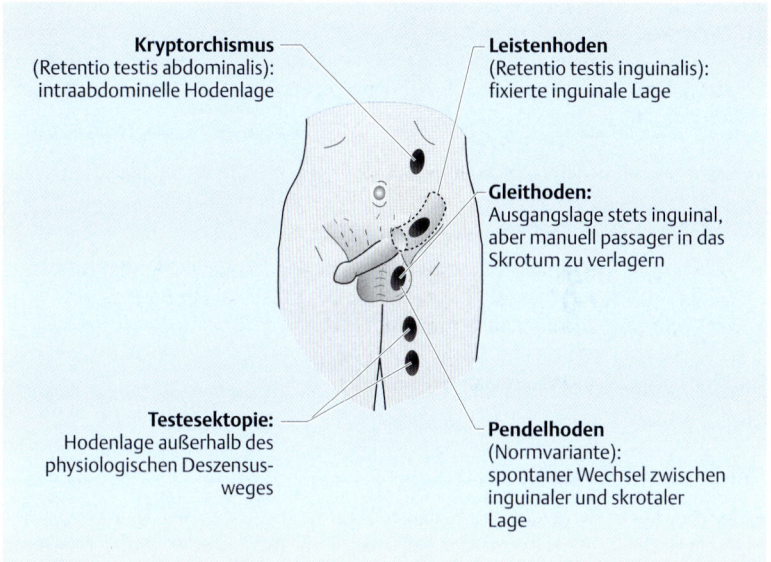

Kryptorchismus (Retentio testis abdominalis): intraabdominelle Hodenlage

Leistenhoden (Retentio testis inguinalis): fixierte inguinale Lage

Gleithoden: Ausgangslage stets inguinal, aber manuell passager in das Skrotum zu verlagern

Testesektopie: Hodenlage außerhalb des physiologischen Deszensusweges

Pendelhoden (Normvariante): spontaner Wechsel zwischen inguinaler und skrotaler Lage

Anorchie:
▶ keine nachweisbaren Hoden
▶ palpatorisch nicht von Kryptorchismus zu trennen (Differenzierung durch HCG-Test: kein Anstieg des Testosterons)

Hodenhochstand (Kryptorchismus, Maldescensus testis)

Ursachen

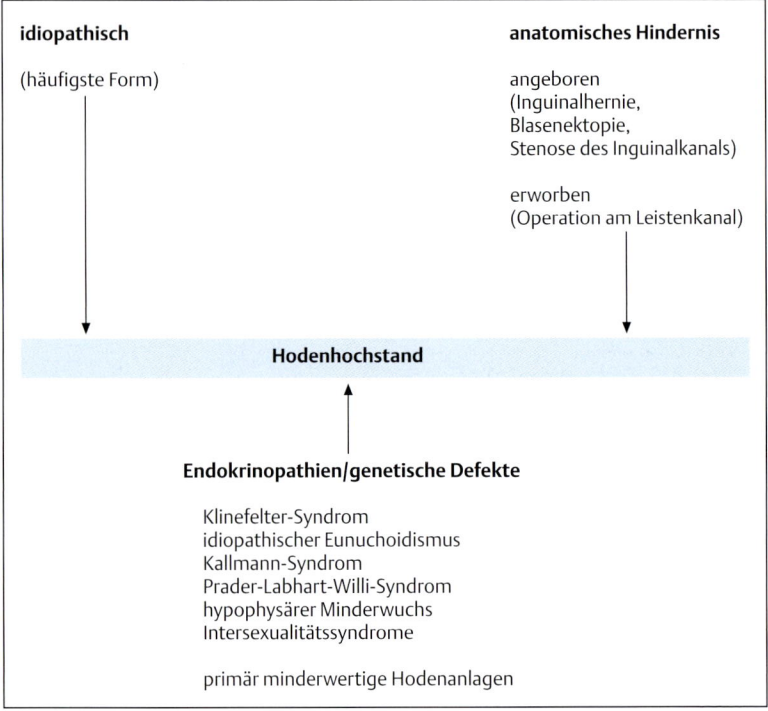

Diagnostik

Anamnese

- Hoden im Skrotum (zeitweise, nie, im warmen Bad)
- Seitendifferenz
- Bisherige Therapiemaßnahmen (HCG-/LH-RH-Behandlung, Herniotomie, Orchidopexie)
- Erkrankungen im Inguinalbereich

Hodenhochstand (Kryptorchismus, Maldescensus testis)

Klinische Untersuchung

Subtile bimanuelle Palpation am stehenden und liegenden Patienten in warmer Umgebung mit warmen Händen:
- Hodenlage
- Hodenverschieblichkeit
- Hodengröße
- Hodenkonsistenz
- unilateraler/bilateraler Befund
- leeres Skrotum

Labor

Nur bei Anorchie oder Verdacht auf Endokrinopathie:
- Differenzierung zwischen Anorchie und Kryptorchismus (kein Hoden palpabel): HCG-Test:
  - Anstieg Testosteron: Kryptorchismus
  - kein Anstieg Testosteron: Anorchie
- Differenzierung zwischen idiopathischem Eunuchoidismus und Klinefelter-Syndrom (Hoden palpabel):
  - FSH ↓, LH ↓ idiopathischer Eunuchoidismus
  - FSH ↑, LH ↑: Klinefelter-Syndrom
  - HCG-Test: Anstieg Testosteron: idiopathischer Eunuchoidismus; geringer Anstieg Testosteron: Klinefelter-Syndrom
  - Chromosomenanalyse: Klinefelter-Syndrom
  - Testosteron ↓: s. Hypogonadismus

Spermiogramm (Erwachsenenalter)

Ausmaß der Fertilitätsstörung

Bildgebung

Abdomen- und Leisten-Sonographie, Abdomen- und Leisten-Magnetresonanztomographie, Laparoskopie: Lokalisation nicht palpabler Hoden

> Malignomrisiko (Seminome) bei dystopen und ektopen Hoden (auch des kontralateralen, normotopen Hodens) erhöht – Lokalisation und ggf. operative Entfernung indiziert

Hodenhochstand (Kryptorchismus, Maldescensus testis)

Therapie

Beim Pendelhoden (Normvariante) ist keine Behandlung notwendig, bei Beschwerden erfolgt eine urologische Vorstellung und ggf. eine Orchidopexie.

Kryptorchismus, Leisten- und Gleithoden erfordern dagegen aufgrund einer sich verschlechternden Fertilitätsprognose und des Malignomrisikos eine frühzeitige (Ende des ersten Lebensjahres beginnende) hormonelle Therapie mit

- Humanchoriongonadotropin (HMG) intramuskulär:
  - über 5 Wochen 500 IE/Woche (1. Lebensjahr)
  - 1000 IE/Woche (2.–6. Lebensjahr)
  - 2000 IE/Woche (nach 6. Lebensjahr) oder
- LH-RH: täglich über 4 Wochen 3-mal 2 Sprühstöße (à 0,2 mg) intranasal

Am erfolgversprechendsten ist die Kombination der beschriebenen LH-RH-Applikation mit einer anschließenden, 3-mal wöchentlichen intramuskulären Injektion von HCG (1500 IE/Woche). Bei Rezidiven ist eine Wiederholung möglich.

Bei erfolgloser Therapie (kein anhaltender Deszensus) ist die Orchidopexie (intraskrotale Hodenfixierung) indiziert. Ein primär operatives Vorgehen ist bei dystopen oder ektopen Hodenlagen (bereits innerhalb des 1. Lebensjahres), Hodenhochstand mit Begleithernie, mechanischer Deheszensbehinderung (erhöhte Gefahr der Inkarzeration oder Torsion), nach inguinalen Voroperationen sowie in der Pubertät notwendig.

Hyperaldosteronismus

Durch erhöhte Aldosteronproduktion der Nebennierenrinde hervorgerufenes Krankheitsbild mit Hypertonie

Primärer Hyperaldosteronismus (PHA): Aldosteronüberproduktion durch meist einseitiges Nebennierenadenom (**Conn-Syndrom**) oder idiopathische bilaterale Nebennierenhyperplasie

Sekundärer Hyperaldosteronismus: Aldosteronüberproduktion durch Stimulation des Renin-Angiotensin-Systems durch extraadrenale Faktoren

Symptome (Conn-Syndrom)

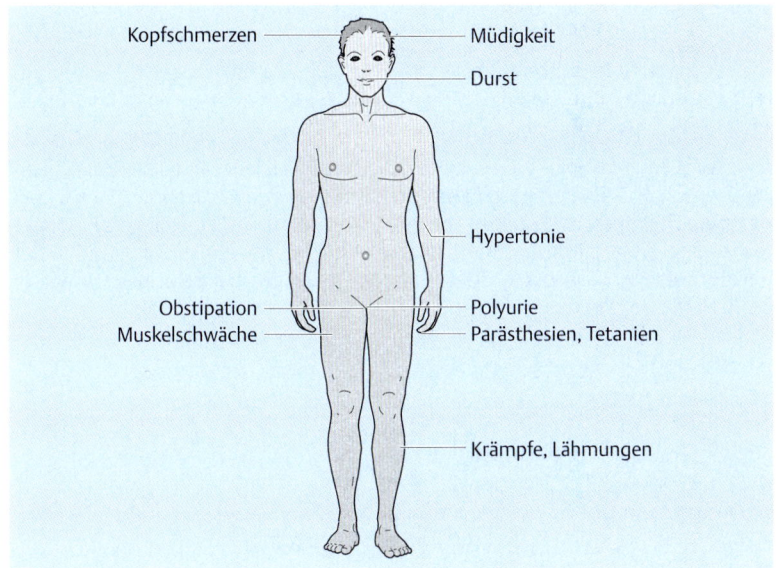

Leitsymptom des Conn-Syndroms ist die hypokaliämische Hypertonie (jedoch auch häufig normokaliämisch).

Hyperaldosteronismus

Ursachen

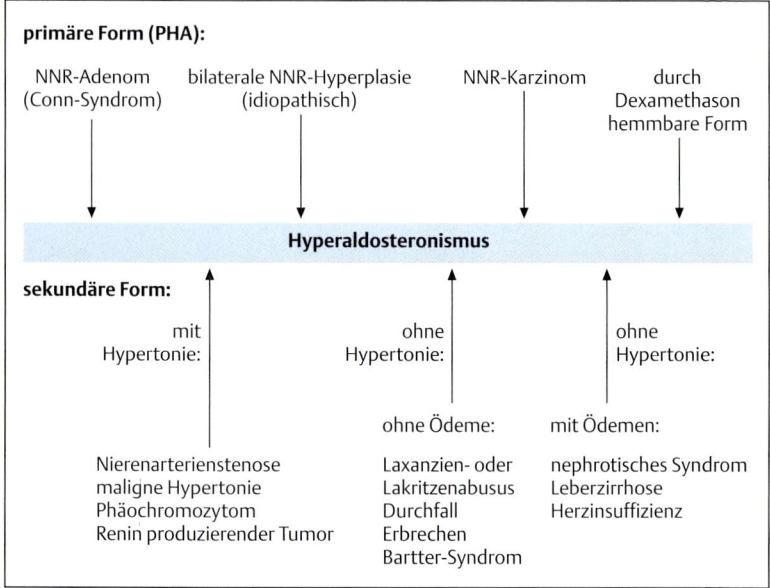

Diagnostik (PHA)

Anamnese

- ▶ Schwer einstellbare Hypertonie
- ▶ Leistungsminderung (leichte Ermüdbarkeit, Mattigkeit)
- ▶ Zunehmende Muskelschwäche, -schmerzen, -krämpfe
- ▶ Durst, Obstipation
- ▶ Häufiges und nächtliches Wasserlassen
- ▶ Zeitweise Parästhesien, Paresen, tetanische Symptome
- ▶ Medikamentenanamnese (Laxanzien, Diuretika) ⎫ Ausschluss sekundärer
- ▶ Herz-, Leber-, Nierenerkrankungen ⎭ Formen

Hyperaldosteronismus

Labor

- Elektrolyte:
  - Kalium ↓ oder normal
  - Natrium normal oder ↑
  - Kalium i.U.: ↑
- Aldosteron ↑
- Renin ↓ : primäre Form (PHA)
- Renin ↑ : sekundäre Form
- Aldosteron-Renin-Quotient ↑ : PHA

> Im Rahmen des PHA-Screenings hat die Bestimmung des Aldosteron-Reninaktivität-Quotienten (> 300) bzw. des Aldosteron-Reninkonzentration-Quotienten (> 50) in Kombination mit einer erhöhten Aldosteronkonzentration (> 150 bzw. 200 ng/l) eine hohe Sensitivität.
> Beeinflussung des Aldosteron-Renin-Quotienten durch Medikamente:
> - β-Blocker, Clonidin (falsch-positiv): 1 Woche vorher absetzen
> - Spironolacton (falsch-negativ): 4 Wochen vorher absetzen
> - Schleifendiuretika (falsch-negativ): 1 Woche vorher absetzen

Kochsalzbelastungstest: keine Suppression von Aldosteron < 85 pg/ml: PHA

Fludrokortisontest: keine Suppression von Aldosteron < 50 pg/ml: PHA

Orthostasetest:

- Aldosteronanstieg: idiopathische Nebennierenhyperplasie
- Aldosteronabfall: Nebennierenadenom (Conn-Syndrom)

Bildgebung der Nebennieren

- Computertomographie ⎫
- Magnetresonanztomographie ⎬ Lokalisationsdiagnostik
- Katheterisierung der Venen mit seitengetrennter Aldosteronbestimmung ⎭

Hyperaldosteronismus

Diagnostikschema

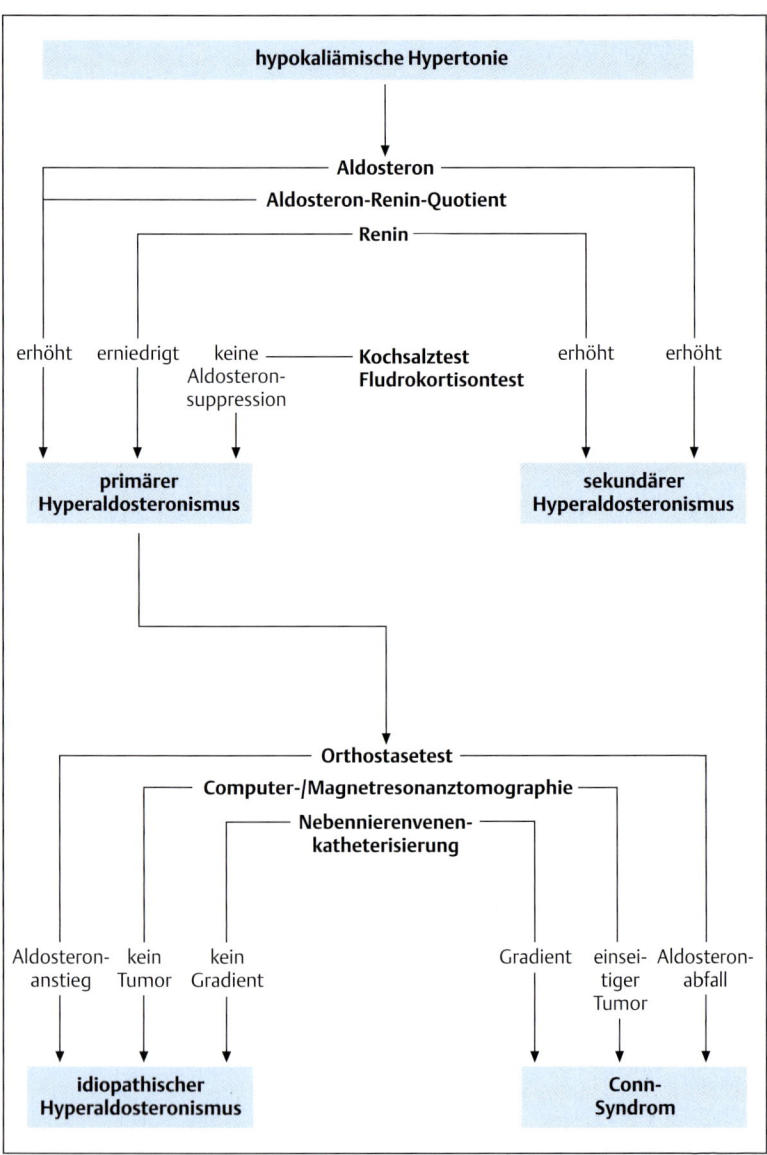

Hyperaldosteronismus

Differenzialdiagnostik

Andere Hypertonieformen (essenziell, renal, endokrin)

Andere Hypokaliämieursachen (renale, enterale Verluste)

Therapie

Beim Aldosteron produzierenden Adenom (Conn-Syndrom) laparoskopische Adrenalektomie nach 2-monatiger Vorbehandlung mit Spironolacton. Die idiopathische Nebennierenhyperplasie wird medikamentös mit Spironolacton behandelt, meist in Kombination mit kaliumsparenden Diuretika und Kalziumantagonisten. Bei Spironolactonnebenwirkungen (Gynäkomastie, Libidoverlust beim Mann, Mastodynie bei Frauen) evtl. Einsatz von Eplerenon.

Die Therapie des sekundären Hyperaldosteronismus besteht in der Behandlung der Grundkrankheit.

Hyperkalzämiesyndrom

Krankheitsbild, das durch eine Erhöhung des Serumkalziumspiegels auf >2,7 mmol/l hervorgerufen wird

Symptome

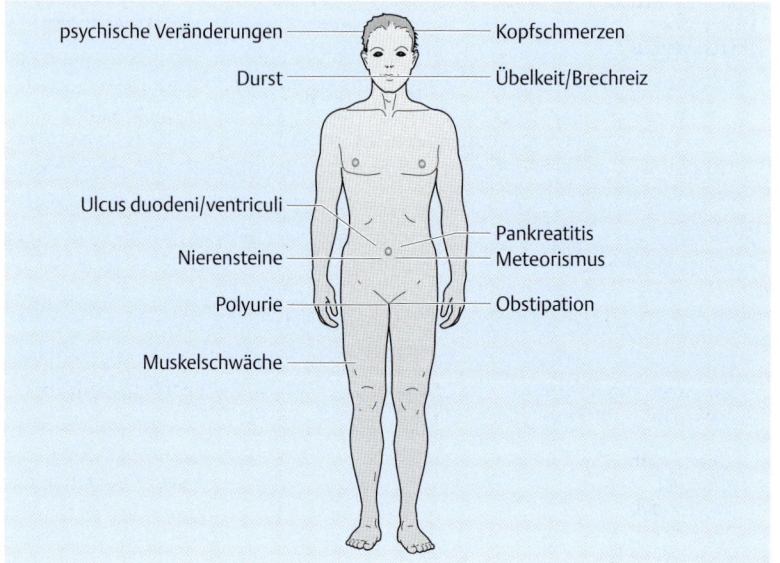

- psychische Veränderungen
- Durst
- Ulcus duodeni/ventriculi
- Nierensteine
- Polyurie
- Muskelschwäche
- Kopfschmerzen
- Übelkeit/Brechreiz
- Pankreatitis
- Meteorismus
- Obstipation

■ Bei milder Hyperkalzämie meist Beschwerdefreiheit
■ Mögliche falsch-hohe Serumkalziumspiegel (durch zu langes Stauen bei der Blutentnahme, Hyperalbuminämie), daher Kontrolle erforderlich

Hyperkalzämiesyndrom

Ursachen

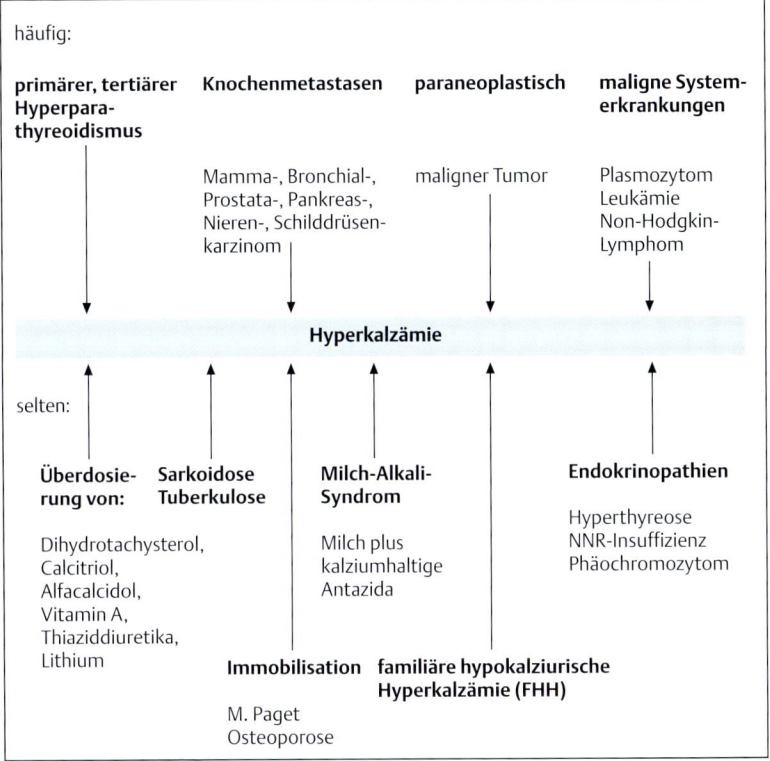

häufig:

primärer, tertiärer Hyperparathyreoidismus

Knochenmetastasen

Mamma-, Bronchial-, Prostata-, Pankreas-, Nieren-, Schilddrüsenkarzinom

paraneoplastisch

maligner Tumor

maligne Systemerkrankungen

Plasmozytom
Leukämie
Non-Hodgkin-Lymphom

Hyperkalzämie

selten:

Überdosierung von: **Sarkoidose Tuberkulose**

Dihydrotachysterol,
Calcitriol,
Alfacalcidol,
Vitamin A,
Thiaziddiuretika,
Lithium

Milch-Alkali-Syndrom

Milch plus kalziumhaltige Antazida

Endokrinopathien

Hyperthyreose
NNR-Insuffizienz
Phäochromozytom

Immobilisation **familiäre hypokalziurische Hyperkalzämie (FHH)**

M. Paget
Osteoporose

Hyperkalzämiesyndrom

Diagnostik

Anamnese

- Leistungsabfall (Müdigkeit, Mattigkeit, Muskelschwäche)
- Übelkeit, Appetitlosigkeit, Völlegefühl, Brechreiz
- Unstillbarer Durst
- Obstipation, Blähungen
- Depressive Verstimmungen, Gereiztheit, Antriebsarmut, Psychosen
- Gewichtsabnahme
- Rücken-, Knochenschmerzen
- Medikamenteneinnahme (Thiaziddiuretika, Dihydrotachysterol, Calcitriol, Alfacalcidol)
- Bekannte maligne Erkrankungen, Nieren-, Magen-, Darm-, Pankreaskrankheiten

Labor

- Kalzium ↑
- Parathormon ↑: primärer, tertiärer HPT (s. „Hyperparathyreoidismus")
- Parathormon normal oder ↓: andere Ursachen (z.B. Tumorhyperkalzämie)
- BSR ↑↑ ⎫
- Elektrophorese ⎬ Plasmozytom
- Bence-Jones-Protein i.U. ⎭
- Kreatinin ↑: Niereninsuffizienz
- fT_3 ↑, fT_4 ↑, TSH ↓: Hyperthyreose
- Kortisol ↓, ACTH ↑: NNR-Insuffizienz
- Kalzium i.U. ↓: familiäre hypokalziurische Hyperkalzämie (FHH)

Bildgebung

- Röntgen Thorax: Tumor, Metastasen, Hiluslymphome, Sarkoidose
- Röntgen Hände, Schädel, ggf. weitere Skelettteile: Zeichen des HPT, Knochenmetastasen, Osteoporose
- Osteodensitometrie: Osteoporose
- Oberbauchsonographie ⎫ Leber-, Nieren-, Pankreastumor,
- Oberbauch-Computertomographie ⎭ Lebermetastasen
- Skelettszintigraphie: Knochenmetastasen

Gynäkologische Untersuchung

Mamma-, gynäkologischer Tumor

Hyperkalzämiesyndrom

Gezielte Knochenbiopsie

Tumor-, Metastasennachweis

Differenzialdiagnostik

Beim primären HPT ist Parathormon erhöht, bei der tumorbedingten Hyperkalzämie niedrig-normal bzw. supprimiert.

Therapie

Behandlung der entsprechenden Ursache: primärer HPT (s. „Hyperparathyreoidismus"), Tumorhyperkalzämie etc.

Symptomatisch kalziumarme Diät (keine Milch und Milchprodukte) sowie reichliche Flüssigkeitszufuhr

Bei hohem und ansteigendem Kalziumspiegel (> 3,5 mmol/l) zur Prophylaxe einer hyperkalzämischen Krise Beschleunigung der Diurese (hohe Flüssigkeitszufuhr und Gabe von Furosemid); s. „Hyperkalzämische Krise"

Zum Ausschluss Tumorhyperkalzämie: Knochenszintigraphie (Metastasen), Thorax-Röntgen (Bronchialkarzinom, Sarkoidose), Nierensonographie (Nieren-Karzinom), bei Frauen Vorstellung bei Gynäkologe (Mammakarzinom), bei Männern bei Urologe (Prostatakarzinom) veranlassen.

Hyperkalzämische Krise — Notfall

Lebensbedrohliches Krankheitsbild aufgrund einer massiven Erhöhung des Serumkalziumspiegels (> 3,5 mmol/l), meist durch Exazerbation eines Hyperparathyreoidismus, auf der Grundlage eines Malignoms oder durch Überdosierung von aktivem Vitamin D

Symptome

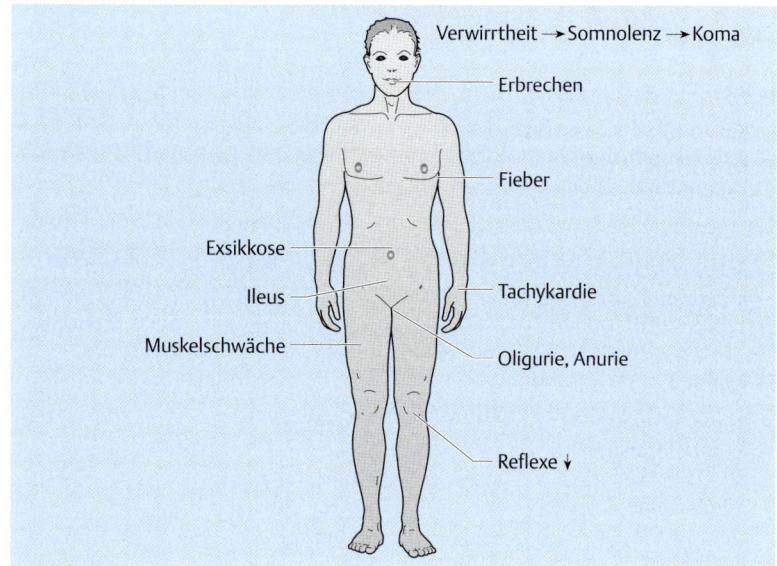

Prodromi

- Leistungsabfall, Muskelschwäche, Müdigkeit
- Übelkeit, Brechreiz, Inappetenz, Durst
- Meteorismus, Obstipation, Leibschmerzen
- Oligurie, Exsikkose

Todesursachen

- Systolischer Herzstillstand
- Nierenversagen

Notfall — Hyperkalzämische Krise

Diagnostik

Anamnese

- Bekanntes Tumorleiden, bekannter primärer Hyperparathyreoidismus
- Einnahme von Calcitriol, Alfacalcidol, Dihydrotachysterol

Klinische Untersuchung

Tumorsuche: Mamma, Oberbauch

Labor

- Kalzium ↑ ↑
- Parathormon ↑ : primärer HPT
- Parathormon ↓ : bei Tumorhyperkalzämie
- BSR ↑ ↑ ⎫
- Elektrophorese ⎬ Plasmozytom
- Bence-Jones-Protein i.U. ⎭
- Kreatinin ↑ : Niereninsuffizienz
- Weitere Untersuchungen: s. „Hyperkalzämiesyndrom"

Bildgebung

- Röntgen Thorax: Tumor, Metastasen, Hiluslymphome
- Röntgen Skelett: Metastasen
- Oberbauchsonographie: Leber-, Nieren-, Pankreastumor, Lebermetastasen, Nierensteine
- Sonographie der Nebenschilddrüsen: Adenom

Differenzialdiagnostik

Zwecks Therapieentscheidung schnelle Trennung zwischen HPT- und tumorbedingter Hyperkalzämie (Parathormonspiegel, bildgebende Verfahren)

Andere Komaursachen (diabetisches, urämisches, hepatisches, hypothyreotes, hypophysäres Koma, Addison-Krise, thyreotoxische Krise, hypoglykämischer Schock)

Zerebrale Störungen (Apoplexie, Tumor, Entzündung)

Intoxikation (Medikamente, Alkohol, Drogen, Kohlenmonoxid)

Hyperkalzämische Krise — Notfall

Therapie

Bei Nebenschilddrüsenadenom rasche operative Entfernung

Sofortige symptomatische Flüssigkeitszufuhr sowie Senkung des Serumkalziumspiegels:
- Infusion von 200–300 ml physiologischer NaCl-Lösung pro Stunde
- Gabe von Furosemid: 50–100 mg alle 1–2 Stunden unter Kontrolle der Flüssigkeitseinfuhr und -ausfuhr sowie der Serumelektrolytwerte
- einmalige Infusion von 300 mg Clodronat oder 15–90 mg Pamidronat oder 2–4 mg Ibandronat oder 4–8 mg Zoledronat, ggf. Wiederholung
- Verabreichung von Calcitonin: 200–500 IE/Tag s.c. in Einzeldosen alle 6–8 Stunden oder als Dauerinfusion
- Gabe von Prednisolon: 50–100 mg/Tag i.v.
- Hämodialyse bei Erfolglosigkeit der Therapiemaßnahmen bzw. bei Nierenversagen

Nach überstandener Krise auf reichliche Flüssigkeitszufuhr und Meidung von Milch und Milchprodukten achten

Behandlung des entsprechenden Grundleidens

Hyperparathyreoidismus (HPT)

Krankheitsbild mit gestörtem Kalzium- und Phosphatstoffwechsel infolge erhöhter Ausschüttung von Parathormon durch die Nebenschilddrüsen mit nachfolgender Hyperkalzämie

Primärer Hyperparathyreoidismus

Primär bedingt durch einzelne (80%) oder multiple (5%) Adenome, Hyperplasien (15%) oder sehr selten Karzinome der Nebenschilddrüsen sowie selten im Rahmen familiärer Erkrankungen

Symptome

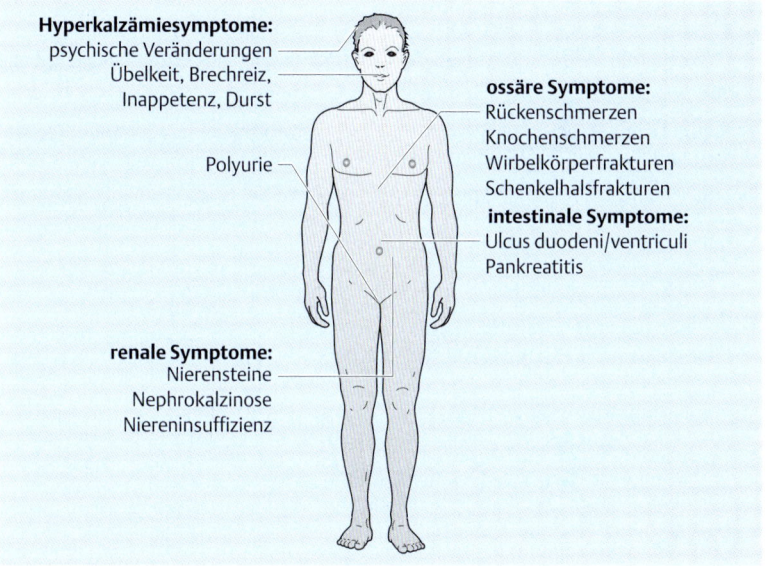

Hyperkalzämiesymptome:
psychische Veränderungen
Übelkeit, Brechreiz,
Inappetenz, Durst

Polyurie

renale Symptome:
Nierensteine
Nephrokalzinose
Niereninsuffizienz

ossäre Symptome:
Rückenschmerzen
Knochenschmerzen
Wirbelkörperfrakturen
Schenkelhalsfrakturen

intestinale Symptome:
Ulcus duodeni/ventriculi
Pankreatitis

Bei asymptomatischen Formen nur Erhöhung des Serumkalziumspiegels (oft Zufallsbefund)
Hyperkalzämische Krise lebensbedrohlich (s. dort)
Hereditäre Formen (selten):
▶ familiäre hypokalziurische Hyperkalzämie (FHH)
▶ MEN 1 und 2a (s. „Multiple endokrine Neoplasie")
▶ Hyperparathyreoidismus-Kiefertumor-Syndrom

Hyperparathyreoidismus (HPT)

Diagnostik

Anamnese

- Nierensteine (Spontanabgänge, Operationen oft mehrfach)
- Rücken-, Knochenschmerzen
- Frakturen: Wirbelkörper, Schenkelhals, Radius
- Leistungsknick, Mattigkeit, Müdigkeit, Schwäche
- Kopfschmerzen, psychische Veränderungen (Depressionen, Gereiztheit, Verwirrtheit)
- Dyspeptische Beschwerden, Völlegefühl, Inappetenz, Ulkusschmerzen, Meteorismus, Obstipation
- Durst, Polyurie
- Gewichtsabnahme

Labor

- Parathormon ↑ ⎫
- Kalzium ↑   ⎬ beweist primären HPT
- Phosphat ↓   ⎭
- Kalzium i.U. ↑
- Kalzium i.U. ↓ : bei FHH
- Phosphat i.U. ↑
- Alkalische Phosphatase ↑
- Kreatinin ↑ : Niereninsuffizienz
- Eiweiß (wenn ↓ : Hyperkalzämie „maskiert")

Molekulargenetische Diagnostik

- Mutation im MEN-1-Gen: MEN I
- Mutation im RET-Protoonkogen: MEN IIa

Bildgebung

Lokalisationsdiagnostik:
- Sonographie der Nebenschilddrüsen

nur vor Zweitoperation (persistierende Formen):
- NSD-Szintigraphie (Sesta-MIBI)
- Magnetresonanztomographie und -Computertomographie
- selektive Halsvenenkatheterisierung mit Parathormonbestimmung

Hyperparathyreoidismus (HPT)

Nachweis von Komplikationen:
- ▶ Osteodensitometrie: Osteopenie/Osteoporose
- ▶ Röntgen Skelett: Osteoporose, Frakturen, subperiostale Resorptionen (Finger), Knochenzysten
- ▶ Oberbauchsonographie: Nephrolithiasis, Nephrokalzinose, Pankreatitis, Cholelithiasis

Differenzialdiagnostik

- ▶ Sekundärer, tertiärer HPT
- ▶ Hyperkalzämie anderer Ursache (s. „Hyperkalzämie")
- ▶ Skelettveränderungen anderer Ursache (Osteoporose, Osteomalazie, Plasmozytom, Metastasen)

Therapie

Explorative operative Entfernung eines oder mehrerer Nebenschilddrüsenadenome bei Spezialist anstreben

Abwartendes Vorgehen mit regelmäßiger Kontrolle des Serumkalziumspiegels bei asymptomatischen Verlaufsformen zu vertreten, wenn:
- ▶ Kalzium i.S. < 2,85 mmol/l
- ▶ Kalziumausscheidung i.U. < 400 mg/Tag
- ▶ Kreatinin-Clearence > 30 %
- ▶ Knochendichte: T-Score über –2,5
- ▶ nach dem 50. Lebensjahr

Bei Hyperplasie der Nebenschilddrüsen subtotale oder totale Parathyreoidektomie mit Autotransplantation von NSD-Gewebe in die Unterarmmuskulatur

Vor Rezidiveingriffen bei persistierendem primären HPT sowie bei minimal-invasiven Eingriffen bildgebende Lokalisationsdiagnostik anstreben.

Bei FHH keine NSD-Operation durchführen

Hyperparathyreoidismus (HPT)

Sekundärer Hyperparathyreoidismus

Kompensatorische Hyperplasie der Nebenschilddrüsen bei chronischen hypokalzämischen Zuständen sowie Vitamin D-Mangel

Renale Form: bei Niereninsuffizienz: renale Osteopathie (s. dort)

Intestinale Form: bei Kalziummalabsorption

Symptome

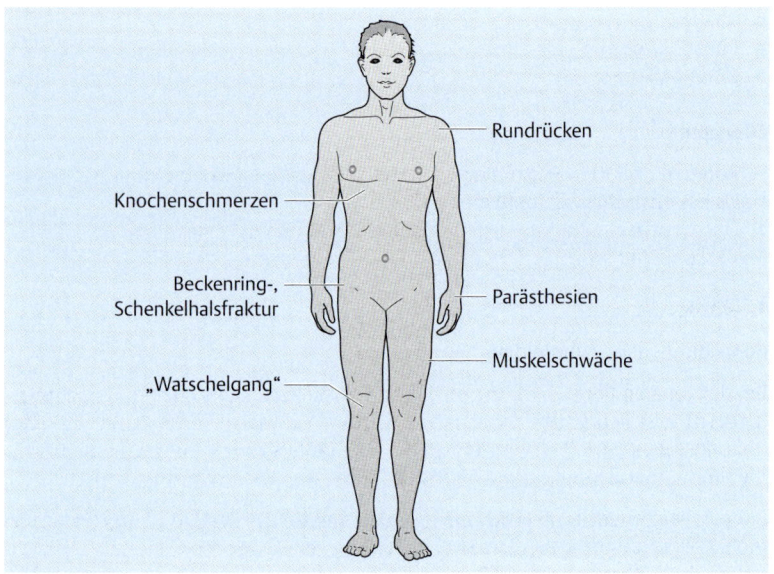

Diagnostik

Anamnese

- Rückenschmerzen, besonders unter Belastung
- Frakturen (Wirbelkörper, Schenkelhals, Becken)
- Muskelschwäche, Sturzneigung, Gangstörungen
- Bekannte Niereninsuffizienz (z.B. Dialysepatienten)
- Bekannte Leber- oder Gallenwegserkrankungen, vorangegangene Magenoperation, Pankreasinsuffizienz, Zöliakie, M. Crohn
- Kalziummangelernährung
- Geringe Sonnenexposition

Hyperparathyreoidismus (HPT)

Labor

- Parathormon ↑

Renale Form:
- Kalzium normal oder ↓
- Phosphat ↑
- alkalische Phosphatase ↑ (bzw. ↓ bei adynamer Knochenerkrankung)
- 1,25-Vitamin D ↓
- Kreatinin ↑: Niereninsuffizienz

Intestinale Form:
- Kalzium ↓
- Phosphat normal oder ↓
- 25-OH-Vitamin D ↓

Bildgebung

- Röntgen Skelett: wie bei primärem HPT, zusätzlich Osteomalazie
- Osteodensitometrie: Osteopenie/Osteoporose
- Oberbauchsonographie: Nieren-, Leber-, Pankreaserkrankungen
- Beckenkammbiopsie: Fibroosteoklasie, Osteoidose

Therapie

Behandlung des Grundleidens

Bei der renalen Form Senkung des Phosphatspiegels (Diät, Gabe von Phosphatbindern) und Reduktion der Parathormonkonzentration mittels Calcitriol oder Alfacalcidol und 1000 IE Vitamin D sowie bei Dialysepatienten mit dem Kalzimimetikum Cinacalcet

Bei persistierender Hyperkalzämie, therapieresistenter stark erhöhter Parathormonkonzentration sowie klinischen Symptomen (Knochenschmerzen, Weichteil- und Gefäßverkalkungen, Pruritus) totale Parathyreoidektomie mit oder ohne Autotransplantation von NSD-Gewebe in die Unterarmmuskulatur erforderlich (postoperativ mögliche Hungry-Bone-Krankheit beachten; s. „Renale Osteopathie")

Bei der intestinalen Form Kalziumzufuhr mit der Nahrung und medikamentös (1000–1500 mg/Tag) sowie bei Vitamin D-Mangel mit initial 3000–10000 IE Vitamin D, als Dauertherapie 800–1200 IE/Tag.

Bei schwerem, durch Malabsorption hervorgerufenen Vitamin D-Mangel mit Osteomalazie initial 10000 IE Vitamin D/Tag per os oder 50000 bis 100000 IE Vitamin D/Woche i.m. zusätzlich zur Kalziumgabe.

Hyperparathyreoidismus (HPT)

Tertiärer Hyperparathyreoidismus

Entwicklung einer Nebenschilddrüsenautonomie bei zunächst sekundärem Hyperparathyreoidismus bei chronischer Niereninsuffizienz mit persistierender Hyperkalzämie und therapieresistenter, ausgeprägter Erhöhung des Parathormonspiegels

Symptome

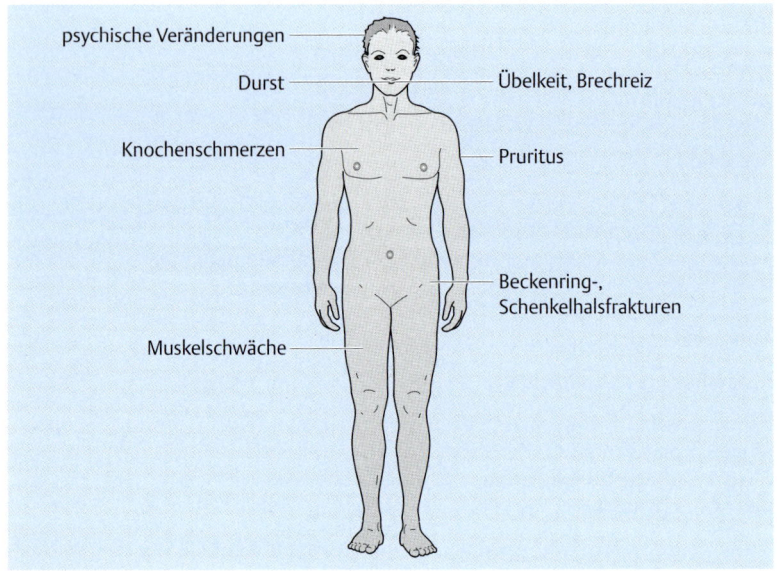

Diagnostik

Anamnese

Bekannter sekundärer HPT bei Niereninsuffizienz bzw. Hämodialyse

Labor

- ▶ Parathormon ↑ ↑
- ▶ Kalzium ↑
- ▶ Phosphat ↑

Hyperparathyreoidismus (HPT)

Therapie

Totale Entfernung der Nebenschilddrüsen

Siehe auch „Renale Osteopathie"

Hyperprolaktinämiesyndrom

Durch gesteigerte Prolaktinausschüttung aus dem Hypophysenvorderlappen hervorgerufenes Krankheitsbild

Symptome (Prolaktinom)

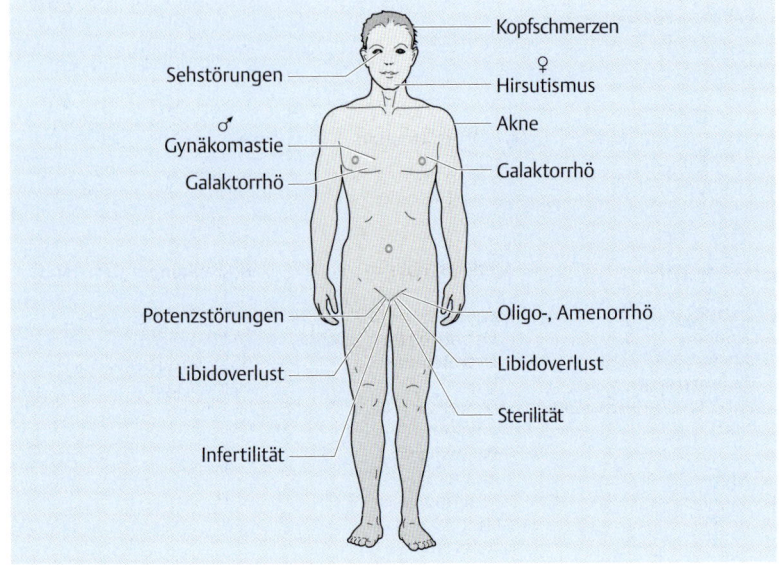

> **Prolaktinome** (Makro-, Mikroprolaktinome) sind die häufigsten Hypophysentumoren.
> **Funktionelle Hyperprolaktinämie:** Erhöhung des Serumprolaktinspiegels, die nicht durch Prolaktinome oder supraselläre Tumoren hervorgerufen wird

Hyperprolaktinämiesyndrom

Ursachen

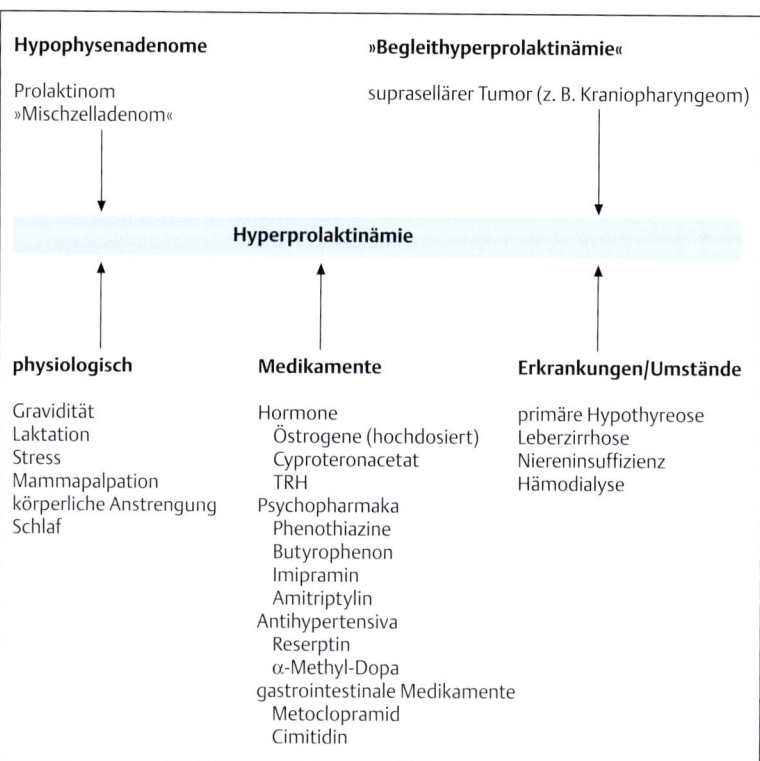

Hypophysenadenome

Prolaktinom
»Mischzelladenom«

»Begleithyperprolaktinämie«

suprasellärer Tumor (z. B. Kraniopharyngeom)

Hyperprolaktinämie

physiologisch

Gravidität
Laktation
Stress
Mammapalpation
körperliche Anstrengung
Schlaf

Medikamente

Hormone
  Östrogene (hochdosiert)
  Cyproteronacetat
  TRH
Psychopharmaka
  Phenothiazine
  Butyrophenon
  Imipramin
  Amitriptylin
Antihypertensiva
  Reserptin
  α-Methyl-Dopa
gastrointestinale Medikamente
  Metoclopramid
  Cimitidin

Erkrankungen/Umstände

primäre Hypothyreose
Leberzirrhose
Niereninsuffizienz
Hämodialyse

Diagnostik

Anamnese

Frauen:
- Zyklusstörungen, Amenorrhö
- Libidoverlust, unerfüllter Kinderwunsch
- Galaktorrhö (häufig erst nach Kompression)

Männer:
- Potenzstörungen
- Libidoverlust

Hyperprolaktinämiesyndrom

Kinder:
- Ausbleiben der Pubertät (z.B. Menarcheverzögerung bei Mädchen)
- Medikamentenanamnese
- Kopfschmerzen, Sehstörungen (bei Hypophysentumor)

Labor

- Prolaktin ↑:
  - < 2000 mE/l: meist funktionelle Hyperprolaktinämie, seltener Mikroprolaktinom
  - 2000–4000 mE/l: meist Mikroprolaktinom, seltener funktionelle Hyperprolaktinämie
  - > 4000 mE/l: meist Makroprolaktinom (meist positive Korrelation zwischen Serumspiegel und Prolaktinomgröße)
- STH ↑: Mischzelladenom
- fT_3 ↓, fT_4 ↓, TSH ↓, TRH-Test negativ ⎫
- LH ↓, FSH ↓, LH-RH-Test negativ ⎬ hypophysäre Ausfälle
- Kortisol ↓, ACTH ↓ ⎪
- Insulin-Hypoglykämie-Test negativ ⎭
- Andere Ursachen:
  - fT_4 ↓, fT_3 ↓, TSH ↑: primäre Hypothyreose
  - Kreatinin ↑: Niereninsuffizienz
  - "Leberstatus": Leberzirrhose

Bildgebung

Schädelmagnetresonanztomographie: Prolaktinom

Ophthalmologische Untersuchung

Gesichtsfeldeinschränkungen, Visusminderung: Makroprolaktinom

Hyperprolaktinämiesyndrom

Therapie

Die Therapie der Wahl besteht bei der funktionellen Hyperprolaktinämie neben der Behandlung bzw. Beseitigung der auslösenden Ursache ebenso wie beim Prolaktinom in der medikamentösen Behandlung mit Dopaminagonisten (Cabergolin, Quinagolide, Bromocriptin).

Zeichen erfolgreicher Therapie sind:
- Senkung des Prolaktinspiegels
- bei Frauen Eintritt der Regelblutung oder einer Schwangerschaft
- bei Männern Potenz- und Libidonormalisierung

Bei Nichtansprechen oder Unverträglichkeit der medikamentösen Behandlung sollte die neurochirurgische Entfernung diskutiert werden.

Bei hypophysären Ausfällen ist eine hormonelle Substitution erforderlich.

Hyperthyreose

Durch die Wirkung überschüssig vorhandener Schilddrüsenhormone hervorgerufenes Krankheitsbild

Symptome (Immunhyperthyreose)

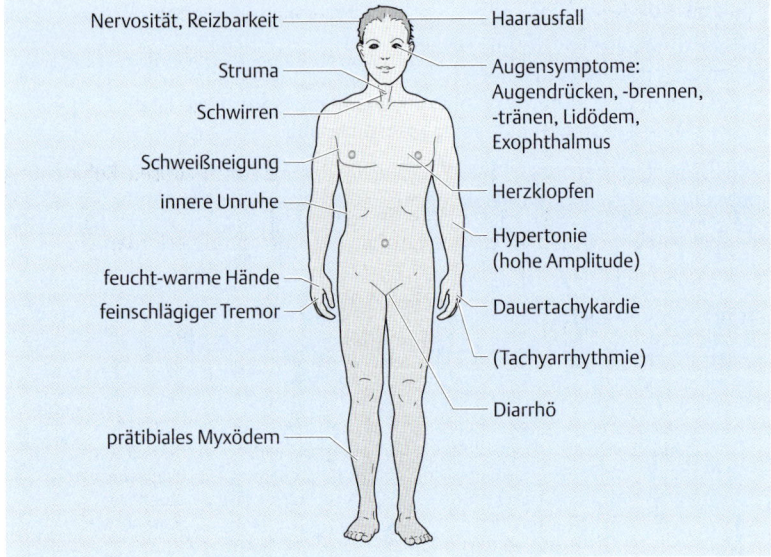

Altershyperthyreosen (meist Autonomien)

Häufig oligo- oder monosymptomatisch:
- Antriebsarmut
- Schwäche
- allgemeine Hinfälligkeit
- Gewichtsverlust
- Inappetenz
- Apathie
- depressive Syndrome
- Tachyarrhythmie
- Herzinsuffizienz

Prätibiales Myxödem

- Seltene endokrine Dermatopathie
- Überwiegend beidseitige, symmetrische, rot-bräunliche Hautverdickung im Bereich der Unterschenkel und Vorfüße bei Immunhyperthyreose
- Akropachie: analoge Verdickung der Finger und Zehen

Hyperthyreose

Ursachen

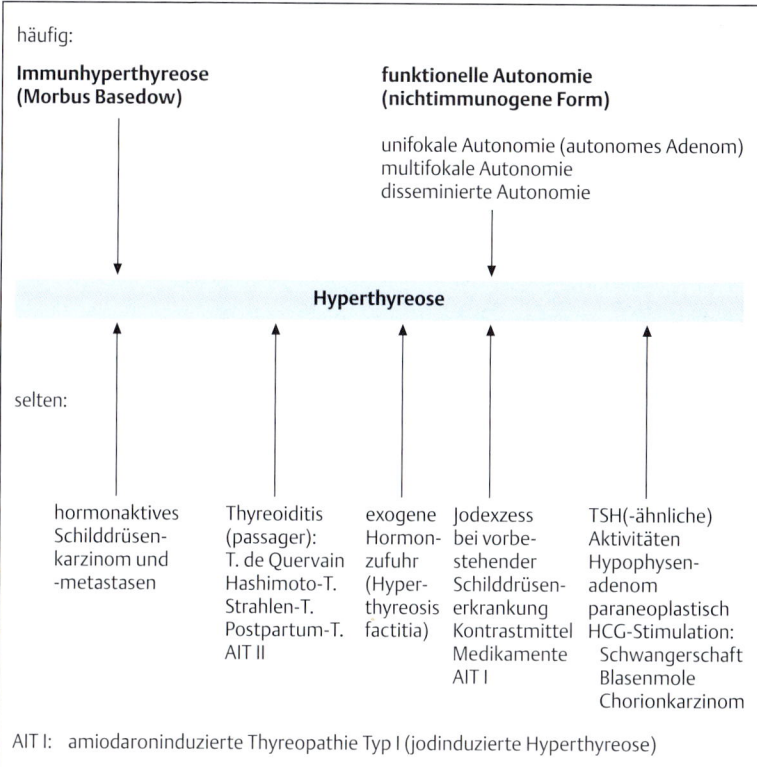

Diagnostik

Anamnese

- Gewichtsabnahme (trotz normaler bzw. erhöhter Nahrungszufuhr und gutem Appetit)
- Innere und motorische Unruhe, Tremor
- Nervosität, schnelle Erregbarkeit, Unstetigkeit, Konzentrationsschwäche, Schlafstörungen, Ängstlichkeit
- Allgemeine Schweißneigung, Wärmeintoleranz (Patient liebt Kühle)
- Leistungsknick (Patient schnell erschöpft), Muskelschwäche

Hyperthyreose

- Häufiger Stuhlgang (breiig)
- ♀: Zyklusstörungen
- ♂: erektile Dysfunktion
- Augenbeschwerden (Oberlidretraktion, Tränen, Fremdkörpergefühl, Lidschwellung, Lichtscheu, Doppelbilder, Exophthalmus): Morbus Basedow
- Veränderungen im Halsbereich
- Jodkontamination (Kontrastmittel; Medikamente wie Augentropfen, Amiodaron, Povidon-Jod-Desinfizienzien, Geriatrika)
- Medikamenteneinnahme (Schilddrüsenhormone, Thyreostatika, Ovulationshemmer)

Tabelle 5 Differenzierung amiodaroninduzierter Hyperthyreosen

Kriterien	Typ 1	Typ 2
Pathogenese	▶ Folge des Jodexzesses ▶ Gesteigerte Bildung und Freisetzung von Schilddrüsenhormon, besonders bei präexistenter funktioneller Autonomie und Jodmangel	▶ Destruktive zytotoxische Thyreoiditis ▶ Gesteigerte Freisetzung von Schilddrüsenhormon ▶ Keine vermehrte Bildung
Sonographie	Meist verminderte Echogenität, fokale Veränderungen	Inhomogen, echonormal bis echoarm
Farbdopplersonographie	Hypervaskularisierung	Verminderte Durchblutung
Technetium-Uptake	Normal bis erhöht	Erniedrigt bis fehlend

Unter einer Amiodarontherapie ist auch das Auftreten jodexzessinduzierter Hypothyreosen mit Substitutionsbedarf möglich.

> Differenzierung immunogene/nichtimmunogene Hyperthyreose:
> - Immunhyperthyreose: meist rasche Manifestation, überwiegend jüngere Patienten betroffen, meist diffuse und sonographisch echoarme Struma, oft Schwirren, gegebenenfalls begleitende endokrine Orbitopathie (damit nahezu bewiesen), diffuse szintigraphische Mehranreicherung
> - Funktionelle Autonomien (nichtimmunogen): häufigste Form in Jodmangelgebieten, Zunahme mit Patientenalter, besonders bei länger bestehenden und oft knotig veränderten Strumen mit sonographisch fokal abgrenzbaren Arealen und szintigraphisch uni- oder multifokaler oder auch diffuser Mehranreicherung (disseminierte Autonomie bei diffus verteilten mikronodulären Herden); oft typischer zeitlicher Verlauf mit fließendem Übergang:
>   - euthyreote, klinisch noch nicht relevante Autonomie
>   - subklinische Hyperthyreose
>   - manifeste Hyperthyreose
> Jodexzess bei vorbestehender Schilddrüsenerkrankung häufig Manifestationsfaktor der Hyperthyreose (Kontrastmittel, Medikamente), teils akute Manifestation

Hyperthyreose

Labor

Der Aufwand richtet sich nach der Fragestellung:
- Ausschluss Hyperthyreose: TSH normal
- Nachweis Hyperthyreose:
  - TSH ↓, fT$_4$ normal, fT$_3$ normal: subklinische (latente) Hyperthyreose
  - TSH ↓, fT$_4$ ↑, fT$_3$ ↑: manifeste Hyperthyreose
  - TSH-Rezeptor- und TPO-Antikörper positiv bei Morbus Basedow, negativ bei Autonomie

> Selten isolierte T$_3$-Hyperthyreose (TSH ↓, fT$_3$ ↑, fT$_4$ normal) oder T$_4$-Hyperthyreose (TSH ↓, fT$_4$ ↑, fT$_3$ normal)
> Niedrig-normale fT$_3$-Werte trotz Hyperthyreose beim „Low-T$_3$-Syndrom" (NTI-Patienten mit schweren chronischen, konsumierenden Erkrankungen, meist intensivmedizinisch Betreute)
> Niedriges TSH teils auch aus anderen Ursachen (s. „Schilddrüsendiagnostik")
> Unter Amiodarontherapie (Hemmung der Konversion von T$_4$ zu T$_3$) auch bei Euthyreose auffällige Konstellation (TSH normal oder ↓, fT$_4$ ↑, fT$_3$ ↓); klinische Bewertung, bei Hyperthyreose TSH-Suppression und sprunghafter fT$_3$-Anstieg

Bildgebung

- Schilddrüsensonographie:
  - Morbus Basedow: diffuse Echoarmut
  - Autonomie: eines oder mehrere abgrenzbare, meist echodifferente Areale, zum Teil scharf begrenzt mit echoarmem Randsaum; nicht bei disseminierter Form

> Sonographisch nur Verdachtsdiagnose möglich

- Schilddrüsenszintigraphie (quantitativ, gegebenenfalls exogene Suppression):
  - diffuse Mehranreicherung: Morbus Basedow, disseminierte Autonomie
  - fokale Mehranreicherung: uni- oder multifokale Autonomie
  - fokale oder paranoduläre, allgemeine Minderspeicherung: „kalter" Bezirk, supprimiertes oder fehlendes Schilddrüsengewebe

Hyperthyreose

- Messung des globalen Technetium-Uptakes unter Suppression: bei TSH < 0,01 mU/l bereits endogen Suppression erreicht, bei normalem TSH Wiederholung unter exogener Suppression mit L-Thyroxin (verschiedene Schemata; s. „Schilddrüsendiagnostik"), supprimierter Technetium-Uptake > 2% spricht für klinisch relevante Autonomie

Korrelation szintigraphischer und sonographischer Befunde zur Therapieentscheidung

Ophthalmologische Untersuchung

Endokrine Orbitopathie (s. dort) bei Morbus Basedow

Differenzialdiagnostik

▶ Häufig gegenüber psychosomatischen Beschwerden abzugrenzen
▶ Gegen Hyperthyreose sprechen:
  - feuchtkalte Hände, Wärmetoleranz, Neigung zum Frieren
  - normaler Blutdruck und Puls, Orthostaseneigung
  - „Platzangst", psychogener Globus, multiple Beschwerden,

Patienten mit Morbus Basedow neigen eher zur Dissimulation

Therapie

Vor Therapiebeginn Differenzierung immunogen/funktionell autonom und Ausschluss von Hyperthyreoseformen, die häufig keiner schilddrüsenspezifischen (insbesondere keiner thyreostatischen) Behandlung bedürfen:

▶ Hyperthyreosis factitia: Absetzen der Schilddrüsenhormone (Plasmahalbwertszeit von L-Thyroxin: 7 Tage)
▶ Hyperthyreose bei Thyreoiditis: s. dort
▶ amiodaroninduzierte Hyperthyreose:
Typ II („Leck"- Hyperthyreose bei Thyreoiditis) Glukokortikoide (etwa 1 mg Prednisolon/kg KG/Tag) und gegebenenfalls β-Rezeptoren-Blocker
Typ I (jodinduzierte Hyperthyreose) hochdosierte Thyreostase mit Thiamazol/ Perchlorat sowie gegebenenfalls Lithium;
wenn verzichtbar Amiodarontherapiepause; bei fehlendem Ansprechen Operation, soweit kardial vertretbar, ggf. Umstellung auf Dronedaron
▶ Schwangerschaftshyperthyreose:
  - bei 10–20% der Schwangeren im 1. Trimenon TSH-Suppression (agonistische Wirkung von HCG am TSH- Rezeptor), meist ohne manifeste Hyperthyreose
  - meist spontane Rückbildung mit Abfall des HCG
  - Therapie nur selten kurzfristig notwendig: niedrig dosiert Thyreostatika oder β-Rezeptoren-Blocker
  - abzugrenzen von Hyperthyreose in der Schwangerschaft (meist Morbus Basedow)

Hyperthyreose

Medikamentöse Therapie

- Symptomatischer Einsatz von β-Rezeptoren-Blockern (Propranolol: 2- bis 3-mal etwa 10–50 mg/Tag) und gegebenenfalls Sedativa
- Nikotinabstinenz
- Thyreostatika zum Erreichen einer Euthyreose bis zur Spontanremission des Morbus Basedow bzw. bis zur definitiven ablativen Therapie (Operation, Radiojodtherapie) bei Morbus Basedow oder Autonomien und bis zum Wirkungseintritt einer Radiojodtherapie

Mittel der Wahl

- Thiamazol:
    - initial 10 mg (leichte Formen, Jodmangelgebiet) bis 30–40 mg/Tag (schwere Formen, höhere Jodversorgung, Jodkontamination); Einmalgabe möglich
    - innerhalb von 4–8 Wochen Reduktion auf Erhaltungsdosis: 2,5–10 mg/Tag bei fast ausnahmslos durchgeführter Monotherapie, 5–20 mg/Tag bei Kombination mit 50–100 µg L-Thyroxin/Tag ab der 4.–8. Woche, wenn engmaschige Patientenkontrollen nicht möglich sind (zur Vermeidung hypothyreoter Phasen und eines Strumawachstums)
- Carbimazol:
    - kein prinzipieller Vorteil gegenüber Thiamazol
    - Carbimazol wird in Thiamazol umgewandelt.
    - 10 mg Carbimazol entsprechen etwa 7 mg Thiamazol (Äquipotenz).
    - initial 15–60 mg/Tag
    - Erhaltungsdosis: 5–15 mg/Tag bei Monotherapie, 10–30 mg bei Kombination mit L-Thyroxin

Alternativpräparate (besonders bei Nebenwirkungen der Thionamide)

- Propylthiouracil:
    - initial 150–300 mg/Tag in 2–3 Einzeldosen
    - Erhaltungsdosis: 50–150 mg/Tag
    - bevorzugte Anwendung in der Gravidität
- Natriumperchlorat:
    - initial 1200–2000 mg/Tag
    - Erhaltungsdosis: 100–400 mg/Tag (1 Tropfen enthält 20 mg)
    - überwiegend nur kurzfristig bei unverzichtbarer Jodbelastung (Kontrastmittel) von Patienten mit subklinischer Hyperthyreose zur Prophylaxe einer jodinduzierten Hyperthyreose
    - Perchlorat blockiert die Radiojodtherapie.

Hyperthyreose

Kontrollen

- Kontrollparameter:
  - klinisches Befinden
  - Blutdruck, Puls
  - Körpergewicht, Halsumfang
  - fT_3, fT_4, TSH; Ziel: Euthyreose
- Zunächst kurzfristige Kontrollen, nach peripherer Euthyreose alle 4–12 Wochen, Sonographiekontrolle etwa alle 3 Monate
- Blutbild: vor Therapiebeginn und wiederholt (teilweise dosisabhängige, hämatotoxische Nebenwirkungen möglich)
- Erfassung weiterer seltener Nebenwirkungen, unter anderem:
  - allergische Hautreaktionen
  - Erhöhung der Leberenzyme
  - Arthralgien

Behandlungsdauer

Morbus Basedow:
- 12(-18) Monate, danach Auslassversuch, nach etwa 4 Wochen Kontrolle von fT_3, fT_4, TSH und TSH-Rezeptor-Antikörpern sowie Sonographie
- bei Persistenz oder Rezidiv der Hyperthyreose gegebenenfalls erneute thyreostatische Therapie für 6–12 Monate; besser: Einleiten einer ablativen Therapie (Operation, Radiojodtherapie)

Autonomien:
- bis zum Erreichen einer mehrmonatigen subklinischen Hyperthyreose/Euthyreose, anschließend definitive Therapie (Radiojodtherapie, Operation); Radiojodtherapie gegebenenfalls auch kurzfristig möglich
- bei sehr alten, inoperablen, die definitive Therapie ablehnenden Patienten auch mehrjährige Thyreostatikatherapie in möglichst niedriger Dosis (Thiamazol: 2,5 mg jeden 2. Tag bis 5 mg täglich)

Belehrung des Patienten über mögliche hämatologische Nebenwirkungen (sofortige Vorstellung bei Halsschmerzen, Fieber) und allergische Reaktionen
Bei Frauen für die Zeit der Hyperthyreose/Thyreostatikatherapie Hinweise zur Schwangerschaftsverhütung
Allgemein hohe Rezidivrate bei Immunhyperthyreose, besonders wenn nach Absetzen der thyreostatischen Therapie weiterhin TSH supprimiert und hoher TSH-Rezeptor-Antikörper-Titer

Hyperthyreose

Besonderheiten in der Gravidität

- Bei milden Verlaufsformen abwartende Haltung möglich
- Niedrigdosierte thyreostatische Monotherapie:
  - bevorzugt Propylthiouracil (wegen vereinzelt nachgewiesener teratogener Nebenwirkungen der Thionamide): initial 100–150 mg/Tag, maximal 200 mg/Tag in 3 Einzeldosen; Erhaltungsdosis: so niedrig als möglich
  - bei Thiamazolgabe: initial 10–15 mg/Tag, Erhaltungsdosis von 2,5–10 mg/Tag; engmaschige Kontrollen, striktes Vermeiden hypothyreoter Phasen (niedriges/supprimiertes TSH, fT_3 und fT_4 im obersten Referenzbereich)
- Bei großen Strumen, Nichtansprechen oder Unverträglichkeit der thyreostatischen Therapie Strumateilresektion im 2. Trimenon möglich
- Jodidprophylaxe (für den Fötus): etwa 100 µg/Tag

Bei hohem TSH-Rezeptor-Antikörper-Titer Stimulation der fötalen Schilddrüse, für etwa 3 Monate postpartal persistierend; Folge: Neugeborenenhyperthyreose

Besonderheiten im hohen Alter

Häufiger jodinduzierte Hyperthyreose (verminderte und verzögerte Thyreostatikawirkung), häufiger Knotenstrumen (mit Autonomie), deshalb bereits vor Manifestation definitive Therapie anstreben (Radiojodtherapie oder Operation)

Vorgehen bei subklinischer Hyperthyreose

- Ohne klinische Symptomatik abwartende Haltung möglich, Vermeiden von Jod (nicht mehr als 100–200 µg/Tag), jedoch potenzielle Gefahr der Manifestation und von extrathyreoidalen Erkrankungen (Vorhofflimmern)
- Bei eindeutiger Autonomie möglichst frühzeitig definitive Therapie vor Manifestation bzw. vor absehbarer notwendiger diagnostischer oder therapeutischer Jodapplikation
- Bei klinischer Symptomatik (Herzrhythmusstörungen, Nervosität, Schlafstörungen, Depression) Therapieversuch mit Thyreostatika in niedriger Dosierung (5–10 mg Thiamazol/Tag, initial engmaschige Kontrolle) und Einleiten der definitiven Therapie
- **Prävention einer jodinduzierten Hyperthyreose** bei unumgänglicher Anwendung jodhaltiger Kontrastmittel und funktioneller Autonomie:
  - Natriumperchlorat: 500 mg (25 Tropfen) per os 2–4 Stunden vor und nach der Kontrastmittelgabe, an den folgenden 7–14 Tagen 3-mal 300 mg (15 Tropfen)/Tag
  - eventuell zusätzlich Thiamazol vor und nach Kontrastmittelgabe (10–20 mg/Tag)

Hyperthyreose

Radiojodtherapie

Indikationen

Funktionell relevante Autonomien (disseminiert, uni-, multifokal): funktionslimitiertes Konzept:
- Mittel der Wahl bei kleinen und mittelgroßen Strumen (Volumen: < 50–60 ml) ohne szintigraphisch „kalte" Areale oder mechanische Beeinträchtigung
- Operationskontraindikation oder -ablehnung
- Restautonomie nach definitiver Therapie
- Autonomien in Rezidivstrumen

Immunhyperthyreose: ablatives Konzept:
- Thyreostatikanebenwirkungen (falls keine Operation)
- Persistenz oder Rezidiv nach thyreostatischer Therapie

Kontraindikationen

- Gravidität, Laktationsperiode, baldiger Kinderwunsch (innerhalb der folgenden 6 Monate)
- Sehr große Strumen, Zweifel an der Dignität
- Hyperthyreose ohne thyreostatische Vorbehandlung

> Durchführung möglichst im Stadium der spontanen oder durch Thyreostatika erreichten subklinischen Hyperthyreose (supprimiertes TSH, fT_3 und fT_4 weitgehend normal)
> Keine vorherige Therapie mit Perchlorat (blockiert Radiojodtherapie)
> Bis zum Einsetzen der Wirkung (3–6 Monate) weiter engmaschig kontrollierte Gabe von Thyreostatika
> Nachkontrolle zum Erfassen einer persistierenden Hyperthyreose (erneute Radiojodtherapie nach 6–12 Monaten) oder einer Hypothyreose (Substitution mit L-Thyroxin)
> Langjährig regelmäßige Kontrollen
> Vor Radiojodtherapie Ermittlung der individuell notwendigen Radionukliddosis

Operative Therapie

Indikationen:
- Autonomien (disseminiert, uni-, multifokal)
- Vordergründig große, besonders nodöse Strumen mit mechanischen Komplikationen
- Jodinduzierte, für Thyreostase problematische Hyperthyreose
- Persistenz oder Rezidiv einer Immunhyperthyreose
- Thyreostatikanebenwirkungen

Hyperthyreose

- Ablehnung oder Kontraindikation einer Radiojodtherapie
- Unsicherheit bei der Dignität der Struma
- Sehr selten Gravidität (Thyreostatikanebenwirkungen, hoher Dosisbedarf)
- Bei thyreotoxischer Krise als Notfalltherapie

Operation in euthyreoter Stoffwechsellage nach oder während thyreostatischer Therapie; Ausnahme: thyreotoxische Krise
Operationsziel:
- Immunhyperthyreose: definitive Beseitigung und Vermeidung einer erneuten Hyperthyreose (nahezu totale Resektion)
- Autonomie: vollständige Entfernung des gesamten erkrankten, morphologisch veränderten Gewebes bei Erhaltung der gesunden Anteile (funktionelle Strumachirurgie, Knotenexstirpation bis nahezu total)

Postoperative Nachkontrolle (Euthyreose, Normokalzämie, Rekurrensfunktion, sonographische Volumetrie nach 3–6 Monaten)
Einleitung einer kontrollierten Rezidivprophylaxe bzw. Substitution nach Vorliegen der endgültigen Histologie (L-Thyroxin, Jodid oder Kombination; TSH-Zielwert: 0,3–1,2 mU/l)

Hypertonie, endokrin bedingt

Ursachen

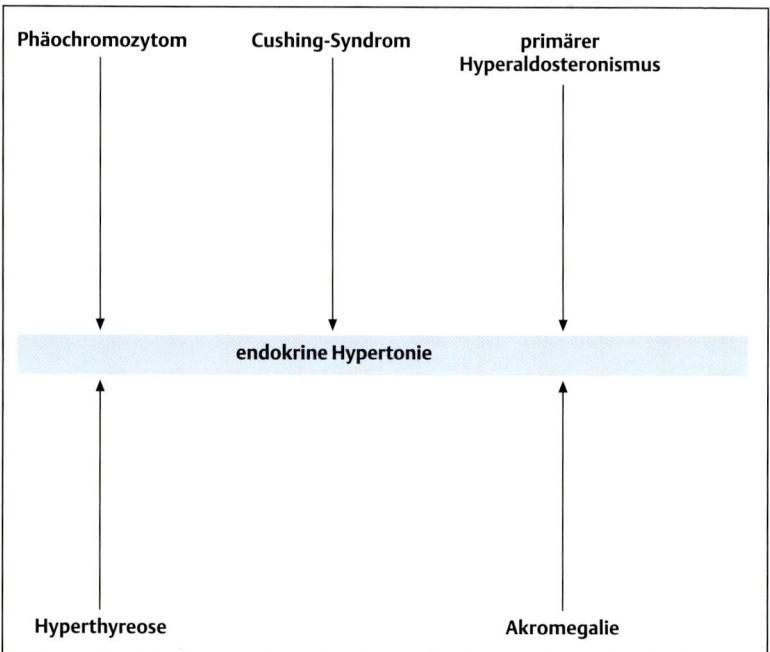

Hypertonie, endokrin bedingt

Tabelle 6 Differenzierungskriterien der endokrin bedingten Hypertonie (Auswahl)

Kriterien	Cushing-Syndrom	Hyperthyreose	Phäochromozytom (Anfall)	Conn-Syndrom	Akromegalie
Äußere Merkmale	Stammfettsucht, Vollmondgesicht, rote Striae	Unruhe, Struma	Gesichtsblässe, Unruhe, Tremor	–	Akromegale Veränderungen
Hypertonie	Mäßig bis ausgeprägt	Mäßig bis ausgeprägt	Ausgeprägt	Mäßig bis ausgeprägt	Mäßig
Tachykardie	–	Ausgeprägt	Ausgeprägt	–	–
Gewicht	Erhöht	Vermindert	Unverändert	Unverändert	Unverändert
Schwitzen	–	Ausgeprägt	Ausgeprägt	–	Verstärkt
Leistungsknick	Ausgeprägt	Ausgeprägt	–	Ausgeprägt	Vorhanden
Muskelschwäche	Ausgeprägt	Vorhanden	Vorhanden	Ausgeprägt	Vorhanden
Hormone im Serum	▲ Kortisol ↑	▲ fT$_3$ ↑ ▲ fT$_4$ ↑ ▲ TSH ↓	▲ Katecholamine ↑ ▲ Metanephrine ↑	▲ Aldosteron ↑ ▲ Renin ↓ ▲ Aldosteron-Renin-Quotient ↑	▲ STH ↑ ▲ IGF-I ↑
Hormone im Urin	▲ Kortisol ↑	–	▲ Katecholamine ↑ ▲ Metanephrine ↑	▲ Aldosteron ↑	–
Tests	Dexamethason, CRH	–	Clonidin	Kochsalz, Fludrokortison, Orthostase	–
Elektrolytveränderungen	▲ Kalium ↓ oder normal	–	–	▲ Kalium ↓ oder normal ▲ Natrium normal oder ↑	Hyperglykämie

Hypoglykämie — Notfall

Infolge zu geringer Versorgung des Organismus mit Glukose hervorgerufenes Krankheitsbild

Symptome

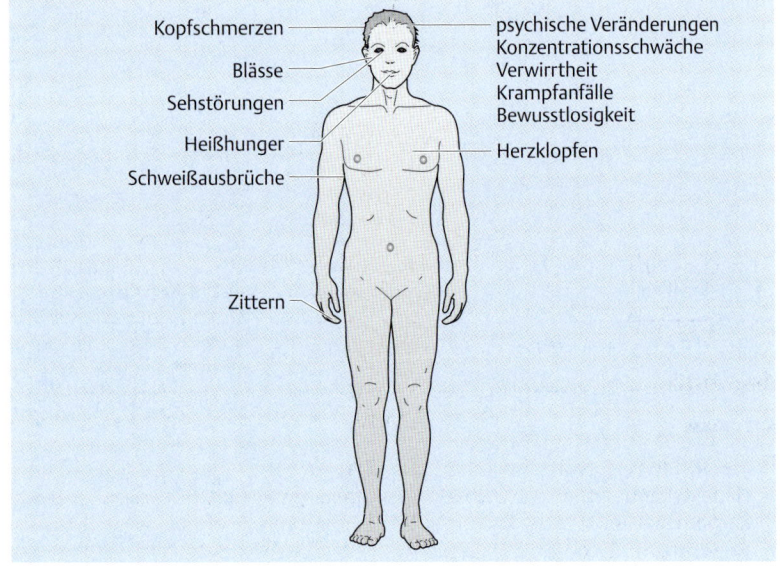

- Am häufigsten medikamentös bedingt bei Diabetes mellitus (Insulin, orale Antidiabetika)

Notfall — Hypoglykämie

Ursachen

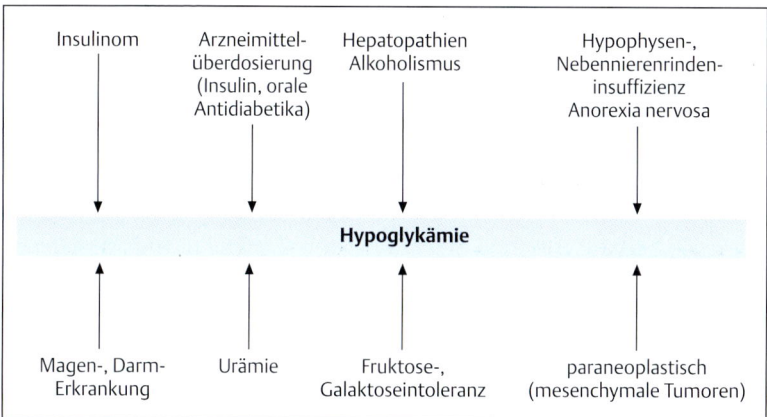

Diagnostik

Anamnese

- Medikamente (Insulin, orale Antidiabetika)
- Hypoglykämiesymptome bei Nahrungskarenz (morgens nüchtern) oder nach körperlicher Anstrengung
- Besserung nach Nahrungszufuhr
- Bekannte Leber-, Nieren- oder endokrine Erkrankungen (Diabetes mellitus)

Labor

- Blutzucker ↓ ↓
- Insulin ↑, Proinsulin ↑ ⎫
- C-Peptid ↑   ⎬ Insulinom
- Fastentest: Insulin ↑, C-Peptid ↑, Blutzucker ↓ ↓ ⎭
- Kreatinin ↑ : Niereninsuffizienz
- „Leberstatus": Hepatopathie

Hypoglykämie — Notfall

Differenzialdiagnostik der spontanen Hypoglykämie

Selbstzufuhr von Insulin oder oralen Antidiabetika

Therapie

Bei mangelhafter Nahrungsaufnahme nach Insulingabe bzw. Einnahme von Sulfonylharnstoffpräparaten Glukosezufuhr

Bei **Notfall** (hypoglykämischer Schock): etwa 50 ml 40%ige Glukose i.v. oder 1 mg Glukagon i.m., i.v. oder s.c.

Bei Insulinom nach erfolgter laborchemischer und Lokalisationsdiagnostik chirurgische Entfernung

Hypogonadismus, männlicher (Hodeninsuffizienz)

Beeinträchtigung der Hoden mit Störung der Testosteron- und /oder Spermatozoenproduktion (meist Unterfunktion)

Symptome (Eunuchoidismus bei Androgenmangelsyndrom)

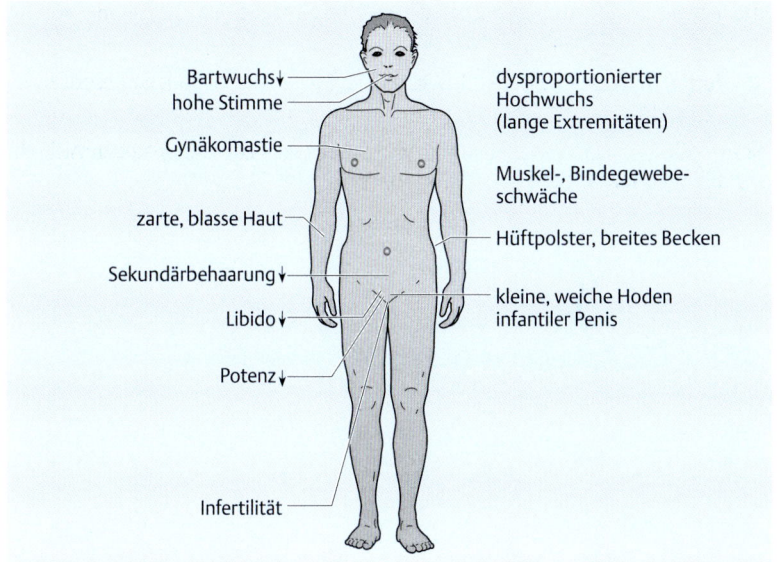

Androgenmangelsyndrom:
- ▶ präpuberales Auftreten: Eunuchoidismus, verspäteter Epiphysenschluss, verlängerte Wachstumsphase ohne Entwicklung typischer männlicher Körperformen und sekundärer Geschlechtsmerkmale, Muskel- und Bindegewebeschwäche
- ▶ postpuberales Auftreten: Erhalt der männlichen Körperform, aber Bartwuchs ↓ (Rasierfrequenz), Achsel- und Schambehaarung ↓, Hodengröße und -konsistenz ↓, erektile Dysfunktion, Libidoverlust, Infertilität, Osteoporosesymptome

Isoliert gestörte Spermatogenese (ohne Androgenmangel):
normaler männlicher Habitus
keine erektile Dysfunktion, aber Infertilität (s. dort)

Häufig auch (noch) eugonadotrope Varianten mit Androgenmangel und Oligospermie (Altershypogonadismus und andere).

Hypogonadismus, männlicher (Hodeninsuffizienz)

Ursachen

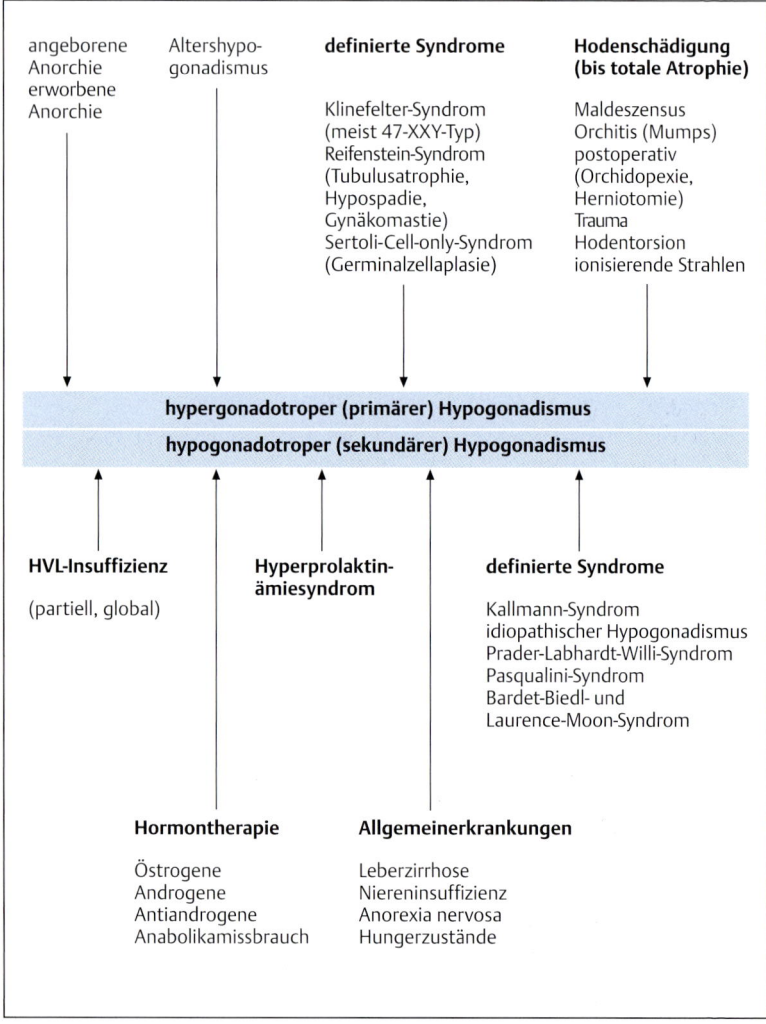

Hypogonadismus, männlicher (Hodeninsuffizienz)

- Idiopathischer Hypogonadismus ohne oder mit Anosmie (Kallmann-Syndrom)
- Prader-Labhardt-Willi-Syndrom (Minderwuchs, faziale Dysmorphie, Adipositas, Oligophrenie)
- Pasqualini-Syndrom (isolierte Sekretionshemmung von LH, unzureichende Virilisierung bei normal großen Hoden, „fertile Eunuchen")
- Bardet-Biedl- und Laurence-Moon-Syndrom (Adipositas, mentale Retardierung, Retinopathie)
- Altershypogonadismus (partielles Androgendefizienzsyndrom des alterndes Mannes, PADAM): erniedrigte Testosteronwerte, entsprechende Symptome

Diagnostik (Androgenmangelsyndrom)

Anamnese

- Schwangerschafts- und Geburtsverlauf
- Kindliche und frühkindliche Entwicklung, Wachstumsverlauf
- Behandlung eines Maldescensus testis, Pubertätsbeginn und -verlauf
- Frühere Erkrankungen (Orchitis bei Mumps, Tuberkulose, Lues)
- Urologische Erkrankungen oder Operationen (Orchidopexie, Herniotomie, Hydrozele, Hodentrauma, Strahlenexposition)
- Chronische Allgemeinerkrankungen (Diabetes mellitus, Leberzirrhose, Niereninsuffizienz, Alkoholismus, Nikotinabusus)
- Medikamentenanamnese
- Allgemeinsymptome (Leistungs-, Konzentrationsschwäche, Antriebsarmut, Stimmungslabilität)
- Sexualanamnese (Libido-, Potenzstörungen)
- Unerfüllter Kinderwunsch
- Rücken-, Knochenschmerzen (Osteoporose)

Klinische Untersuchung

- Beurteilung der Körperproportion: bei Eunuchoidismus Spannweite > Körperlänge und Unterlänge (Symphyse bis Ferse) > Oberlänge (Symphyse bis Scheitel)
- Beurteilung der Hoden:
  - Größe (Orchiometrie, Sonographie)
  - Konsistenz
  - Atrophie
  - Dystopie
  - Anorchie

Hypogonadismus, männlicher (Hodeninsuffizienz)

Labor

Entsprechend klinischem Verdacht:

Tabelle 7

Parameter	Primäre Form	Sekundäre Form
Testosteron	↓	↓
LH	↑	↓
FSH	↑	↓
HCG-Test	Kein/geringer Anstieg	Deutlicher Anstieg
LH-RH-Test	Übermäßiger Anstieg	Kein Anstieg

- ▶ Prolaktin ↑ : Hyperprolaktinämiesyndrom ⎫
- ▶ fT_3 ↓, fT_4 ↓, TSH ↓   ⎬ hypophysäre Ausfälle
- ▶ ACTH ↓, Kortisol ↓   ⎭
- ▶ Nüchternblutzucker ↑ : Diabetes mellitus
- ▶ „Leberstatus": Leberzirrhose
- ▶ Kreatinin ↑ : Niereninsuffizienz
- ▶ Chromosomenanalyse: Klinefelter-Syndrom
- ▶ Spermiogramm: s. Sexualhormondiagnostik
- ▶ Hodenbiopsie: Sertoli-Cell-only-Syndrom, Hodentumor

Bildgebung

- ▶ Röntgen linke Hand: Knochenalter
- ▶ Röntgen Skelett: Osteoporose, Fisch-, Keilwirbel
- ▶ Osteodensitometrie: Osteoporose
- ▶ Schädelmagnetresonanztomographie: Hypophysentumor

Ophthalmologische Untersuchung

Gesichtsfeldeinschränkung, Visusminderung: Hypophysentumor

Urologische Untersuchung

- ▶ Hodenbeurteilung: Dystopie, Größe, Konsistenz
- ▶ Prostatakontrolle
- ▶ Varikozele, Hydrozele

Hypogonadismus, männlicher (Hodeninsuffizienz)

Differenzialdiagnostik

Östrogenbildende Tumoren:
- LH ↓
- FSH ↓
- Testosteron ↓
- Östrogene ↑

Therapie

Bei Androgenmangel lebenslange Substitutionsbehandlung mit Testosteron im Rahmen einer endokrinologischen oder andrologischen Sprechstunde:
- 250 mg eines Depotpräparats alle 2–4 Wochen oder 1000 mg alle 10–14 Wochen i.m.
- Testosterongel: täglich (25–)50 mg transdermal
- Buccaltablette: 2-mal 30 mg/Tag, gegebenenfalls 1- bis 3-mal 40 mg/Tag per os

Bei sekundärem Hypogonadismus mit Kinderwunsch mit dem Ziel passagerer Fertilität:
- HCG/FSH-Präparate (2- bis 3-mal wöchentlich 1500–3500 IE HCG) über 2–3 Monate
- anschließend zusätzlich über mindestens 3 Monate hochgereinigte HMG-Präparationen (2- bis 3-mal wöchentlich 1500 IE) und rekombinante FSH-Präparationen (3-mal wöchentlich 75–150 IE)
- danach eventuell über weitere 6 Monate kombiniert fortsetzen oder nach 3–6 Monaten wiederholen bzw. nasale (3-mal täglich 1 Sprühstoß über 3 Monate) oder pulsatile GnRH-Therapie (Infusionspumpe, alle 120 Minuten 5–20 µg/Puls s.c.) einleiten

Zum Zeitpunkt der normalen Pubertät (14./15. Lebensjahr) bzw. bei ausreichender Körpergröße Therapiebeginn bei präpuberalen Formen des Hypogonadismus

Kausale Therapie chronischer Erkrankungen

Substitution bei Mangel anderer Hormone

Prolaktinome werden medikamentös behandelt (Dopaminagonisten Bromocriptin, Cabergolin und andere).

Operation anderer Hypophysentumoren bzw. Strahlentherapie (aus endokrinologischer oder ophthalmologischer Indikation), gegebenenfalls mit anschließender Substitution

Operationsindikation bei urologischen Krankheitsbildern (Variko-, Hydrozele)

Bei Altershypogonadismus sollte bei einem Gesamttestosteron von < 8 mmol/l (freies Testosteron: < 180 pmol/l) und Symptomen (unter Beachtung der Kontraindikationen, beachte Prostatakarzinom) substituiert werden. Bei Werten des Gesamttestosterons von 8–12 mmol/l muss der Nutzen individuell sorgfältig geprüft werden.

Hypokalzämie

Krankheitsbild, das durch einen erniedrigten Serumkalziumspiegel (< 2,20 mmol/l) hervorgerufen wird

Symptome

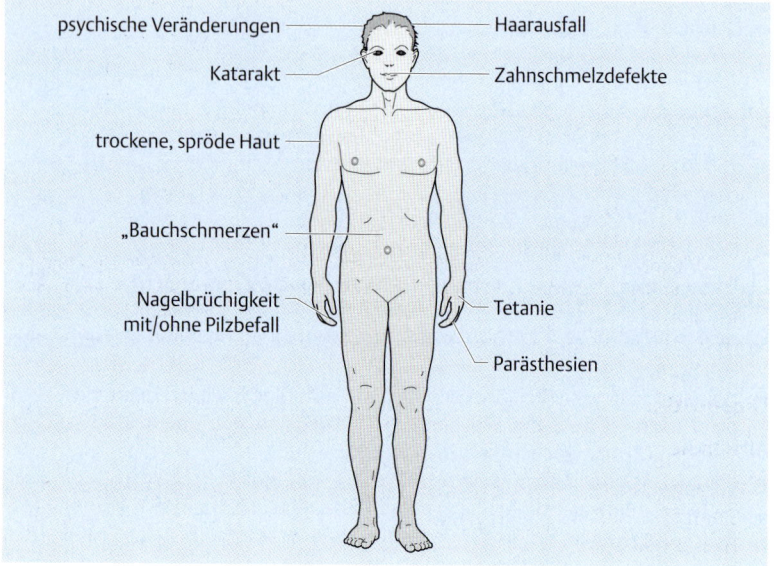

Hypokalzämie

Ursachen

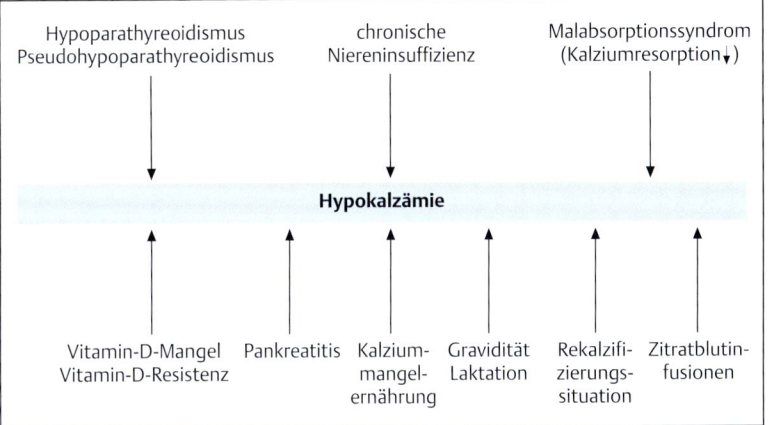

Diagnostik

Anamnese

- Vorangegangene Operation der Schilddrüse oder der Nebenschilddrüsen
- Tetanische Anfälle, Parästhesien
- Haarausfall, Nagelbrüchigkeit
- Stimmungslabilität, Kopfschmerzen
- Leistungsabfall, Müdigkeit, Muskelschwäche
- Diffuse Bauchbeschwerden (Schmerz, Durchfall, Obstipation)
- Bekannte Nierenfunktionsstörung
- Bekannte Erkrankungen des Magen-Darm-Trakts
- Häufige Bluttransfusionen

Klinische Untersuchung

Chvostek-, Lust- und Trousseau-Zeichen: positiv bei latenter Tetanie (s. „Tetanischer Anfall")

Hypokalzämie

Labor

- Kalzium ↓
- Parathormon ↓, Phosphat ↑, Kalzium i.U. ↑: bei Hypoparathyreoidismus
- Parathormon ↑, Phosphat ↑, Kreatinin ↑: sekundärer renaler HPT bei Niereninsuffizienz
- Parathormon ↑, Phosphat ↓: bei sekundärem intestinalen HPT
- Parathormon ↑, Phosphat ↑: bei Pseudohypoparathyreoidismus

> Abfall des Gesamtkalziumspiegels bei Hypoproteinämie (z. B. Albuminmangel bei Niereninsuffizienz), wobei die Konzentration des ionisierten Kalziums normal bleibt

Ophthalmologische Untersuchung

Katarakt

Elektrokardiographie

QT-Zeit-Verlängerung

Therapie

- Behandlung des Grundleidens
- Behandlung des Hypoparathyreoidismus (s. dort)
- Behandlung des sekundären HPT (s. „Hyperparathyreoidismus")
- Behandlung eines tetanischen Anfalls (s. dort)

Hypoparathyreoidismus

Krankheitsbild, das infolge unzureichender Ausschüttung von Parathormon aus den Nebenschilddrüsen durch eine Hypokalzämie und deren Folgeerscheinungen charakterisiert ist

Symptome

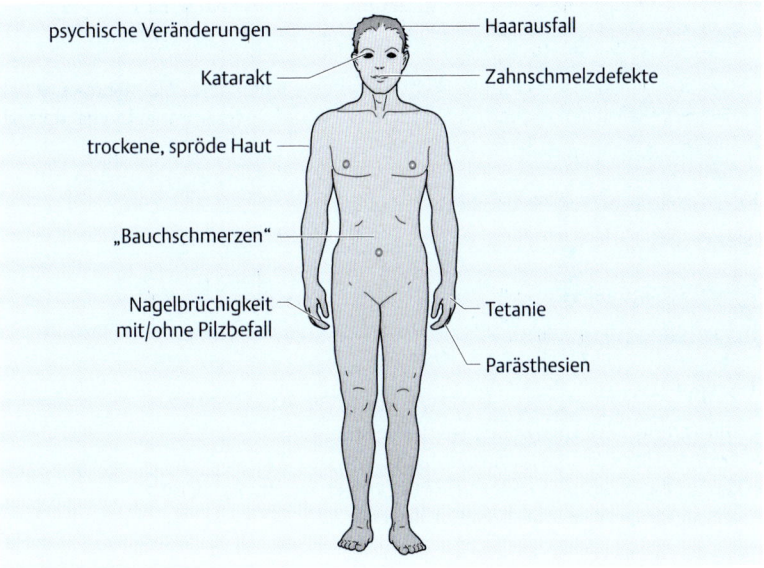

- Bei Auftreten im Kindesalter Wachstumsstörungen sowie Zahn- und Skelettanomalien

Hypoparathyreoidismus

Ursachen

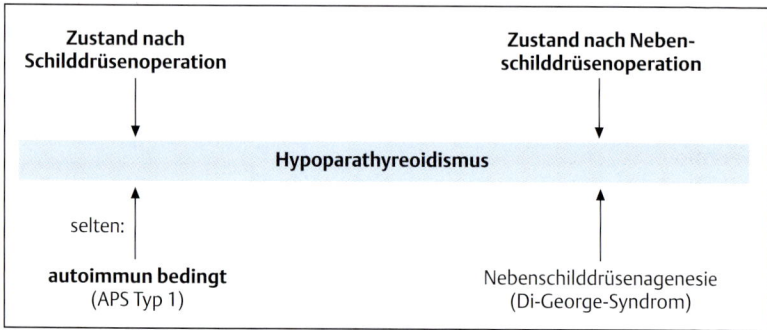

Diagnostik

Anamnese

- Vorangegangene Operation der Schilddrüse oder der Nebenschilddrüsen
- Tetanische Anfälle, Parästhesien
- Haarausfall, Nagelbrüchigkeit
- Stimmungslabilität, Depressionen, Psychosen, Angst
- Diffuse Bauchbeschwerden (Schmerz, Durchfall, Obstipation)

Klinische Untersuchung

Chvostek-, Lust- und Trousseau-Zeichen: positiv bei latenter Tetanie (s. „Tetanischer Anfall")

Labor

- Parathormon ↓
- Kalzium ↓
- Phosphat ↑
- Kalzium i.U. ↑

Bildgebung

- Röntgen Schädel, Wirbelsäule und ggf. weitere Skeletteile: Basalganglienverkalkung, Hyperostosen, Osteosklerose
- Nierensonographie: Nephrokalzinose

Elektrokardiographie

QT-Zeit-Verlängerung

Ophthalmologische Untersuchung

Katarakt

Differenzialdiagnostik

Hypokalzämien anderer Ursache (s. „Hypokalzämie")

Therapie

Lebenslange Substitutionsbehandlung mit 1500–2000 mg Kalzium/Tag unter Zugabe von 1,25-Vitamin D (0,25–2,0 µg Calcitriol/Tag) oder Vitamin D-Analoga (0,50–2,0 µg Alfacalcidol/Tag) oder Vitamin D-Metaboliten (0,25–1,5 mg Dihydrotachysterol/Tag)

Regelmäßige, in der Einstellungsphase engmaschige Kontrolle des Serumkalziumspiegels zur Einstellung im unteren Normbereich und zur Verhinderung einer Überdosierung (Hyperkalzämiesyndrom; Vorsicht bei digitalisierten Patienten, Notfallausweis mit Warnung vor Hyperkalzämie)

Behandlung eines tetanischen Anfalls (s. dort)

Pseudohypoparathyreoidismus

Krankheitsbild, das durch eine periphere Resistenz gegenüber normal gebildetem Parathormon hervorgerufen wird

Symptome

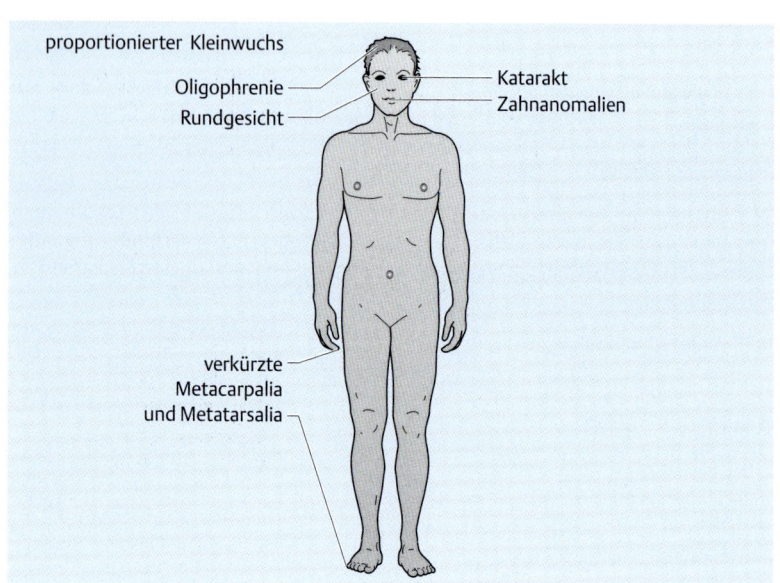

Differenzialdiagnostik

Tabelle **8**

Parameter	Hypoparathyreoidismus	Pseudohypoparathyreoidismus
Kalzium	↓	↓
Phosphat	↑	↑
Parathormon	↓	↑

Therapie

Wie beim Hypoparathyreoidismus, am besten mit Calcitriol

Einstellung des Serumkalziumspiegels im mittleren Normbereich

Auslassversuch nach Erreichen normaler Kalziumspiegel

Notfall — Hypophysäres Koma

Lebensbedrohliches Krankheitsbild aufgrund einer Hypophysenvorderlappeninsuffizienz (bisher unbekannt oder unzureichend substituiert)

Exazerbation häufig bei Mehrbelastung wie Stress, Operation, Infektion, Trauma und anderem

Symptome

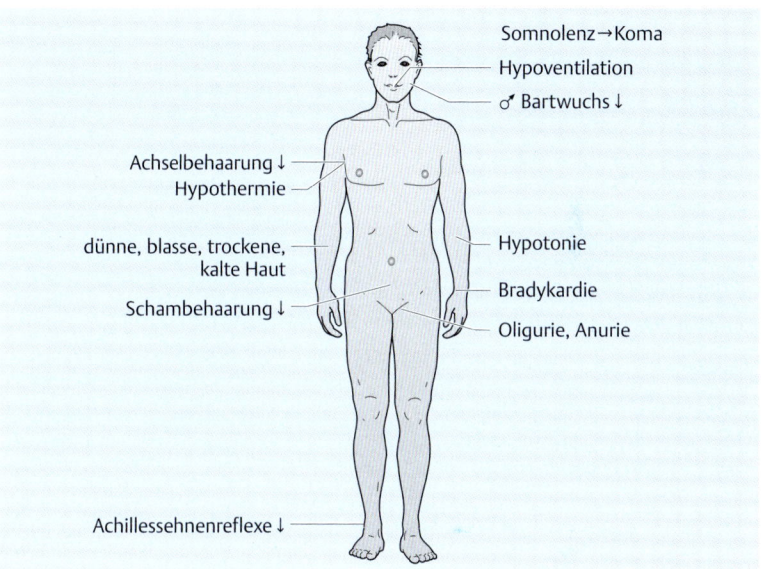

Prodromi:
- zunehmende Müdigkeit, Teilnahmslosigkeit, Leistungsminderung, Apathie, Schläfrigkeit, Antriebsminderung
- Kälteintoleranz
- Übelkeit, Brechreiz
- Krämpfe

Diagnostik

Labor

- Blutzucker ↓
- Natrium ↓
- Säure-Basen-Status: respiratorische Azidose

Hypophysäres Koma — Notfall

- Kortisol ↓, ACTH ↓
- fT$_4$ ↓, fT$_3$ ↓, TSH ↓
- LH ↓, FSH ↓

Ergebnisse können für Therapieentscheidungen nicht abgewartet werden

Bildgebung

Schädelmagnetresonanztomographie: Hypophysentumor

Ophthalmologische Untersuchung

Augenhintergrund (Optikusatrophie)

Differenzialdiagnostik

- Andere Komaursachen:
  - diabetisches, urämisches, hepatisches, hypothyreotes Koma
  - Addison-Krise
  - hyperkalzämische, thyreotoxische Krise
  - hypoglykämischer Schock
- Zerebrale Störungen (Apoplexie, Tumor, Entzündung)
- Intoxikationen (Medikamente, Alkohol, Drogen, Kohlenmonoxid)

Therapie

Sofort Gabe von 100 mg Prednisolon i.v., danach 10 mg Hydrocortison/Stunde als Infusion in physiologischer NaCl-Lösung (bis 3 Liter in den ersten 4 Stunden, danach 2–4 Liter/24 Stunden, dabei Hyperhydration vermeiden) mit Zugabe von 50 ml 50%iger Glukose pro 1 Liter der NaCl-Lösung

Nach Einleitung der Kortikoid- und Schocktherapie Gabe von Trijodthyronin (10–20 µg/Tag über Magensonde) oder 300 µg L-Thyroxin/Tag i.v.

Bei Ausfall des Hypophysenhinterlappens zusätzlich Gabe von 0,004 mg Desmopressin i.v. oder als Nasenspray bei ausreichender Flüssigkeitszufuhr

Bei entsprechender Notwendigkeit Beatmung, gezielte Elektrolytsubstitution sowie langsame Erwärmung bei Hypothermie

Hypophysentumoren

Symptome

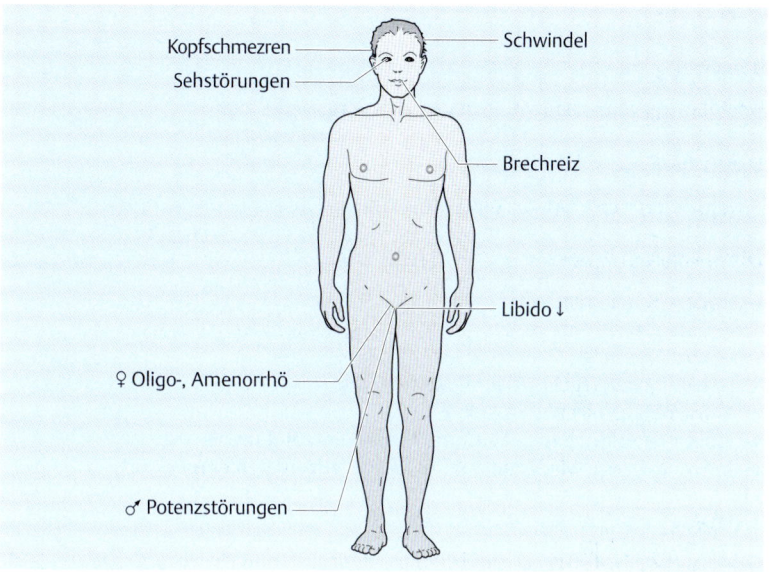

- Kopfschmerzen
- Schwindel
- Sehstörungen
- Brechreiz
- Libido ↓
- ♀ Oligo-, Amenorrhö
- ♂ Potenzstörungen

Hormonaktive Tumoren: Symptome des jeweiligen Hormonüberschusses (Tab. 9)

Hormonelle Ausfälle durch Tumorkompression (Tab. 10):

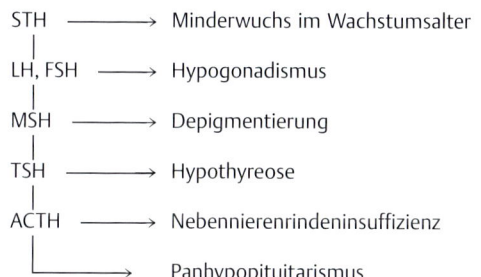

STH ⟶ Minderwuchs im Wachstumsalter
LH, FSH ⟶ Hypogonadismus
MSH ⟶ Depigmentierung
TSH ⟶ Hypothyreose
ACTH ⟶ Nebennierenrindeninsuffizienz
⟶ Panhypopituitarismus

Hypophysentumoren

Ursachen

Tabelle 9 Klassifikation nach hormoneller Leistung

Endokrin inaktive Tumoren	Endokrin aktive Tumoren (sezernierte Hormone)
▶ Kraniopharyngeom ▶ Adenom ▶ Metastasen (Bronchial-, Mamma-, Magenkarzinom) ▶ Zysten ▶ Gliom ▶ Meningeom ▶ Chondrom ▶ Germinom	Häufig: ▶ Prolaktinom (PRL) → Hyperprolaktinämiesyndrom Selten: ▶ somatotropes Adenom (STH) → Akromegalie, Hochwuchs ▶ Mischtumor (PRL, STH) → Hyperprolaktinämiesyndrom, Akromegalie ▶ kortikotropes Adenom (ACTH) → Cushing-Syndrom, Nelson-Syndrom Sehr selten: ▶ thyreotropes Adenom (TSH) → Hyperthyreose ▶ gonadotropes Adenom (LH, FSH) → Pubertas praecox

Mikroadenome: Durchmesser von < 1 cm, kein extraselläres Wachstum, keine endokrinen Ausfälle
Makroadenome: Durchmesser von > 1 cm, oft invasives oder suprasell äres Wachstum, oft (Pan-)Hypopituitarismus

Diagnostik

Anamnese

▶ Kopfschmerzen, Schwindelerscheinungen, Brechreiz
▶ Sehschärfeverlust, Gesichtsfeldeinschränkungen
▶ Sexualanamnese:
  – Libido ↓
  – ♀ Regeltempostörungen, Amenorrhö
  – ♂ Potenzstörungen)
▶ Psychische Veränderungen (Antrieb ↓, Stimmungsschwankungen)
▶ Leistungsknick, Müdigkeit, Schwäche
▶ Kinder: Wachstumsstörungen

Labor

▶ Hypophysenhormone: Prolaktin, STH, TSH, ACTH, LH, FSH
▶ Periphere Hormone: Kortisol, Testosteron, fT_3, fT_4, Östradiol, IGF-I
▶ Urinuntersuchung: Kortisol

Stimulationstests:
- Insulin-Hypoglykämie-Test: STH, ACTH, Kortisol
- TRH-Test: TSH, Prolaktin
- LH-RH-Test: LH, FSH
- CRH-Test: ACTH
- GH-RH-Test: STH

Kombinationstests:
- Insulin-TRH-LHRH-Test
- GHRH-LHRH-TRH-CRH-Test

Suppressionstests:
- Hyperglykämietest: STH
- Dexamethasontest: Kortisol, ACTH

Bildgebung

Schädelmagnetresonanztomographie: Tumornachweis

Ophthalmologische Untersuchung

Gesichtsfeldeinschränkung, Visusminderung: Chiasmasyndrom

Therapie

Neurochirurgische Entfernung des Tumors (transsphenoidale selektive, ggf. auch explorative Adenomektomie bei Mikroadenomen, ggf. Kraniotomie bei Makroadenomen)

Bei Inoperabilität, Ablehnung einer Operation oder Rezidiven strahlentherapeutische Maßnahmen

Beim Prolaktinom primär sowie beim inoperablen somatotropen Adenom medikamentöse Behandlung mit Dopaminagonisten bzw. Somatostatinanaloga

Die Substitutionstherapie hormoneller Ausfälle sowie die Behandlung möglicher Rezidive nach Operation oder Radiatio erfordern die konsequente Nachbetreuung durch den Endokrinologen in Zusammenarbeit mit Radiologen, Neurochirurgen und Ophthalmologen.

Hypophysenvorderlappeninsuffizienz (Hypopituitarismus)

Durch Ausfall von Hypophysenvorderlappenhormonen hervorgerufenes Krankheitsbild
- **Panhypopituitarismus:** Ausfall aller HVL-Hormone
- **Selektiver Hypopituitarismus:** Ausfall einzelner HVL-Hormone

Symptome

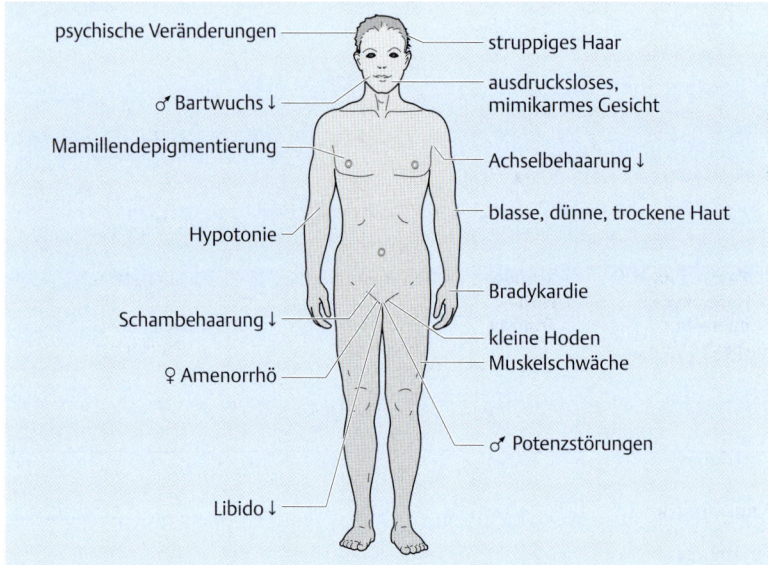

Zuerst Ausfall von STH (Wachstumsstörungen im Kindesalter) und der Gonadotropine (Hypogonadismus), später Ausfall von TSH (Hypothyreose), MSH (Depigmentierung) und ACTH (NNR-Insuffizienz); meist langsamer und schleichender Verlauf
Bei Hypophysentumoren Kopfschmerzen, Sehstörungen und Gesichtsfeldausfälle
Ein normaler Menstruationszyklus bei der Frau sowie erhaltene Libido und Potenz beim Mann schließen eine HVL-Insuffizienz weitestgehend aus.

Hypophysenvorderlappeninsuffizienz (Hypopituitarismus)

Ursachen

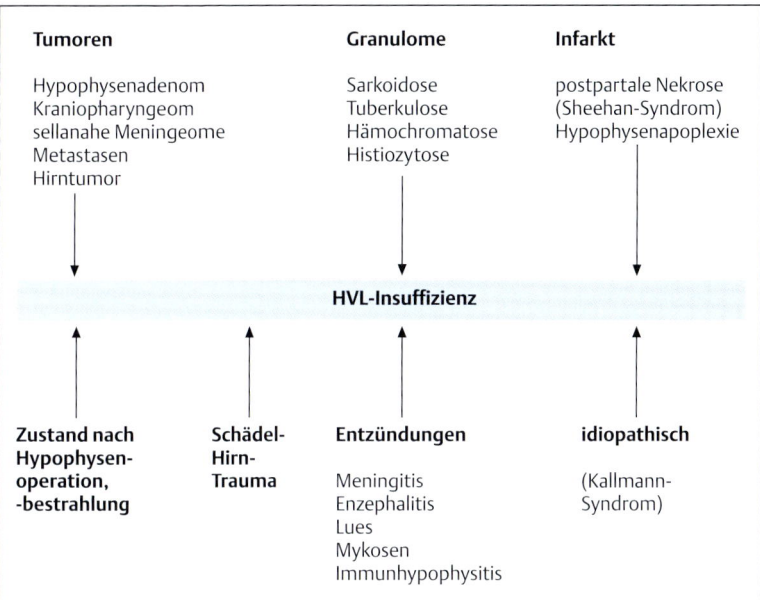

Tumoren	Granulome	Infarkt
Hypophysenadenom Kraniopharyngeom sellanahe Meningeome Metastasen Hirntumor	Sarkoidose Tuberkulose Hämochromatose Histiozytose	postpartale Nekrose (Sheehan-Syndrom) Hypophysenapoplexie

HVL-Insuffizienz

Zustand nach Hypophysen-operation, -bestrahlung	Schädel-Hirn-Trauma	Entzündungen	idiopathisch
		Meningitis Enzephalitis Lues Mykosen Immunhypophysitis	(Kallmann-Syndrom)

Diagnostik

Anamnese

- Leistungsknick, Müdigkeit, Mattigkeit, Schwäche, Inappetenz
- Antriebsstörung, Interessen-, Lust- und Teilnahmslosigkeit, Konzentrationsschwäche, Depression
- Kälteintoleranz, Orthostaseneigung, Obstipation
- Hypoglykämieneigung (Zittern, kalter Schweiß, Blässe, Schwäche)
- Verlust der Sekundärbehaarung
- Libidoverlust, ♀ Zyklusstörungen, ♂ Potenzstörungen
- Sehstörungen, Kopfschmerzen (bei Hirntumor)
- Vorangegangene Hypophysenoperation, -bestrahlung, Entbindungen
- Kinder: zusätzlich Wachstumsstörungen, kein Pubertätseintritt

Labor:

Hypophysenvorderlappeninsuffizienz (Hypopituitarismus)

Tabelle 10 Diagnostik endokriner Ausfälle

Ausfall	Klinische Folgen	Hormonnachweis	Stimulationstest
STH	Minderwuchs (Kinder)	STH ↓, IGF-I ↓	Insulin-Hypoglykämie-Test negativ GHRH-Test negativ LH-RH-Test negativ
LH, FSH	Hypogonadismus ♂ Potenz ↓, Bartwuchs ↓, Infertilität ♀ Amenorrhö, Sterilität ♂, ♀ Sekundärbehaarung ↓, Libido ↓	LH ↓ FSH ↓ Testosteron ↓ Östradiol ↓	
Prolaktin		Prolaktin ↓	
TSH	Hypothyreose: ▲ psychische Veränderungen ▲ Gewichtszunahme ▲ Kälteintoleranz ▲ Hypotonie ▲ Bradykardie ▲ Obstipation	TSH ↓, fT₄ ↓	TRH-Test negativ
MSH	Depigmentierung		
ACTH	NNR-Insuffizienz: ▲ Adynamie ▲ Leistungsknick ▲ Müdigkeit ▲ psychische Veränderungen	ACTH ↓ Kortisol ↓ Kortisol i.U. ↓	CRH-Test negativ Insulin-Hypoglykämie-Test negativ Metyrapontest negativ

▲ Kombinationstest
- Insulin-LH-RH-TRH-Test
- GH-RH-LH-RH-CRH-Test

☞ Beachte
◆ Nur in endokrinologischen Zentren durchführen

Hypophysenvorderlappeninsuffizienz (Hypopituitarismus)

Bildgebung

Schädelmagnetresonanztomographie: Tumornachweis

Ophthalmologische Untersuchung

Gesichtsfeldeinschränkungen, Visusminderung: Hypophysentumor

Differenzialdiagnostik

- ▶ Anorexia nervosa (erhaltene Achsel- und Schambehaarung)
- ▶ Primäre glanduläre Unterfunktionszustände:
  - Hypogonadismus
  - Hypothyreose
  - NNR-Insuffizienz

Therapie

Lebenslange Substitutionsbehandlung mit den fehlenden Hormonen im Rahmen einer endokrinologischen Sprechstunde. Zuerst Ausgleich der NNR-Insuffizienz (Hydrocortison: 15–30 mg/Tag mit Höchstmenge morgens), danach Schilddrüsenhormongabe (100–200 µg L-Thyroxin/Tag in einschleichender Dosierung). Der Einsatz der Sexualhormone erfolgt beim Mann mittels i.m. Testosterondepot (alle 3–4 Wochen oder alle 10–14 Wochen) oder Testosterongel (bei Kinderwunsch Gonadotropine), bei der Frau mit Östrogen-/Gestagen-Präparaten. Gabe von Wachstumshormon s.c. nach IGF-I-Spiegel.

Zu beachten ist die Dosiserhöhung der Glukokortikoide bei Infektionen, Operationen und Traumen sowie unter der Geburt, außerdem die Ausstellung eines Nothilfepasses.

Hypophysentumoren werden medikamentös behandelt (Prolaktinom, gegebenenfalls somatotropes Adenom), neurochirurgisch entfernt oder selten bestrahlt.

Hypothyreose

Durch unzureichende Versorgung des Organismus mit Schilddrüsenhormonen verursachtes Krankheitsbild

Ursachen

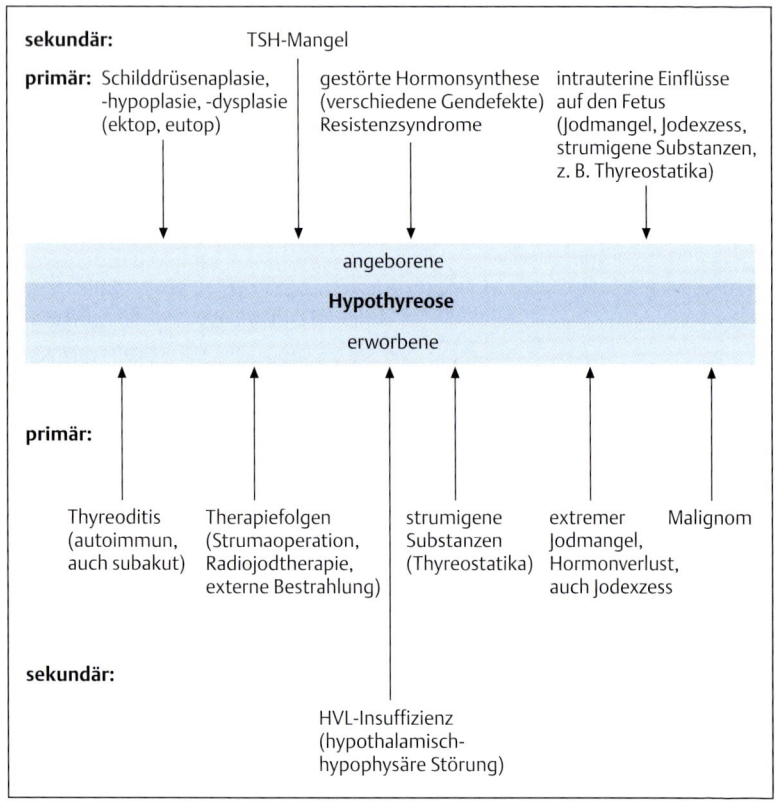

Resistenzsyndrome

Periphere oder hypophysäre Schilddrüsenhormonresistenz: seltener Gendefekt mit (kompensatorisch) erhöhten TSH- und Schilddrüsenhormonwerten

Myxödem

Synonym für das klinische Bild einer Hypothyreose mit Bezug auf die teigig-pastöse Schwellung der Haut, besonders von Gesicht und Extremitäten

Hypothyreose

Angeborene Form: Neugeborenen- und Säuglingsalter

Symptome

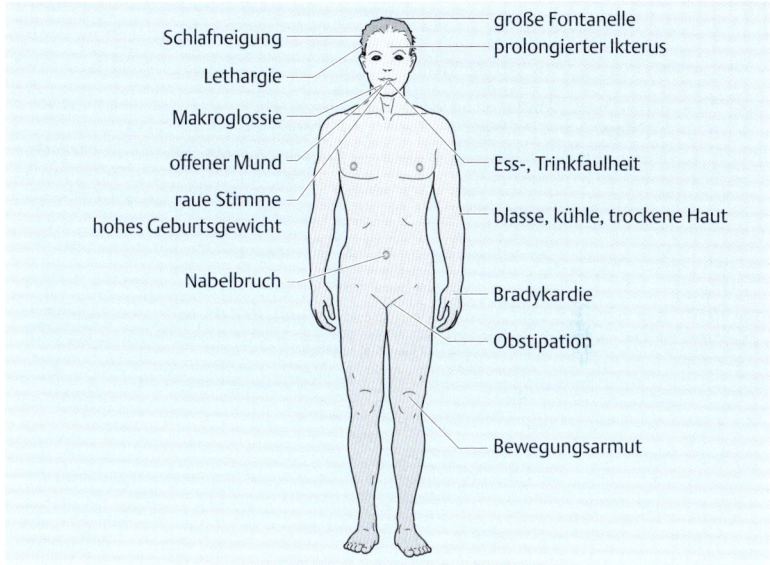

- Schlafneigung
- Lethargie
- Makroglossie
- offener Mund
- raue Stimme
- hohes Geburtsgewicht
- Nabelbruch
- große Fontanelle
- prolongierter Ikterus
- Ess-, Trinkfaulheit
- blasse, kühle, trockene Haut
- Bradykardie
- Obstipation
- Bewegungsarmut

Frühdiagnose (Neugeborenen-Screening) und sofortige Therapie zur Vermeidung irreversibler, insbesondere geistiger Schäden;
bei Sicherung der Diagnose lebenslange Substitution
- Unterschiedliche Ausprägung des klinischen Bildes (leichte Formen bis Vollbild)

Diagnostik

Labor

▶ TSH ↑ : Neugeborenen-Screening (2.–5. Lebenstag)
▶ fT_4 ↓
▶ Thyreoglobulin negativ: Schilddrüsenaplasie
▶ TPO-Antikörper: gegebenenfalls transient erhöht bei maternalem Ursprung

Bildgebung

Schilddrüsensonographie und -szintigraphie (gegebenenfalls nach dem 2. Lebensjahr): Athyreose, Dysplasie

Hypothyreose

Erworbene Form: Jugend- und Erwachsenenalter

Symptome

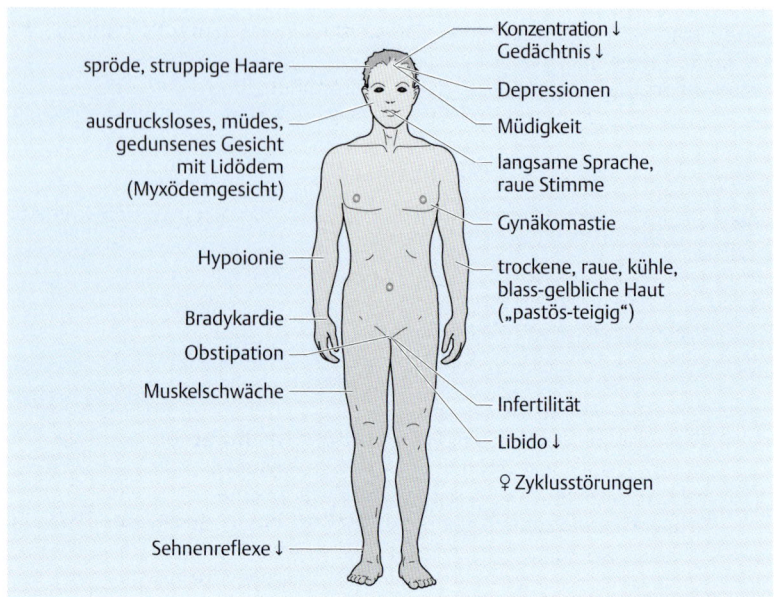

- spröde, struppige Haare
- ausdrucksloses, müdes, gedunsenes Gesicht mit Lidödem (Myxödemgesicht)
- Hypoionie
- Bradykardie
- Obstipation
- Muskelschwäche
- Sehnenreflexe ↓
- Konzentration ↓
- Gedächtnis ↓
- Depressionen
- Müdigkeit
- langsame Sprache, raue Stimme
- Gynäkomastie
- trockene, raue, kühle, blass-gelbliche Haut („pastös-teigig")
- Infertilität
- Libido ↓
- ♀ Zyklusstörungen

▪ Meist schleichender Beginn (Krankheit wird vom Patienten sehr lange toleriert), allgemeine Verlangsamung der Körperprozesse
Bei nicht frühzeitiger Behandlung im Kindes- und Adoleszentenalter mentale (Intelligenzminderung bis zu schwersten Intelligenzdefekten) und körperliche Entwicklungsstörung (dysproportionierter Minderwuchs, motorisch-neurologische
▪ Defizite) sowie Pubertätsverzögerung

Diagnostik

Anamnese

▶ Allgemeine Verlangsamung, Antriebsstörung, Interessenlosigkeit, Gedächtnis- und Konzentrationsstörungen, depressive Syndrome, Belastbarkeit ↓
▶ Träge, wenig klagsame Patienten (Gestik ↓, Mimik ↓, Motorik ↓)
▶ Langsame, verwaschene Sprache
▶ Globusgefühl, Schluck- und Atembeschwerden, Schlafapnoe
▶ Leichtes Frieren, Kälteempfindlichkeit, Luftnot
▶ Morgendliche Schwellung im Gesicht sowie an Armen und Füßen
▶ Verändertes Aussehen (Vergleich mit älteren Fotos)

Hypothyreose

- Gewichtszunahme (bei Appetitlosigkeit)
- Haarausfall, Nagelbrüchigkeit
- „Rheumatische" Beschwerden (Gelenk- und Muskelschmerzen)
- Libido ↓, ♀ Zyklusstörungen, ♂ Potenzstörungen
- Zustand nach Strumaoperation, Radiojodtherapie, externer Bestrahlung, (Immun-)Thyreoiditis
- Medikamentenanamnese (Thyreostatika, Lithium)
- Auslassen einer notwendigen Substitutionstherapie

Labor

Der Aufwand richtet sich nach der Fragestellung: Ausschluss bzw. Nachweis einer Hypothyreose
- Ausschluss Hypothyreose: TSH normal, (fT_4 normal)
- Nachweis Hypothyreose:
  - TSH ↑: primäre Hypothyreose
  - TSH ↓: sekundäre Hypothyreose
  - fT_4 ↓
  - fT_3 ↓ (bei sehr deutlicher Ausprägung)
  - TRH-Test (nur bei Verdacht auf sekundäre Hypothyreose): starker Anstieg von TSH bei primärer Hypothyreose, kein Anstieg von TSH bei sekundärer Hypothyreose
  - Schilddrüsenautoantikörper: hohe Titer bei Immunthyreoiditis (TPO-, TG- und gegebenenfalls TSH-Rezeptor-Antikörper)
  - Cholesterin, Triglyzeride, Kreatinkinase ↑: unspezifisch
  - Blutbild: Anämie
  - BSR ↑↑: bei Thyreoiditis de Quervain

Bildgebung

- Schilddrüsensonographie:
  - Größenbestimmung, fokale Veränderungen, Zustand nach Operation
  - hypertrophe Immunthyreoiditis: diffus echoarm, Volumen ↑
  - atrophische Immunthyreoiditis: diffus echoarm, Volumen ↓
- Schilddrüsenszintigraphie: funktionelle Restkapazität (Uptake ↓ bei Immunthyreoiditis)
- Röntgen Thorax: verbreitertes Herz (Myxödemherz)
- Röntgen Hand: Knochenalter, Skelettreife (im Kindes-/Jugendalter)
- Schädelmagnetresonanztomographie: Hypophysentumor

Zytodiagnostik

- Thyreoiditis
- Malignom

Hypothyreose

Elektrokardiographie
▶ Periphere Niederspannung, PQ-Zeit ↑

Ophthalmologische Untersuchung
Gesichtsfeldeinschränkungen, Visusminderung: Hypophysentumor

> Bei sekundärer Hypothyreose weitere hypophysäre Ausfälle ausschließen
> Schmidt-Syndrom: Kombination von Immunhypothyreose und NNR-Insuffizienz
■ Mögliche polyglanduläre Autoimmunerkrankung erwägen

Besonderheiten

Subklinische (latente) Hypothyreose: normale fT_4- (und fT_3-)Serumkonzentrationen bei erhöhtem basalen TSH-Wert (und/oder überschießendem TSH-Anstieg nach TRH-Stimulation) bei fließendem Übergang von der Eu- zur Hypothyreose (nach Strumateilresektion, Radiojodtherapie, externer Bestrahlung, Einnahme strumigener Medikamente, bei Immunthyreoiditis und anderem)

Altershypothyreose:

▶ oft uncharakteristisch, deshalb oft übersehen (Symptome werden dem zerebralen oder kardialen Alterungsprozess zugeschrieben).
▶ Hinweisend sind:
  – stetes Frieren und Kälteintoleranz
  – verminderte geistige und körperliche Aktivität
  – Lidödeme bei trockener, fahler, kalter Gesichtshaut
▶ häufig oligosymptomatisch:
  – Herzinsuffizienz
  – Depression
  – Obstipation
  – Schwerhörigkeit
  – rheumatische Beschwerden

Differenzialdiagnostik

▶ Hypophysenvorderlappeninsuffizienz
▶ Psychiatrische Erkrankungen (Depressionen, Psychosen)
▶ Chronische Nierenerkrankungen
▶ Anämien
▶ Low-T_3/T_4-Syndrom (bei intensivtherapiepflichtigen Patienten mit nichtthyreoidalen Allgemeinerkrankungen; Cave: L-Thyroxin- oder Trijodthyroninsubstitution)

Hypothyreose

Therapie

- Lebenslange Substitution mit L-Thyroxin (1,5–2 µg/kg KG bei totalem Defizit), unabhängig von der Ursache der Hypothyreose
- Therapieziel: Ausgleich des Hormondefizits

Unkomplizierte Hypothyreose

Herzgesunde Patienten: für 2–4 Wochen maximal halbe Dosis, danach Langzeitsubstitution mit 100–150 (–200) µg L-Thyroxin/Tag

Patienten mit koronarer Herzkrankheit

Langsame Steigerung der Initialdosis von 12,5–25 µg L-Thyroxin/Tag um monatlich 12,5–25 µg/Tag auf maximal etwa 100–125 µg/Tag

Unkomplizierte Altershypothyreose

Langsame Steigerung der Initialdosis von 25–50 µg L-Thyroxin/Tag um monatlich 25 µg/Tag auf etwa 75–(100–)150 µg/Tag

Subklinische Hypothyreose

- Bei bestätigtem TSH über 10/14 mU/l
- Bei erhöhtem TSH bis 10/14 mU/l individuelle Entscheidung, Indikation besonders bei zusätzlichen Risikofaktoren wie:
  - Neugeborene
  - Kinder
  - in der Pubertät
  - bei diffuser Struma
  - nach Schilddrüsenoperation, Radiojodtherapie oder Bestrahlung der Halsregion
  - bei relevantem Nachweis von TPO-Antikörpern
  - bei Typ-1-Diabetes
- Zumindest probatorische Therapie bei Zyklus- und Fertilitätsstörungen, depressiven Syndromen, Hyperprolaktinämie, Fettstoffwechselstörungen und Schlafapnoe
- Auch ohne Substitution halbjährliche bis jährliche Kontrolle von TSH und fT_4 (Manifestationsgefahr, besonders bei florider Immunthyreoiditis)

Gravidität und Stillzeit

- Therapiebeginn bzw. Fortsetzung der Substitutionsbehandlung
- Oft Dosiserhöhung um etwa 30 % notwendig (TSH und fT_4 im Normbereich)
- Zusätzliche Jodidgabe (für den Fetus)

Hypothyreose

- L-Thyroxin-Einnahme möglichst früh 15–30 Minuten vor der Nahrungsaufnahme (beste Resorption) als Einzelgabe
- Substitution nie unterbrechen (gegebenenfalls Angehörige informieren, Nothilfepass)
- Kontrollparameter einer optimalen Therapieeinstellung (neben klinischem Bild): TSH (0,3–1,2 mU/l) und fT_4 (normal); bei Laborkontrolle von fT_4 letzte Einnahme von L-Thyroxin am Vortag.
- Latente Hyperthyreose sicher vermeiden
- Primär kurzfristig, später alle 3–6 Monate kontrollieren
- Bei Überdosierungssymptomen Dosisreduktion (biologische Halbwertszeit von L-Thyroxin: etwa 7 Tage)
- Teilweise Rückgang des Bedarfs an L-Thyroxin im Alter um bis zu 30 %, Zunahme des Bedarfs unter Östrogen- und Hormonersatztherapie

Notfall **Hypothyreotes Koma (Myxödemkoma)**

Seltene, lebensbedrohliche Krisensituation einer bisher unbekannten oder unzureichend behandelten Hypothyreose

Symptome

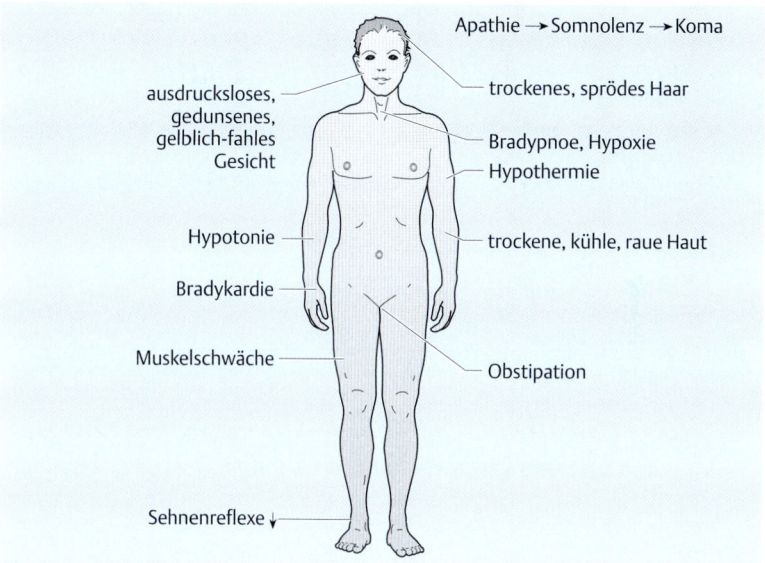

Apathie → Somnolenz → Koma
trockenes, sprödes Haar
ausdrucksloses, gedunsenes, gelblich-fahles Gesicht
Bradypnoe, Hypoxie
Hypothermie
Hypotonie
trockene, kühle, raue Haut
Bradykardie
Muskelschwäche
Obstipation
Sehnenreflexe ↓

Auslösende Faktoren

- Infektionen, Traumen, Operationen
- Kälteexposition
- Substitutionsfehler, Unterbrechung der Hormontherapie
- Physische und psychische Belastung
- Sedativa, Narkotika

Prodromi

- Ausgeprägte Verlangsamung, Teilnahmslosigkeit
- Progrediente Mattigkeit, Schläfrigkeit
- Obstipation, extreme Muskelschwäche
- Kälteempfindlichkeit, Hypothermie, Bradykardie
- Desorientierung, Verwirrtheit, Bewusstseinsstörungen

Hypothyreotes Koma (Myxödemkoma) — Notfall

Diagnostik

Labor

- fT_4 ↓
- TSH ↑ : primäre Hypothyreose
- TSH ↓ : sekundäre Hypothyreose

} Befunde für Therapieentscheidung nicht abwarten

- Säure-Basen-Haushalt: respiratorische Azidose
- Blutbild: Anämie
- Blutzucker: häufig ↓

Elektrokardiographie

Periphere Niedervoltage

Bildgebung

Röntgen Thorax: verbreitertes Herz

Differenzialdiagnostik

- Andere Komaursachen:
  - diabetisches, urämisches, hepatisches, hypophysäres Koma
  - Addison-Krise
  - hyperkalzämische, thyreotoxische Krise
  - hypoglykämischer Schock
- Zerebrale Störungen (Apoplexie, Tumor, Entzündung)
- Intoxikation (Medikamente, Alkohol, Drogen, Kohlenmonoxid)

Therapie

Sofortige intensivmedizinische Therapieeinleitung mit 500 µg L-Thyroxin i.v. (an den folgenden etwa 10 Tagen 100 µg L-Thyroxin i.v., später 100–150 µg oral) und gleichzeitig 200 mg Hydrokortison oder 100 mg Prednisolon innerhalb von 3 Stunden (an den folgenden Tagen 20 bzw. 10 mg/Stunde) sowie Flüssigkeits-, Elektrolyt- und gegebenenfalls Glukoseinfusion

Bei Bedarf assistierte Beatmung, temporärer Herzschrittmacher bei ausgeprägter Bradykardie

Bei Herzinsuffizienz Digitoxin-, bei Infektionen Antibiotikagabe

Langsame Erwärmung (< 1 °C/Stunde) bei Unterkühlung ohne lokale Erwärmung (kein Heizkissen)

> Mögliche gleichzeitige Nebenniereninsuffizienz bzw. steigender Kortisolbedarf unter L-Thyroxin-Substitution (primärerer Substitutionsbedarf des Nebennierendefizites)

Impotenz

Unvermögen des Mannes zum normalen Geschlechtsverkehr und/oder Zeugungsunfähigkeit

▶ **Impotentia generandi:** Zeugungsunfähigkeit (**Infertilität**; s. dort)
▶ **Impotentia coeundi:** organisch bedingtes oder psychisches Unvermögen zum normalen Geschlechtsverkehr (**erektile Dysfunktion oder Ejakulationsstörung**)

Ursachen (Impotentia coeundi)

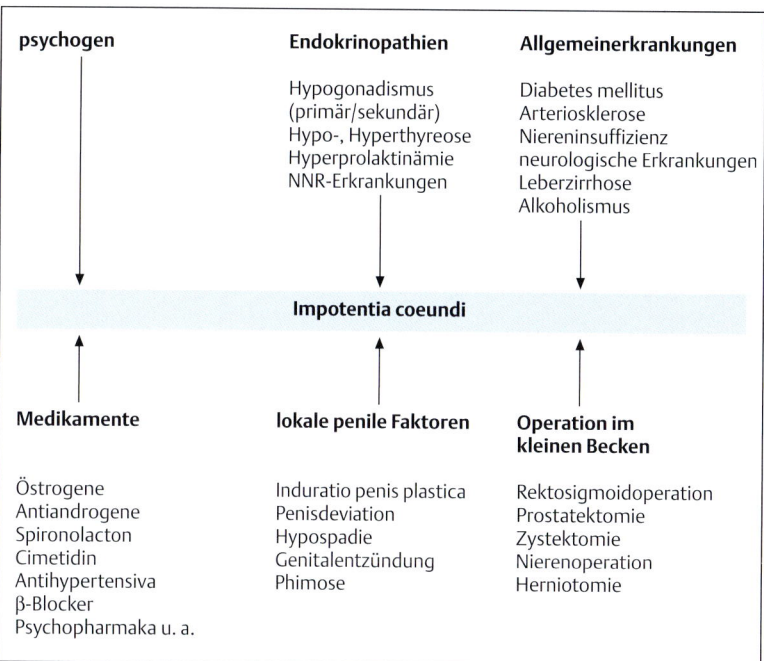

psychogen	Endokrinopathien	Allgemeinerkrankungen
	Hypogonadismus (primär/sekundär) Hypo-, Hyperthyreose Hyperprolaktinämie NNR-Erkrankungen	Diabetes mellitus Arteriosklerose Niereninsuffizienz neurologische Erkrankungen Leberzirrhose Alkoholismus

Impotentia coeundi

Medikamente	lokale penile Faktoren	Operation im kleinen Becken
Östrogene Antiandrogene Spironolacton Cimetidin Antihypertensiva β-Blocker Psychopharmaka u. a.	Induratio penis plastica Penisdeviation Hypospadie Genitalentzündung Phimose	Rektosigmoidoperation Prostatektomie Zystektomie Nierenoperation Herniotomie

Überwiegend Kombination verschiedener Einzelursachen
Meist psychogener Anteil (höher bei Jüngeren) und organischer Anteil (höher bei Älteren)
Auch bei primär organisch bedingter Erektiler Dysfunktion oft sekundäre, die Störung aufrechterhaltende oder akzentuierende psychische Faktoren
Ab 60. Lebensjahr bei >35% der Männer Zeichen der erektilen Dysfunktion, bei schweren Allgemeinerkrankungen schon früher (bei Diabetes mellitus bereits ab dem 40. Lebensjahr)

Impotenz

Diagnostik

Anamnese

- Erektile Dysfunktion (seit wann, allmählich, plötzlich, konstant)
- Libido vorhanden
- Morgendliche/nächtliche Erektionen, Pollutionen ⎫ psychogene Ursache
- Problemsituationen, Partnerkonflikte ⎬ relativ wahrscheinlich
- Stress, Schlafdefizit ⎭
- Medikamente
- Alkohol-, Nikotinabusus

- Krankheitsanamnese (s. Ursachen) ⎫
- Konstanz der Befunde ⎬ organische Ursache
- Komplett fehlende Erektion ⎪ wahrscheinlich
- Fehlende Stimulierbarkeit ⎭

Klinische Untersuchung

Falls psychogene Ursache unwahrscheinlich, besonders achten auf:
- Allgemeinerkrankungen, insbesondere Diabetes mellitus
- Endokrinopathien
- Androgenmangelsymptome (s. „Hypogonadismus")
- Urologisch-genitale Erkrankungen
- Neurologische Erkrankungen

Labor

Bei Verdacht auf organische Erkrankung:
- Testosteron ↓: Hodeninsuffizienz
- Prolaktin ↑: Hyperprolaktinämiesyndrom
- LH, FSH, LH-RH-Test, HCG-Test zur Differenzierung zwischen primärem und sekundärem Hypogonadismus (s. dort)
- fT_3, fT_4, TSH: Schilddrüsenfunktionsstörung
- Kortisol ↑: Hyperkortisolismus
- Östradiol ↑: feminisierender Tumor
- Nüchternblutzucker ↑: Diabetes mellitus
- „Leberstatus": Leberzirrhose
- Kreatinin ↑: Niereninsuffizienz

Bildgebung

Schädelmagnetresonanztomographie: Hypophysentumor

Urologische Untersuchung

Ausschluss lokaler peniler Ursachen:
- Pharmakokavernosonographie
- Kavernosonometrie
- Dopplersonographie der Penisarterien vor und nach Schwellkörperinjektionstest

} gefäßpathologische Veränderungen

Ophthalmologische Untersuchung

Gesichtsfeldeinschränkungen, Visusminderung: Hypophysentumor

Neurologische Untersuchung

Neurogene Ursachen

Therapie

Therapiebedarf bei geschätzt 20–25% der 40- bis 60-Jährigen, besonders gehäuft bei Diabetikern

Bei dominant psychogener Ursache Aufklärung und Psychotherapie, daneben – wie auch bei betont organisch bedingter erektiler Dysfunktion – gesteigerte sportliche Aktivität, gesunde Lebensführung, Eliminierung von Risikofaktoren (z.B. Alkohol, Nikotin, Schlafmangel; Medikamentenwechsel)

Bei primär organischer Ursache möglichst spezifische Therapie der Grundkrankheit. Testosteronsubstitution bei ursächlich eher seltenem Hypogonadismus mit Androgenmangel, ebenso Substitution bei anderen endokrinen Unterfunktionen. Bei Prolaktinomen medikamentöse Therapie (Dopaminagonisten: Bromocriptin, Carbogalin)

Bei arteriell-vaskulärer, neurogener und gegebenenfalls auch bei psychogener erektiler Dysfunktion kann die Schwellkörperautoinjektionstherapie oder die intraurethrale Applikation von Prostaglandin E_1 (Alprostadil) erfolgreich sein (über mögliche prolongierte Erektion und Gegenmaßnahmen schriftlich aufklären). Auch Revaskularisierungsverfahren, Vakuumpumpe und Penisprothesenimplantate finden Anwendung.

Neben Allgemeinmaßnahmen steht die Anwendung von PDE-5-Hemmern mit unterschiedlich breitem Wirkzeitfenster bei erhaltener Libido sowie Fehlen vaskulärer und nervaler Defekte unter Beachtung der Kontraindikationen (Therapie mit Nitraten oder NO-Donatoren, instabile Angina pectoris und andere) im Vordergrund.

Impotenz

- Wirkungseintritt nur bei sexueller Stimulation nach etwa 30–60 Minuten
- Sildenafil (Viagra), Tadalafil (Cialis) und Vardenafil (Levitra) mit ähnlichem Nebenwirkungsprofil (Kopfschmerz, Flush, Dyspepsie, verstopfte Nase und andere)
- Sildenafil:
  - Startdosis: 50 mg
  - Wirkdauer: bis zu 12 Stunden
- Tadalafil:
  - Startdosis: 10 mg
  - Wirkdauer: 24–36 Stunden
- Vardenafil:
  - Startdosis: 5–10 mg
  - Wirkdauer: bis zu 12 Stunden
- Unterschiede des Wirkprofils für die Zufriedenheit des Patienten bzw. des Paares relevant
- Auswahl sollte individuell den Bedürfnissen angepasst werden

Infertilität (Impotentia generandi)

Zeugungsunfähigkeit des Mannes (ungewollte Kinderlosigkeit trotz ungeschütztem, regelmäßigem Geschlechtsverkehr über ein Jahr)

Ursachen

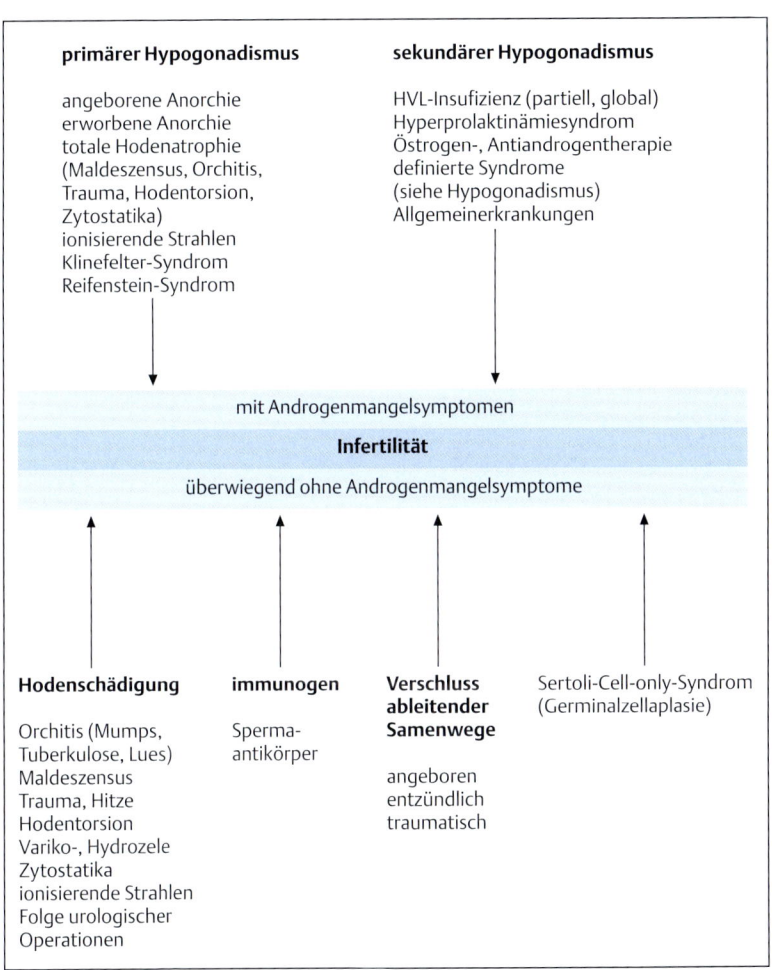

primärer Hypogonadismus

angeborene Anorchie
erworbene Anorchie
totale Hodenatrophie
(Maldeszensus, Orchitis,
Trauma, Hodentorsion,
Zytostatika)
ionisierende Strahlen
Klinefelter-Syndrom
Reifenstein-Syndrom

sekundärer Hypogonadismus

HVL-Insufizienz (partiell, global)
Hyperprolaktinämiesyndrom
Östrogen-, Antiandrogentherapie
definierte Syndrome
(siehe Hypogonadismus)
Allgemeinerkrankungen

mit Androgenmangelsymptomen

Infertilität

überwiegend ohne Androgenmangelsymptome

Hodenschädigung

Orchitis (Mumps,
Tuberkulose, Lues)
Maldeszensus
Trauma, Hitze
Hodentorsion
Variko-, Hydrozele
Zytostatika
ionisierende Strahlen
Folge urologischer
Operationen

immunogen

Spermaantikörper

Verschluss ableitender Samenwege

angeboren
entzündlich
traumatisch

Sertoli-Cell-only-Syndrom
(Germinalzellaplasie)

Infertilität (Impotentia generandi)

Diagnostik

Anamnese

- Sexualanamnese (Libido, erektile Dysfunktion, Ejakulation)
- Pubertätsverlauf
- Behandlung eines Maldescensus testis
- Frühere Erkrankungen mit Orchitis (Mumps, Tuberkulose, Lues)
- Urologische Operationen (Orchidopexie, Herniotomie, Hydrozele)
- Hodentrauma, Strahlenexposition
- Medikamentenanamnese (Prolaktinsteigerung, Östrogene, Androgene, Anabolikamissbrauch, Zytostatika)
- Chronische Allgemeinerkrankungen (Diabetes mellitus, Leberzirrhose, Niereninsuffizienz, Alkoholismus, Nikotinabusus)
- Kopfschmerzen, Sehstörungen (bei Hypophysentumor)
- Rücken-, Knochenschmerzen (Osteoporose)

Klinische Untersuchung

- Androgenmangelsymptome: eunuchoider Habitus (s. „Hypogonadismus")
- Beurteilung der Hoden (am stehenden Patienten):
  - Größe (Orchiometrie, Sonographie)
  - Konsistenz
  - Atrophie
  - Dystopie
  - Anorchie

Labor

- Spermiogramm (mindestens 2-malige Untersuchung nach 3- bis 5-tägiger Karenz)
- Bei klinischen Hinweisen und pathologischem Spermiogramm:
  - Testosteron ↓: Hypogonadismus
  - FSH ↑, LH ↑: primärer Hypogonadismus
  - FSH ↓, LH ↓: sekundärer Hypogonadismus
- HCG-Test:
  - Anstieg Testosteron: sekundärer Hypogonadismus
  - kein Anstieg: primärer Hypogonadismus
- LH-RH-Test:
  - Anstieg LH/FSH: primärer Hypogonadismus
  - kein Anstieg: sekundärer Hypogonadismus
- Prolaktin ↑: Hyperprolaktinämiesyndrom
- fT_3, fT_4, TSH: Schilddrüsenfunktionsstörung
- Kortisol, ACTH: NNR-Erkrankung
- Nüchternblutzucker ↑: Diabetes mellitus

Infertilität (Impotentia generandi)

- „Leberstatus": Leberzirrhose
- Kreatinin ↑ : Niereninsuffizienz
- Chromosomenanalyse: Klinefelter-Syndrom (s. dort)

Hodenbiopsie

- Germinalzellaplasie (Sertoli-Cell-only-Syndrom)
- Verschluss ableitender Samenwege
- Hodentumor

Bildgebung

- Röntgen linke Hand: Knochenalter
- Röntgen Skelett: Osteoporose, Fisch-, Keilwirbel
- Osteodensitometrie: Osteoporose
- Schädelmagnetresonanztomographie: Hypophysentumor

Urologische Untersuchung

- Hodenbeurteilung (Dystopie, Größe, Konsistenz)
- Variko-, Hydrozele
- Hodensonographie
- Pharmakokavernosonographie ⎫ erektile Dysfunktion
- Kavernosometrie
- Dopplersonographie der Penisarterien vor und nach Schwellkörperinjektionstest
- Vesikulographie: Verschluss der ableitenden Samenwege

Ophthalmologische Untersuchung

Gesichtsfeldeinschränkungen, Visusminderung: Hypophysentumor

Infertilität (Impotentia generandi)

Therapie

Bei primärer Hodeninsuffizienz mit Androgenmangelsymptomen sollte im Rahmen einer endokrinologischen oder andrologischen Sprechstunde die Substitution mit Testosteron erfolgen: 250 mg eines Depotpräparats alle 2–4 Wochen bzw. 1000 mg alle 10–14 Wochen i.m. oder täglich Testosterongel in einer Dosierung von (25–)50 mg transdermal oder Buccaltablette (2-mal täglich 30 mg, gegebenenfalls auch 1- bis 3-mal täglich 40 mg oral), ohne dass damit jedoch Fertilität erreicht werden kann.

Liegt ein hypogonadotroper **Hypogonadismus mit Kinderwunsch** vor, kann möglicherweise passager Fertilität erreicht werden:

- HCG-/HMG- Präparate (2- bis 3-mal wöchentlich 1500–3500 IE HCG) über 2–3 Monate
- anschließend zusätzlich über mindestens 3 Monate hochgereinigte und rekombinante FSH-Präparationen (2-mal wöchentlich 1500 IE HCG und 3-mal wöchentlich 150 IE FSH), evtl. über weitere 6 Monate kombiniert fortgesetzt oder nach 3–6 Monaten wiederholt
- oder nasale (3-mal täglich 1 Sprühstoß über 3 Monate) oder pulsatile GnRH-Therapie (über Infusionspumpe, alle 90–120 Minuten 5–20 µg/Puls s.c.)
- Störungen durch antifertile Stoffe oder Medikamente vermeiden, kausale Therapie chronischer Erkrankungen, Substitution bei hypophysärem Hormonmangel

Prolaktinome werden medikamentös behandelt (Dopaminagonisten: Bromocriptin, Cabergolin und andere). Operation anderer Hypophysentumoren bzw. Strahlentherapie (aus endokrinologischer oder ophthalmologischer Sicht), gegebenenfalls mit anschließender Substitutionstherapie.

Operation eines Maldeszensus (meist ohne wesentlichen Fertilitätsgewinn) bzw. von Hydro- und Varikozelen, rekonstruktive Operation der Samenwege (mikrochirurgische Anastomose)

Antibiose in Kombination mit Antiphlogistika kann bei männlicher Adnexitis ebenso wie eine dem Menstruationszyklus der Partnerin angepasste Prednisolontherapie bei Antikörpern gegen Spermatozoen zu einer erhöhten Empfängnisrate führen.

Kleinwuchs

Wachstumsalter: Körpergröße unterhalb der 3. Perzentile der Wachstumsverlaufskurve bzw. Wachstumsdefizit, das um mehr als 2 Standardabweichungen vom altersentsprechenden Sollwert abweicht; Wachstumsgeschwindigkeit von < 4 cm/Jahr bei wiederholten Messungen

Erwachsenenalter: < 3. Perzentile (unterhalb −2 Standardabweichungen)

Symptome (hypothalamisch-hypophysärer Kleinwuchs, Wachstumshormonmangel)

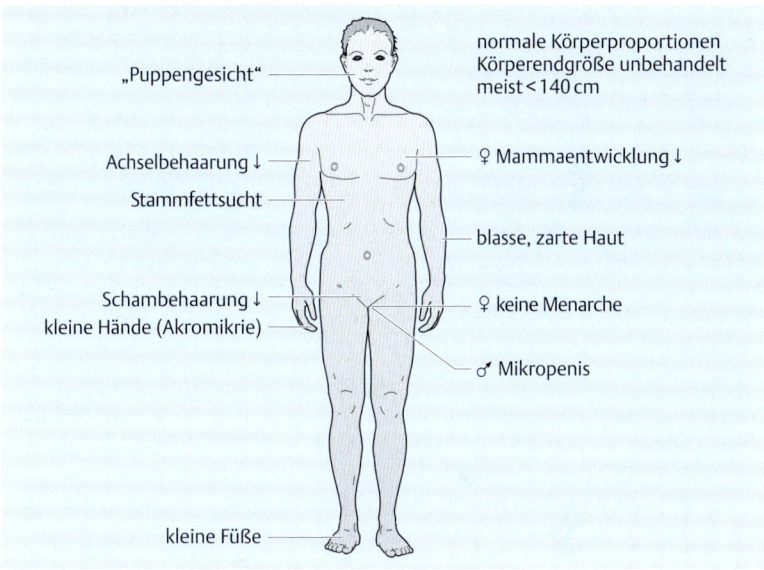

Beurteilung einer Wachstumsstörung

- Chronologisches Alter: Körpergröße
- Wachstumsverlaufskurve (Perzentilenkurven)
- Knochenalter: Grad der Skelettreifung (Atlas nach Greulich und Pyle)
- Längenalter: Alterswert für bestehende Ist-Größe (50. Perzentile)
- Wachstumsprognose: Tabelle nach Bayley und Pinneau und andere Methoden
- „Elterliche Zielgröße" (Zielbereich ± 8,5 cm):
  - ♂: $\dfrac{\text{Größe Vater} + \text{Größe Mutter} + 13}{2}$
  - ♀: $\dfrac{\text{Größe Vater} + \text{Größe Mutter} - 13}{2}$

Kleinwuchs

Ursachen

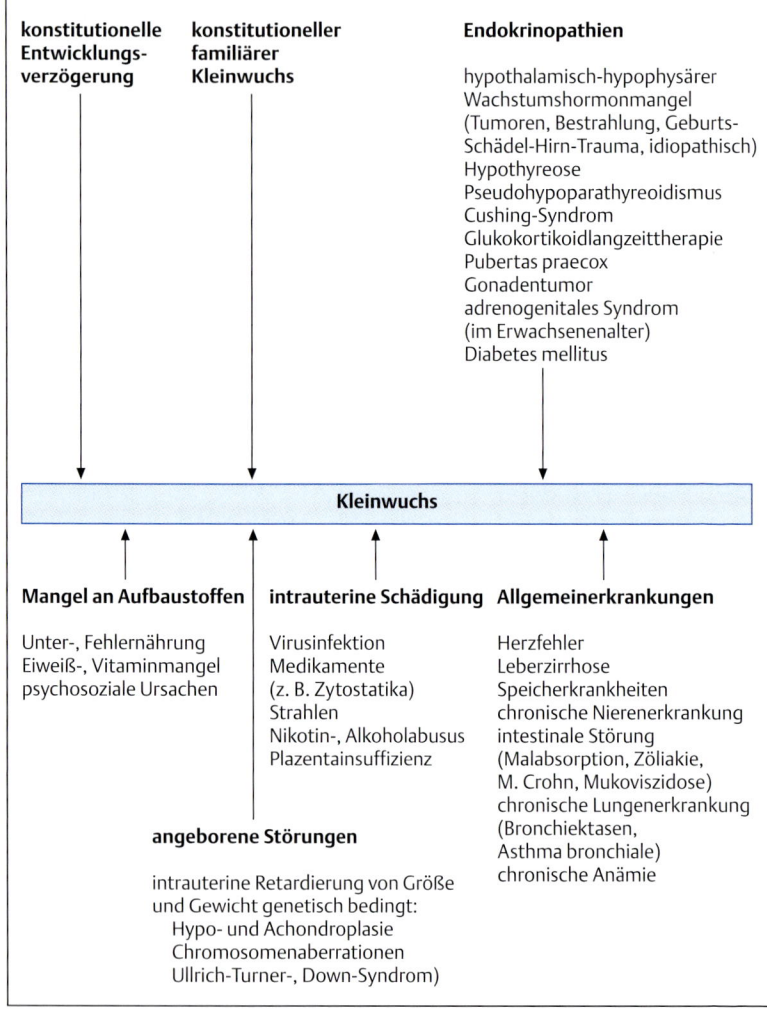

konstitutionelle Entwicklungsverzögerung

konstitutioneller familiärer Kleinwuchs

Endokrinopathien

hypothalamisch-hypophysärer Wachstumshormonmangel (Tumoren, Bestrahlung, Geburts-Schädel-Hirn-Trauma, idiopathisch)
Hypothyreose
Pseudohypoparathyreoidismus
Cushing-Syndrom
Glukokortikoidlangzeittherapie
Pubertas praecox
Gonadentumor
adrenogenitales Syndrom
(im Erwachsenenalter)
Diabetes mellitus

Kleinwuchs

Mangel an Aufbaustoffen

Unter-, Fehlernährung
Eiweiß-, Vitaminmangel
psychosoziale Ursachen

intrauterine Schädigung

Virusinfektion
Medikamente
(z. B. Zytostatika)
Strahlen
Nikotin-, Alkoholabusus
Plazentainsuffizienz

Allgemeinerkrankungen

Herzfehler
Leberzirrhose
Speicherkrankheiten
chronische Nierenerkrankung
intestinale Störung
(Malabsorption, Zöliakie,
M. Crohn, Mukoviszidose)
chronische Lungenerkrankung
(Bronchiektasen,
Asthma bronchiale)
chronische Anämie

angeborene Störungen

intrauterine Retardierung von Größe und Gewicht genetisch bedingt:
Hypo- und Achondroplasie
Chromosomenaberrationen
Ullrich-Turner-, Down-Syndrom)

Kleinwuchs

Die häufigste Form ist die **konstitutionelle Entwicklungsverzögerung**. Dafür sprechen:
- Wachstums- und Pubertätsentwicklung gleichermaßen verzögert
- normale Körperproportionen
- keine weiteren klinischen Auffälligkeiten
- Retardierung des Knochenalters entspricht der Pubertätsverzögerung
- Wachstums- und Pubertätsentwicklung bei Eltern und/oder Geschwistern meist ebenfalls verzögert
- elterliche Zielgröße meist erreicht

Diagnostik

Anamnese

- Bisheriger Wachstumsverlauf (Geschwindigkeit, Beginn der Wachstumsverzögerung)
- Schwangerschaftsverlauf
- Geburtsgröße und -gewicht
- Geburtsstörungen (Beckenendlage, Asphyxie)
- Pubertätsentwicklung:
  - Sekundärbehaarung
  - ♀: Mammaentwicklung, Menarche
  - ♂: Hodengröße, Erektion, Ejakulation
- Größe der Eltern und Geschwister: häufig ebenfalls klein (bei konstitutionellen Formen)
- Pubertätseintritt der Eltern, Geschwister: häufig ebenfalls verzögert (bei konstitutionellen Formen)
- Intelligenzgrad, normale psychomotorische Entwicklung
- Kopfschmerzen, Sehstörungen (bei Hypophysentumor)
- Bekannte chronische Erkrankungen
- Langzeitglukokortikoidbehandlung (> 7,5 mg Prednisolonäquivalent/Tag)

Labor

- STH, IGF-I

Nur bei Verdacht auf Endokrinopathie in einer kinderendokrinologisch erfahrenen Einrichtung:
- STH-Stimulationstests (Insulin-Hypoglykämie-Test, Arginintest, Clonidintest, GHRH-Test, körperliche Belastung):
  - kein/verminderter STH-Anstieg: STH-Mangelzustand (total, partiell)
  - normaler Anstieg: bei konstitutionellem Kleinwuchs
- STH-Nachtprofil:
  - kein/verminderter STH-Anstieg: neurosekretorische Dysfunktion
  - normaler STH-Anstieg: kein STH-Mangel oder hypothalamische Störung

Kleinwuchs

- Testosteron ↓, LH ↓, FSH ↓, LH-RH-Test negativ, Kortisol ↓, ACTH ↓, Insulin-Hypoglykämie-Test negativ, fT$_4$ ↓, fT$_3$ ↓, TSH ↓ : hypophysäre Ausfälle
- TRH-Test negativ, Kortisol ↑, beim Dexamethasontest kein Kortisolabfall: Cushing-Syndrom
- Kalzium ↓ : Pseudohypoparathyreoidismus, Vitamin D-Mangel
- Blutbild, BSR, CRP: Anämie, chronische entzündliche Erkrankungen
- „Leberstatus": Leberzirrhose
- Kreatinin ↑ : Niereninsuffizienz

Molekularbiologische Diagnostik

Nachweis von Genmutationen der Transkriptionsfaktoren Pit-1-, Prop-1-, *Socs*

Chromosomenanalyse

Karyotyp 45 X0 oder Mosaike: Ullrich-Turner-Syndrom, Prader-Labhardt-Willi-Syndrom

Bildgebung

- Röntgen linke Hand: Knochenalter
- Schädel-Magnetresonanztomographie: Hypophysentumor
- Schilddrüsensonographie, -szintigraphie: Schilddrüsennachweis

Ophthalmologische Untersuchung

Gesichtsfeldeinschränkungen, Visusminderung: Hypophysentumor

Kleinwuchs

Differenzialdiagnostik

Tabelle 11

Normale Körperproportionen	Disproportionierte oder dysmorphe Veränderung
Konstitutionelle Entwicklungsverzögerung	Hypothyreose: Kurze Extremitäten
Konstitutioneller familiärer Kleinwuchs	Hypo- und Achondroplasie: kurze Extremitäten großer Kopf großer Oberkörper
Hypothalamisch-hypophysärer Kleinwuchs (Wachstumshormonmangel)	Ullrich-Turner-Syndrom: ausbleibende Pubertät „gedrungener Oberkörper" Schildthorax Pterygium colli kurzer Hals
Zöliakie	adrenogenitales Syndrom: maskuliner Körperbau Klitorishypertrophie
	Pseudohypoparathyreoidismus: Kurze Metacarpalia und Metatarsalia Rundgesicht
	Cushing-Syndrom: Stammfettsucht Striae rubrae graziale Extremitäten Büffelnacken Mondgesicht
	Downsyndrom: Brachyzephalus kurze, plumpe Finger 4-Fingerfurche schräge, „mongoloide" Lidspalten

Kleinwuchs

Therapie

Bei der häufigen konstitutionellen Entwicklungsverzögerung ist eine abwartende Haltung mit regelmäßigen Kontrollen von Körpergröße, Körpergewicht, Wachstumskurve, Knochenalter und Pubertätsentwicklung angezeigt.

Der hypothalamisch-hypophysäre Minderwuchs erfordert aufgrund des Wachstumshormonmangels eine entsprechende Substitutionsbehandlung mit Somatropin (frühzeitiger Beginn bis Wachstumsende durch Epiphysenschluss) unter Kontrolle von Wachstumsgeschwindigkeit, Knochenalter und sexueller Reifung durch einen pädiatrischen Endokrinologen.

Bei Bestätigung des STH-Mangels mittels erneuter Testung nach Erreichen der Zielgröße wird auch im Erwachsenenalter eine weitere Substitution in reduzierter Dosierung empfohlen.

Bei weiteren hypophysären Ausfällen erfolgt eine gezielte Hormonsubstitution. Die häufig notwendige Substitution von Sexualhormonen sollte bei Mädchen ab dem 11. Lebensjahr (Östrogene, Sequenzialtherapie), bei Jungen ab dem 14. Lebensjahr (Humanchoriongonadotropin, Testosteron) erfolgen.

Klimakterium

Übergangsperiode zwischen dem Erlöschen der Reproduktionsfähigkeit und dem Beginn des Seniums (47.–55. Lebensjahr) bei der Frau

Menopause: letzte ovariell gesteuerte Menstruation

Vorzeitige Menopause: terminale Amenorrhö vor dem 35. Lebensjahr

Prämenopause: Zeitraum von 4–5 Jahren vor der Menopause

Perimenopause: Zeitraum von 1-2 Jahren vor und nach der Menopause

Postmenopause: Zeitraum von 5 Jahren nach der terminalen Amenorrhö

Symptome

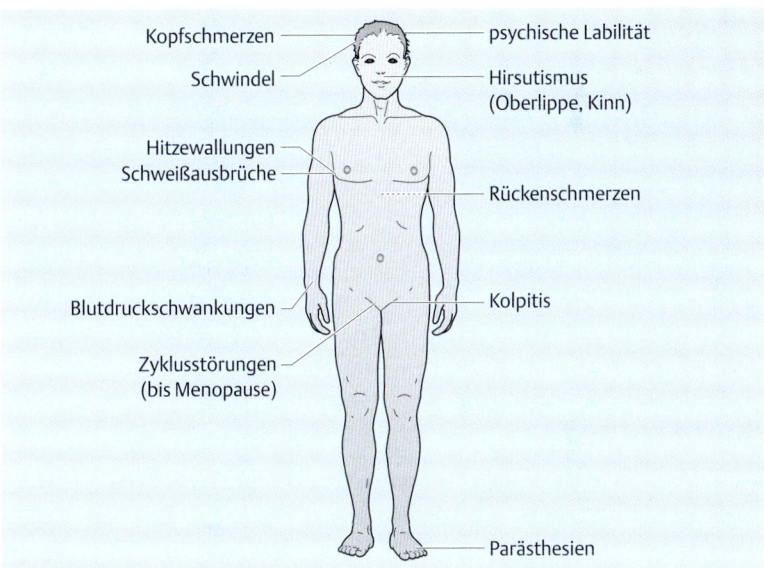

Diagnostik

Anamnese

- Plötzlich auftretende Hitzewallungen und Schweißausbrüche (besonders auch nachts) mit fleckigen Hautrötungen
- Gehäuftes nächtliches Erwachen, Schlaflosigkeit
- Stimmungsschwankungen, Reizbarkeit, Ängstlichkeit, Nervosität, depressive Verstimmung, verminderte Konzentrationsfähigkeit, Kopfschmerzen, Schwindel- und Schwächegefühl, Leistungsknick

Klimakterium

- Tachykardie, Blutdruckschwankungen
- Symptome atrophischer Veränderungen im Urogenitalbereich (senile Kolpitis, Pruritus, Dysurie, Stressinkontinenz)
- Wirbelsäulenbeschwerden, Extremitätenschmerzen, Entwicklung eines Altersrundrückens, Spontanfrakturen
- Gewichtsveränderungen

Labor

Vor Substitutionstherapie notwendig:
- FSH ↑ ↑
- LH ↑
- Östradiol ↓

Bildgebung

- Vaginale Sonographie: Schleimhaut, Follikel
- Röntgen Wirbelsäule, Osteodensitometrie: Osteoporose

Therapie

Die Indikation zur Hormonsubstitution in der Peri- und Postmenopause ist prinzipiell bei klimakterischen Beschwerden gegeben, ausgenommen bei Patientinnen mit Mammakarzinom, schweren Leberschäden oder (akuten) Gefäßkomplikationen.

Die Art der Substitution ist abhängig von der Phase des Klimakteriums und sollte so kurzfristig und so gering dosiert wie möglich erfolgen:
- alleinige Östrogensubstitution (ohne Gestagene) wegen proliferativer Veränderungen in Mamma und Endometrium (Präkanzerose) nie längerfristig (auch nicht nach Hysterektomie)
- in der Prämenopause zur Regulierung von Blutungsanomalien Gestagene (Medroxyprogesteron, Dydrogesteron, bei Androgenisierungserscheinungen Chlormadinon) in der 2. Zyklushälfte oder Östrogen-Gestagen-Kombinationen; besonders bei Hypermenorrhö: Norsteroide (Norethisteron)
- in der Postmenopause individuelle Substitution mit konjugierten (natürlichen) Östrogenen (0,6–1,25 mg), Östradiolvalerat (1–2 mg) oder mikronisiertem Östradiol (1–2 mg), auch transdermal (oder parenteral), als zyklische oder kontinuierliche Therapie in Kombination mit Gestagenen (Vielzahl fixer Kombinationen)
- regelmäßige gynäkologische Kontrollen, mindestens einmal jährlich

Klinefelter-Syndrom

Chromosomenstörung des Mannes mit einem oder mehreren zusätzlichen X-Chromosomen (Karyotyp 47 XXY und andere Varianten sowie Mosaike), bei der durch Hodendysgenesie die Symptome des Androgenmangels im Vordergrund stehen

Symptome

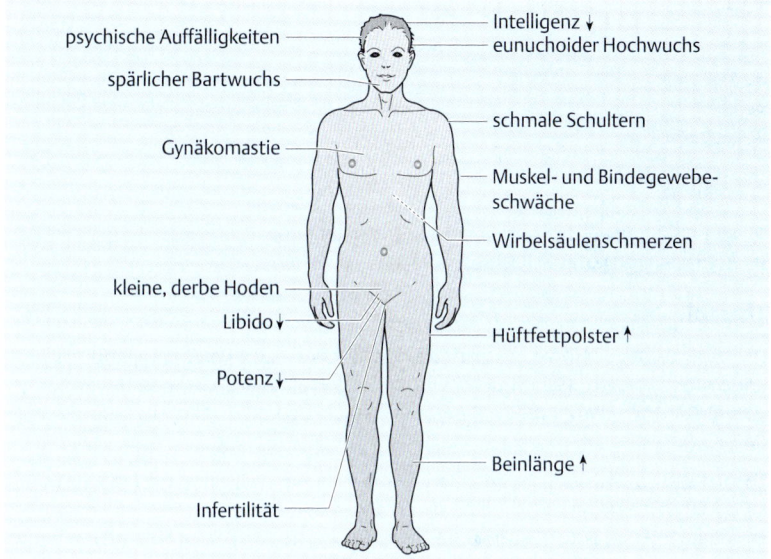

Je nach Ausmaß des Androgenmangels können alle Übergänge von der normalen Körperform bis zum ausgeprägten Eunuchoidismus bestehen.
Zum Zeitpunkt der Pubertät besteht häufig nur ein Hochwuchs oder eine Gynäkomastie.

Diagnostik

Anamnese

- Intelligenzminderung (schulische Leistungen) – je mehr X-Chromosomen, desto ausgeprägter
- Pubertätsverlauf (verzögert, unvollständig)
- Kein postpuberaler Wachstumsstopp
- Psychische Auffälligkeiten (Triebabweichungen, Stimmungslabilität)

Klinefelter-Syndrom

- Libido-, Potenzverlust (häufig erst nach dem 30. Lebensjahr)
- Unerfüllter Kinderwunsch
- Rücken- und Knochenschmerzen, Osteoporose

Klinische Untersuchung

- Hochwuchs
- Hodengröße vermindert (Orchiometrie)

Labor

- Chromosomenanalyse: Karyotyp 47 XXY und andere Varianten sowie Mosaike
- Testosteron ↓
- FSH ↑ ↑
- LH normal oder ↑
- LH-RH-Test: übermäßiger Anstieg von LH und FSH
- HCG-Test: kein oder geringer Anstieg des Testosterons
- Spermiogramm: meist Azoospermie

Bildgebung

- Röntgen linke Hand: geringes Knochenalter, offene Epiphysenfugen
- Röntgen Wirbelsäule, Osteodensitometrie: Osteoporose
- Hoden-Sonographie: Hodengröße und -struktur
- Mamma-Sonographie, Mammographie: Mammakarzinome

Differenzialdiagnostik

- Andere Hypogonadismusformen (s. dort)
- Andere Hochwuchsformen (s. dort)

Therapie

Lebenslange Substitutionstherapie mit Testosteron (250 mg alle 2–4 Wochen bzw. 1000 mg alle 12 Wochen intramuskulär oder Testosterongel (25–)50 mg transdermal) in einer endokrinologischen oder andrologischen Sprechstunde. Darunter Abschluss des Längenwachstums und bei rechtzeitigem Behandlungsbeginn (13./14. Lebensjahr) noch Herausbildung männlicher Körperformen. Die Infertilität bleibt im Regelfall unbeeinflusst.

Bei ausgeprägter Gynäkomastie operative Korrektur, im Verlauf auf gehäuftes Auftreten von Mammakarzinomen achten

Bei Osteoporose entsprechende Substitution mit Vitamin D, Kalzium und Bisphosphonatherapie

Multiple endokrine Neoplasie (MEN-Syndrome)

Gemeinsames Auftreten von meist hormonaktiven Adenomen, Hyperplasien oder Malignomen in verschiedenen endokrinen Organen mit familiärer Häufung bei autosomal-dominanter Vererbung

Multiple endokrine Neoplasie Typ I

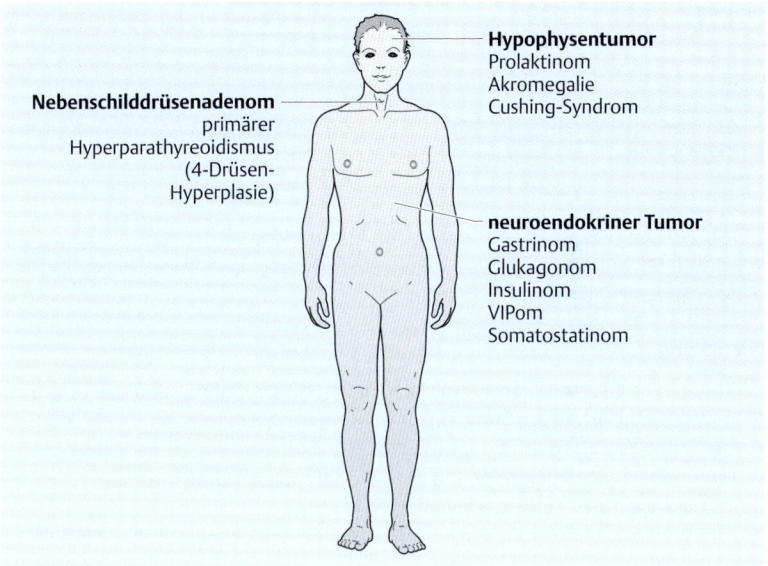

Symptome, Diagnostik und Therapie

Siehe „Hyperparathyreoidismus", „Akromegalie", „Cushing-Syndrom", „Hyperprolaktinämie-Syndrom" und „Gastroenteropankreatische Tumordiagnostik"

- Molekulargenetische Diagnostik (*Menin*-Gen auf Chromosom 11q13) zum Nachweis der Genträger
- Systematisches Vorsorgeprogramm (biochemische und bildgebende Verfahren) bei *MEN1*-Mutationsträgern

Multiple endokrine Neoplasie (MEN-Syndrome)

Multiple endokrine Neoplasie Typ IIa

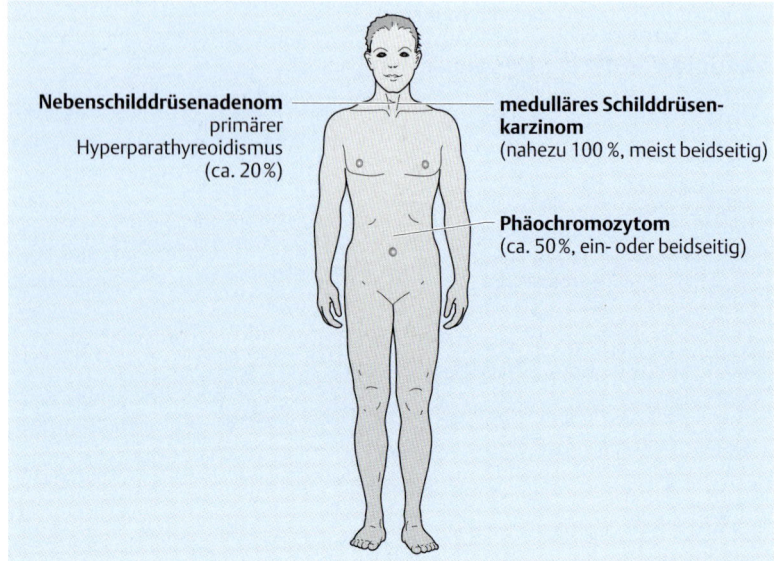

Nebenschilddrüsenadenom
primärer Hyperparathyreoidismus
(ca. 20 %)

medulläres Schilddrüsenkarzinom
(nahezu 100 %, meist beidseitig)

Phäochromozytom
(ca. 50 %, ein- oder beidseitig)

Molekulargenetische Diagnostik MEN IIa und IIb:
- ▶ Mutation im Bereich der extrazellulären Domäne des *RET*-Protoonkogens auf Chromosom 10q11.2
- ▶ *MEN-2a*-Mutation der Exons 10, 11 und 13
- ▶ *MEN-2b*-Mutation des Exons 16
  Beim Nachweis einer Mutation beim Indexpatienten auch molekulardiagnostische Untersuchung der Familienangehörigen (medulläres Karzinom; s. „Schilddrüsenmalignome")

Multiple endokrine Neoplasie Typ IIb

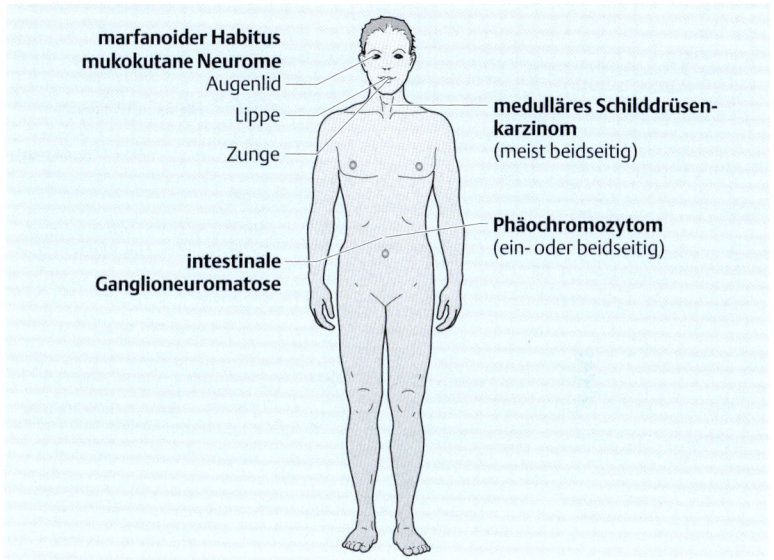

Diagnostik (orientierend) bei MEN IIa und IIb

Medulläres Schilddrüsenkarzinom

Klinische Untersuchung

Langsam wachsender Schilddrüsenknoten, zervikale Lymphknotenschwellung

Labor

- Kalzitonin ↑
- Pentagastrintest: Kalzitonin ↑ } Tumormarker
- CEA ↑
- Molekulargenetische Untersuchung: Mutation im *RET*-Protoonkogen

Bildgebung

- Schilddrüsensonographie: fokal echoarme Struktur, Kalkeinlagerungen
- Schilddrüsenszintigraphie: verminderte Speicherung

Multiple endokrine Neoplasie (MEN-Syndrome)

Feinnadelaspiration

Zytodiagnostik (sicherer Ausschluss nur durch Histologie/Immunhistochemie)

> Prophylaktische präsymptomatische Thyreoidektomie bei Genträgern im frühen Kindesalter in Abhängigkeit vom genetischen Befund, Entscheidung durch spezialisierten Endokrinologen

Phäochromozytom

Labor

- Adrenalin i.U. ↑
- Noradrenalin i.U. ↑
- Metanephrin und Normetanephrin im Plasma und Urin ↑

Bildgebung

NN-Szintigraphie, -Computertomographie und -Magnetresonanztomographie: Lokalisationsdiagnostik

Primärer Hyperparathyreoidismus

Labor

- Calcium ↑
- Anorganisches Phosphat ↓
- Parathormon ↑

Weiterführende Diagnostik und Therapie

Siehe „Hyperparathyreoidismus", „Schilddrüsenmalignome" und „Phäochromozytom"

Nebennierenrindeninsuffizienz

Durch unzureichende Steroidhormonproduktion der Nebennierenrinden hervorgerufenes Krankheitsbild

Symptome (Morbus Addison)

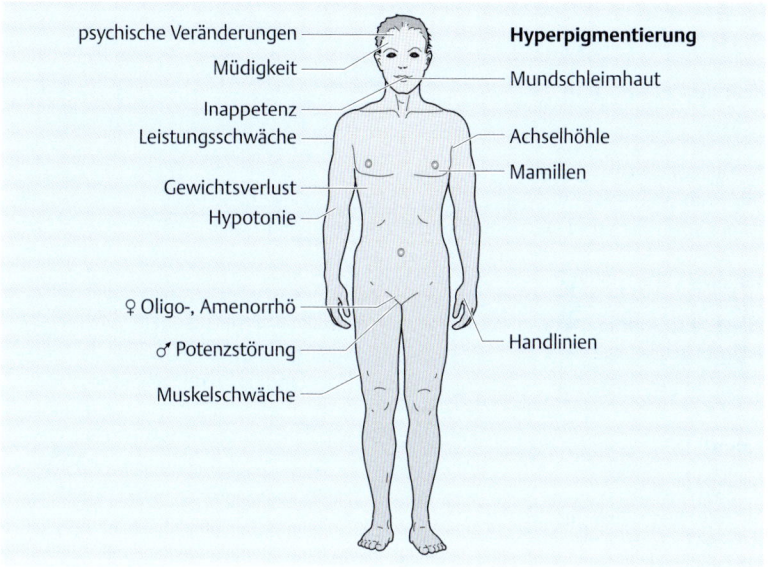

Durch Mehrbelastungen (Infektionen, Überanstrengungen, Traumen, Operationen, Schwangerschaft) kann
- bei nicht adäquater Substitutionstherapie eine akute NNR-Insuffizienz (s. unten) eintreten;
- eine bisher symptomarm verlaufende (latente) NNR-Insuffizienz manifest werden.

Nebennierenrindeninsuffizienz

Ursachen

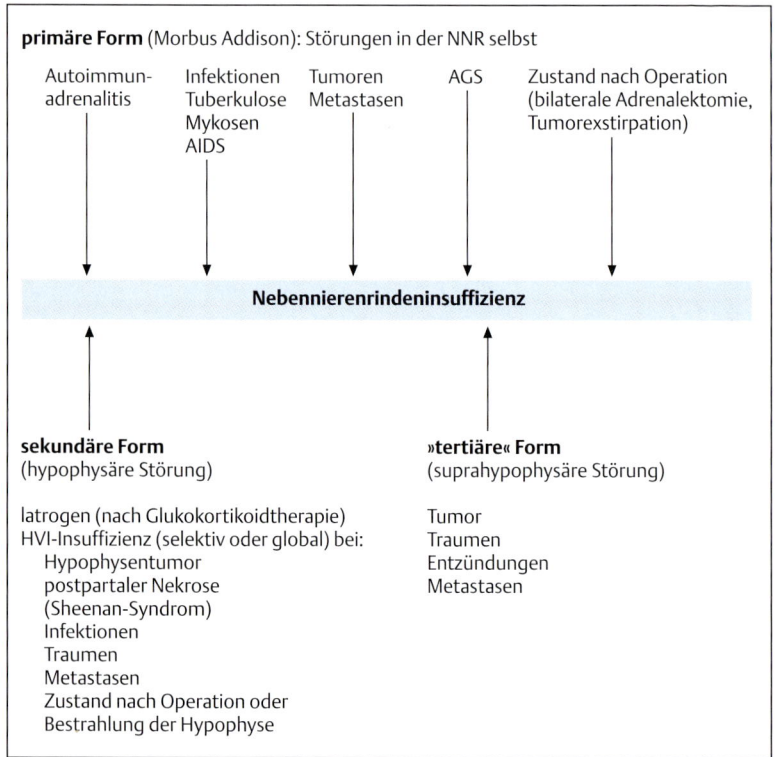

primäre Form (Morbus Addison): Störungen in der NNR selbst

| Autoimmun-adrenalitis | Infektionen Tuberkulose Mykosen AIDS | Tumoren Metastasen | AGS | Zustand nach Operation (bilaterale Adrenalektomie, Tumorexstirpation) |

→ **Nebennierenrindeninsuffizienz**

sekundäre Form
(hypophysäre Störung)

Iatrogen (nach Glukokortikoidtherapie)
HVI-Insuffizienz (selektiv oder global) bei:
  Hypophysentumor
  postpartaler Nekrose
  (Sheenan-Syndrom)
  Infektionen
  Traumen
  Metastasen
  Zustand nach Operation oder
  Bestrahlung der Hypophyse

»tertiäre« Form
(suprahypophysäre Störung)

Tumor
Traumen
Entzündungen
Metastasen

Diagnostik

Anamnese

▶ Zunehmend schnelle Ermüdbarkeit und Muskelschwäche, Leistungsknick
▶ Leistungsfähigkeit im Tagesverlauf rasch abnehmend
▶ Gewichtsabnahme
▶ Muskelschmerzen
▶ Interessenlosigkeit, Antriebsarmut, Konzentrationsschwäche, Stimmungslabilität
▶ Orthostatische Dysregulation, Schwindelerscheinungen
▶ Inappetenz, Übelkeit, Brechreiz

Nebennierenrindeninsuffizienz

- Hypoglykämieneigung (Zittern, Schwäche, Blässe, kalter Schweiß)
- Kopfschmerzen, Sehstörungen (bei Hypophysentumor)
- Sexualanamnese:
  - Libido ↓
  - ♂ Potenzstörungen
  - ♀ Zyklusstörungen
- Verzögerte Rekonvaleszenz bei Infekten
- Abbruch einer Glukokortikoidlangzeitbehandlung
- Zustand nach bilateraler Adrenalektomie, Hypophysenoperation

Labor

- Kortisol ↓
- Kortisol i.U. ↓
- Elektrolyte: Kalium ↑, Kalzium ↑, Natrium ↓
- Blutbild: Anämie, Eosinophilie, Lymphozytose
- Nüchternblutzucker ↓

Ausschluss Morbus Addison mittels ACTH-Kurztest:
- Anstieg Kortisol auf > 550 nmol/l (> 15 µg/dl): schließt Morbus Addison aus Basalwert < 200 nmol/l beweist Morbus Addison
- kein Anstieg auf > 50 % bei normalem Basalwert: Morbus Addison

Nachweis- und Differenzierungsdiagnostik:
- ACTH ↑ : Morbus Addison
- ACTH ↓ : sekundäre, „tertiäre" Form
- NNR-Autoantikörper: Nachweis bei Immunadrenalitis
- CRH-Test:
  - kein Anstieg von ACTH und Kortisol: sekundäre (hypophysäre) Störung
  - Anstieg von ACTH: suprahypophysäre („tertiäre") Störung
- Insulin-Hypoglykämie-Test: kein/geringer Anstieg von ACTH und Kortisol bei hypophysärer oder suprahypophysärer Störung
- Metyrapontest: kein Anstieg von ACTH und Desoxykortisol bei hypophysärer oder suprahypophysärer Störung
- fT_3 ↓, fT_4 ↓, TSH ↓ ⎫
- TRH-Test negativ ⎪
- Testosteron ↓, LH ↓, FSH ↓ ⎬ hypophysäre Ausfälle
- LH-RH-Test negativ ⎪
- IGF-I ↓ ⎭
- Aldosteron ↓, Renin ↑, DHEAS ↓ : Morbus Addison

Nebennierenrindeninsuffizienz

Bildgebung

- Abdomenübersicht: NNR-Verkalkungen bei Tuberkulose
- NN-Sonographie/-Computertomographie/-Magnetresonanztomographie: zum Ausschluss von Tumoren, Metastasen, Einblutungen und anderem
- Röntgen Thorax: Tuberkulose
- Schädelmagnetresonanztomographie: Hypophysentumor

Ophthalmologische Untersuchung

Gesichtsfeldeinschränkungen, Visusminderung: Hypophysentumor

Eine primäre NNR-Insuffizienz kann im Rahmen eines autoimmunen polyglandulären Syndroms Typ I (plus Hypoparathyreoidismus und Candidiasis) oder Typ II (plus Autoimmunthyreopathie, Diabetes mellitus Typ 1, Ovarialinsuffizienz und anderes) auftreten.

Nebennierenrindeninsuffizienz

Diagnostikschema

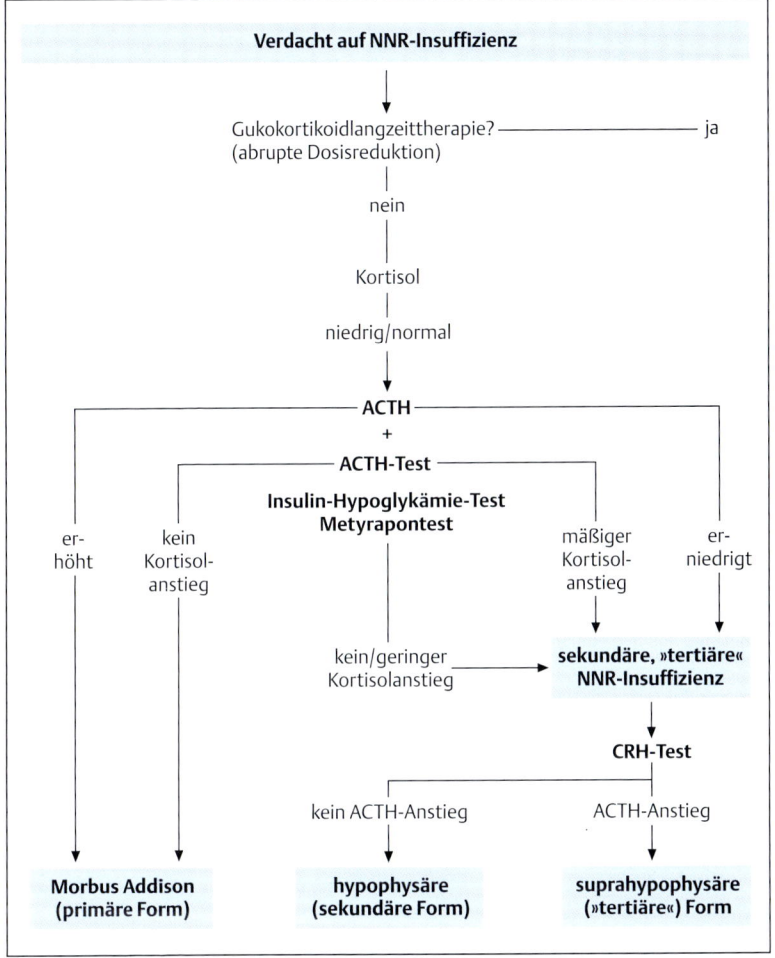

Differenzialdiagnostik

- Hyperpigmentierungen bei:
  - Hämochromatose
  - dunklem Hauttyp
  - Malabsorptionssyndrom
  - Pellagra
  - chronisch-interstitieller Nephritis
  - Peutz-Jeghers-Syndrom
- Neurasthenie, Depression: Leistungsschwäche, besonders morgens mit Besserung im Laufe des Tages

Tabelle 12

Primäre NNR-Insuffizienz	Sekundäre NNR-Insuffizienz
Ursachen Kortisolsekretion ↓ durch Störung in der NNR selbst	NNR-Atrophie durch fehlende ACTH-Stimulation
Haut Hyperpigmentation	Blässe der Haut („alabasterfarben"), Zeichen der HVL-Insuffizienz bzw. eines Hypophysentumors
Labor ACTH ↑ Elektrolytstörungen ACTH-Test: kein Kortisolanstieg	ACTH ↓ Selten Elektrolytstörungen ACTH-Test: meist noch normaler Kortisolanstieg
Insulin-Hypoglykämie-Test: nicht indiziert	Insulin-Hypoglykämie-Test: keine Stimulation

Therapie

Lebenslange Substitutionsbehandlung in einer endrokrinologischen Sprechstunde mit Hydrocortison (15 – 30 mg/Tag) in zwei Einzeldosen (2/3 morgens, 1/3 früher Nachmittag) und zusätzlich bei primärer NNR-Insuffizienz 0,05 – 0,2 mg Fludrocortison morgens. Diese Substitutionsbehandlung darf nie unterbrochen werden. Aufklärung des Patienten über notwendige Dosiserhöhungen (2 – 10fach) bei Mehrbedarf (Streß, Infekte, Operationen, Traumen, Geburt). Therapieführung durch Blutdruck-, Gewichts-, Kaliumkontrolle sowie Cortisolbestimmung im 24-Stunden-Sammelurin und Renin im Plasma. Die Ausstellung eines Nothilfepasses ist notwendig.

Bei globaler HVL-Insuffizienz ist eine Substitutionsbehandlung mit Schilddrüsen- und Sexual-hormonen, ggf. Wachstumshormon nach Ausgleich des Nebennierenrindenhormonmangels notwendig.

Notfall   **Nebennierenrindeninsuffizienz, akute**

Addison-Krise

Lebensbedrohliches Krankheitsbild, das meist infolge nicht adäquater Hormonsubstitution einer Nebennierenrindensuffizienz bei Mehranforderungen an den Organismus eintritt (Operationen, Stress, Infektionen, Wasser- und Elektrolytverluste, Traumen, Überanstrengungen)

Symptome

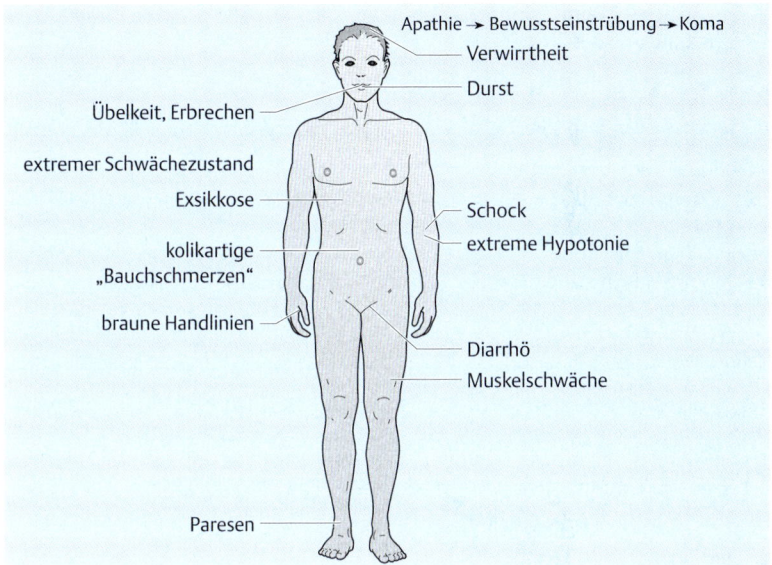

Eine häufige Ursache ist das abrupte Absetzen einer Glukokortikoidlangzeittherapie.
Hautpigmentierungen (Handlinien, Mamillen, Mundschleimhaut) weisen auf eine primäre NNR-Insuffizienz, Hautblässe und fehlende Sekundärbehaarung auf eine zentrale Störung hin.

Diagnostik

Anamnese

▶ Bekannte NNR-Insuffizienz mit nicht adäquater Substitutionsbehandlung (Nothilfepass?), z.B. bei Traumen, Operationen, Infekten, Stress, Wasser- und Elektrolytverlusten

Nebennierenrindeninsuffizienz, akute — Notfall

- Abruptes Absetzen einer Glukokortikoidlangzeitbehandlung
- Extremer Schwächezustand seit Tagen, aber auch plötzlicher Gewichtsverlust, Inappetenz, Kollapsneigung

Labor

- Kortisol (wenn möglich vor und nach Gabe von 25 IE ACTH i.v.)
- ACTH ↑ : Morbus Addison ⎫
- ACTH ↓ : sekundäre Form ⎬ zwecks Therapie nicht abwarten
- Elektrolyte: Kalium ↑ , Natrium ↓
- Blutzucker ↓
- Säuren-Basen-Status: metabolische Azidose

Differenzialdiagnostik

- Andere Komaursachen:
  - diabetisches, urämisches, hepatisches, hypothyreotes, hypophysäres Koma
  - hyperkalzämische, thyreotoxische Krise
  - hypoglykämischer Schock
- Zerebrale Störungen (Apoplexie, Tumor, Entzündung)
- Intoxikationen (Medikamente, Alkohol, Drogen, Kohlenmonoxid)

Therapie

Sofort 100–200 mg Hydrokortison oder 50–100 mg Prednisolon i.v., weitere Zufuhr von 200–300 mg Hydrokortison in 24 Stunden per infusionem in Glukose- oder physiologischer NaCl-Lösung (2–6 Liter/24 Stunden)

Kontrolle von Blutdruck, Puls, zentralem Venendruck und Kalium

Schocktherapie

Umstellung auf orale Zufuhr und schrittweiser Abbau auf Dauertherapie:
- 15–30 mg Hydrokortison/Tag
- 0,05–0,2 mg Fludrokortison/Tag

Keine Narkotika oder Sedativa!

Notfall — **Nebennierenrindeninsuffizienz, akute**

Nebennierenrindenapoplexie

Durch Nebennierenblutung hervorgerufene akute NNR-Insuffizienz

Ursachen

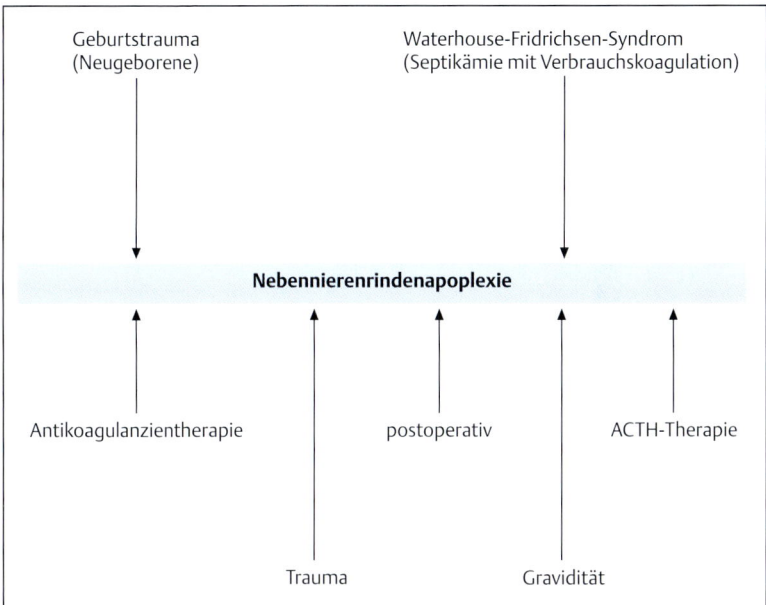

Therapie

Neben der spezifischen Therapie der Ursachen Behandlung der akuten NNR-Insuffizienz (s. oben, „Addison-Krise")

Neuroendokrine Tumoren (NET)

Von neuroendokrinen Zellen in verschiedenen Organsystemen (meist Gastrointestinaltrakt, aber auch Bronchien, Urogenitaltrakt und andere) ausgehende Tumoren unterschiedlicher Differenzierung (histologisch: immunhistochemische Expression typischer Marker wie Chromogranin A und Synaptophysin) und Malignität (histologisch: Proliferationsmarker Ki-67), entweder hormonproduzierend oder nichthormonproduzierend

Gastroenteropankreatische hormonaktive Tumoren: Von neuroendokrinen Zellen produzierte Hormone charakterisieren entsprechend ihrem Herkunftsort im Gastrointestinalbereich oder Pankreas die entsprechenden seltenen Krankheitsbilder:
- Gastrinom
- Glukagonom
- Insulinom
- VIPom
- Karzinoidsyndrom

Gastrinom (Zollinger-Ellison-Syndrom)

Infolge exzessiver Überproduktion von Magensäure durch gastrinproduzierende, meist im Pankreas gelegene solitäre oder multiple Tumoren (Gastrinome) hervorgerufenes Krankheitsbild

Neuroendokrine Tumoren (NET)

Symptome

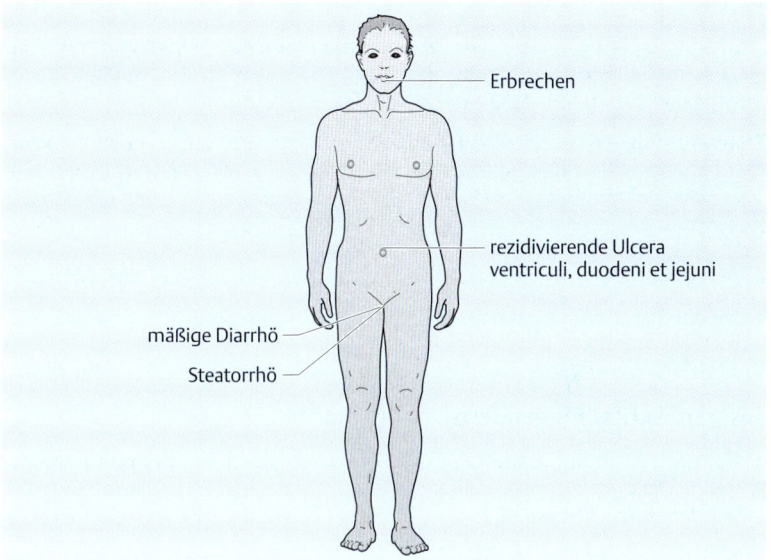

- Erbrechen
- rezidivierende Ulcera ventriculi, duodeni et jejuni
- mäßige Diarrhö
- Steatorrhö

- Meist maligne Tumoren mit häufig bereits erfolgter Metastasierung (Leber) bei Diagnosestellung
- Extrapankreatische Tumorlokalisation (Magen, Duodenum) seltener
- Auftreten im Rahmen des MEN-Syndroms Typ I (s. „Multiple endokrine Neoplasie"), deshalb Suche nach primärem Hyperparathyreoidismus und Hypophysentumoren (einschließlich Familien-Screening)

Diagnostik

Anamnese

▶ Bereits mehrfach aufgetretene Magen-Darm-Ulzera mit hoher Rezidivneigung, schlechter Heilungstendenz und Blutungsneigung
▶ Diarrhö

Labor

▶ Gastrin ↑ ↑
▶ Basale Magensäuresekretion (HCl-Produktion pro Stunde) ↑
▶ Pentagastrinstimulierte Magensäuresekretion (HCl-Produktion pro Stunde) ↑
▶ Sekretintest: Gastrin ↑

Neuroendokrine Tumoren (NET)

Bildgebung

- ▶ Sonographie und Endosonographie des Pankreas ⎫
- ▶ Computertomographie des Pankreas   ⎪
- ▶ Selektive Angiographie   ⎬ Tumorlokalisation
- ▶ Perkutane transhepatische Pankreasvenen-   ⎪
  katheterisierung mit Gastrinbestimmung   ⎭
- ▶ Sonographie der Leber: Metastasen
- ▶ Endoskopische retrograde Pankreatikographie: Pankreasgangstenose/-einbruch durch Tumor
- ▶ Gastroduodenoskopie: Lokalisation in Magen oder Duodenum

Differenzialdiagnostik

- ▶ Magen-Darm-Ulzera anderer Ursache (z.B. bei primärem Hyperparathyreoidismus; s. dort)
- ▶ Andere Pankreastumoren

Therapie

- ▶ Chirurgische Tumorentfernung, wenn noch keine Metastasierung erfolgt ist.
- ▶ Symptomatische medikamentöse Hemmung der Magensäureüberproduktion mit Protonenpumpeninhibitoren, bei Erfolglosigkeit selten totale Gastrektomie

Neuroendokrine Tumoren (NET)

Glukagonom (Diabetes-Dermatose-Syndrom)

Infolge Überproduktion von Glukagon durch Pankreastumoren hervorgerufenes, seltenes Krankheitsbild

Symptome

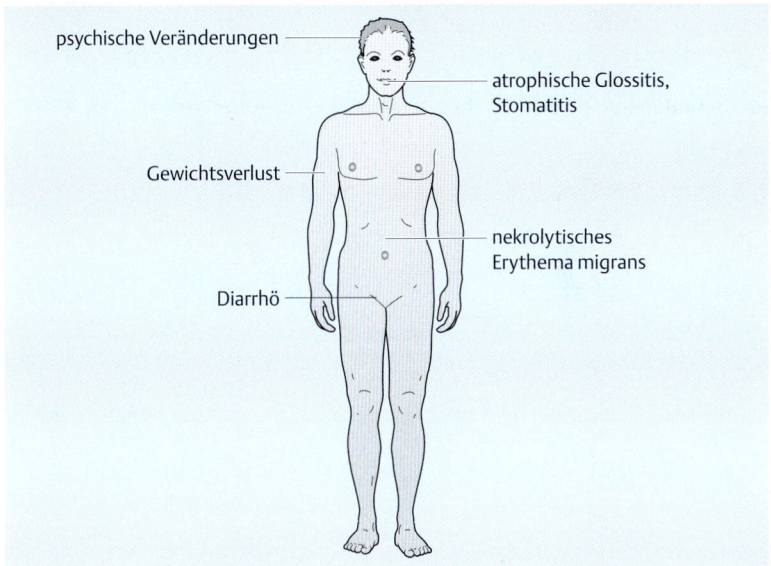

Auftreten im Rahmen des MEN-Syndroms Typ I (s. „Multiple endokrine Neoplasie"), deshalb Suche nach primärem Hyperparathyreoidismus und Hypophysentumoren (einschließlich Familien-Screening)

Diagnostik

Anamnese

- ▶ Gewichtsabnahme
- ▶ Psychische Veränderungen (Depressionen)
- ▶ Diarrhö

Labor

- ▶ Glukagon ↑
- ▶ Blutzucker ↑
- ▶ Oraler Glukosetoleranztest: gestörte Glukosetoleranz bis Diabetes
- ▶ Blutbild: Anämie

Neuroendokrine Tumoren (NET)

Bildgebung

- Sonographie und Endosonographie des Pankreas ⎤
- Computertomographie des Pankreas   ⎥
- Selektive Angiographie   ⎬ Tumorlokalisation
- Perkutane transhepatische Pankreasvenen-   ⎥
  katheterisierung mit Glukagonbestimmung ⎦

Dermatologische Untersuchung

Nekrolytisches Erythema migrans

Therapie

- Operative Entfernung des Pankreastumors anstreben
- Symptomatische Therapie mit Somatostatinanalogon (Octreotid)

Insulinom

Infolge Insulinüberproduktion durch B-Zell-Tumoren des Pankreas hervorgerufenes Krankheitsbild

Symptome

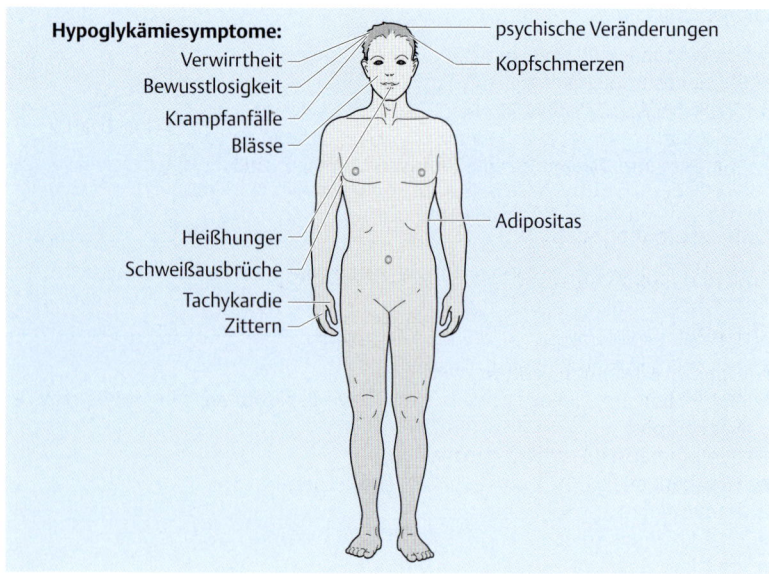

Neuroendokrine Tumoren (NET)

Meist gutartige Tumoren. Die seltenen malignen Formen metastasieren in die Leber.
Auftreten im Rahmen des MEN-Syndroms Typ I (s. „Multiple endokrine Neoplasie"), deshalb Suche nach primärem Hyperparathyreoidismus und Hypophysentumoren (einschließlich Familien-Screening)

Diagnostik

Anamnese

- ▶ Unter Nahrungskarenz (morgens nüchtern) oder nach körperlicher Anstrengung Hypoglykämiesymptome
- ▶ Prompte Besserung durch Nahrungszufuhr
- ▶ Ängstlich-depressive Verstimmungen
- ▶ Psychotische und delirante Zustände
- ▶ Hypoglykämische Synkopen

Labor

- ▶ Blutzucker ↓ ↓
- ▶ Insulin ↑, Proinsulin ↑
- ▶ C-Peptid ↑
- ▶ Fastentest: Blutzucker ↓ ↓, Insulin ↑, C-Peptid ↑

Bildgebung

- ▶ Sonographie und Endosonographie des Pankreas ⎫
- ▶ Computertomographie des Pankreas ⎪ Tumor-
- ▶ Selektive Angiographie ⎬ lokalisation
- ▶ Perkutane transhepatische Pankreasvenenkatheterisierung ⎪
  mit Bestimmung von Insulin, Proinsulin und C-Peptid ⎭

Differenzialdiagnostik

Andere Hypoglykämieursachen (s. „Hypoglykämie")

Therapie

- ▶ Operative Tumorentfernung anstreben
- ▶ Bei fehlendem Tumornachweis explorative Laparotomie mit intraoperativer Sonographie
- ▶ Symptomatisch Somatostatinanaloga
- ▶ Gegebenenfalls Chemotherapie bei Metastasierung

Neuroendokrine Tumoren (NET)

VIPom (Verner-Morrison-Syndrom)

Infolge Überproduktion des vasoaktiven intestinalen Peptids (VIP) durch einen meist im Pankreas gelegenen Tumor hervorgerufenes, seltenes Krankheitsbild

Symptome

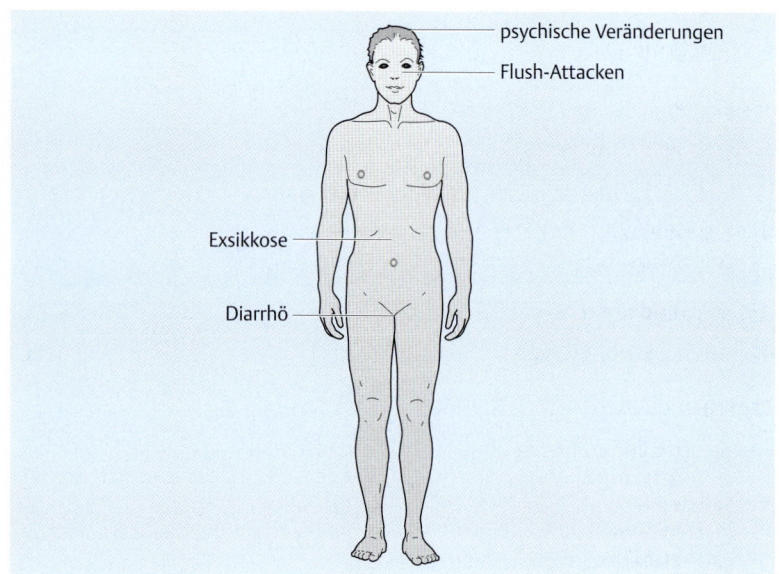

Bei seltener extrapankreatischer Lokalisation meist Ganglioneurome bzw. Ganglioneuroblastome
Selten produzieren Tumoren pankreatisches Polypeptid oder Prostaglandin E.
Auftreten im Rahmen des MEN-Syndroms Typ I (s. „Multiple endokrine Neoplasie"), deshalb Suche nach primärem Hyperparathyreoidismus und Hypophysentumoren (einschließlich Familien-Screening)

Diagnostik

Anamnese

- ▶ Wässriger Durchfall (3–12 Liter/Tag)
- ▶ Verstimmungszustände

Neuroendokrine Tumoren (NET)

Labor

- Elektrolyte: Kalium ↓, Magnesium ↓, Kalzium ↑
- VIP ↑
- Säure-Basen-Status: metabolische Azidose
- Oraler Glukosetoleranztest: gestörte Glukosetoleranz
- Wasser-, Nahrungskarenztest

■ Erhöhte VIP-Werte auch im Schock und bei Mesenterialinfarkt

Bildgebung

- Sonographie und Endosonographie des Pankreas ⎫
- Computertomographie des Pankreas ⎪
- Selektive Angiographie ⎬ Tumorlokalisation
- Perkutane transhepatische Pankreasvenen- ⎪
  katheterisierung mit VIP-Bestimmung ⎭

Differenzialdiagnostik

Durchfälle anderer Ursache

Therapie

- Operative Entfernung des Pankreastumors anstreben
- Bei Vorliegen von Metastasen oder Operationsunfähigkeit zytostatische Behandlung
- Symptomatische Hemmung der Diarrhö mit Prednisolon, Loperamid oder Somatostatinanalogon (Octreotid)

Neuroendokrine Tumoren (NET)

Karzinoidsyndrom

Krankheitsbild, das durch Tumoren mit Überproduktion von biologischen Substanzen wie Serotonin, Histamin, Kallikrein oder Bradykinin hervorgerufen wird

▶ Tumorsitz: überwiegend Verdauungstrakt (besonders Appendix, Dünndarm, Magen, Kolon, Rektum); auch Bronchialsystem, Pankreas, Ovar, Thymus, Schilddrüse
▶ Metastasierung: Leber, regionale Lymphknoten, Skelett

Symptome

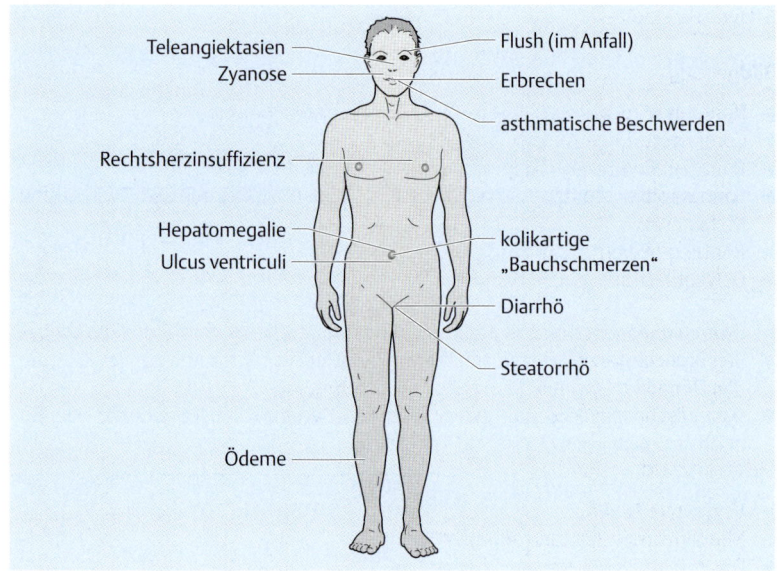

- Typisches Bild meist erst dann, wenn schon Lebermetastasen bestehen
- Selten lokale Tumorsymptome (Ileus durch Tumorobstruktion)

Diagnostik

Anamnese

▶ Anfallartiges Auftreten von Flush mit Rötung, Hitzegefühl und Brennen im Gesicht
  – Ausdehnung auf Hals und Brust
  – Auslösung durch körperliche Belastung, Erregung, Alkohol, Nahrungsaufnahme

Neuroendokrine Tumoren (NET)

- kann Minuten bis Stunden anhalten
- begleitend Übelkeit, Kopfschmerzen, Tachykardie und Blutdruckschwankungen möglich
▶ Übelkeit, Erbrechen
▶ Tenesmen, explosionsartiger Durchfall
▶ „Bauchschmerzen"
▶ Gewichtsabnahme
▶ Asthma-bronchiale-Anfälle

Labor

5-Hydroxyindolessigsäure i.U. ↑

Bildgebung

▶ Röntgen Magen-Darm-Trakt: Tumornachweis (schwierig)
▶ Computertomographie Abdomen
▶ Röntgen, Computertomographie Thorax: Bronchialkarzinoid
▶ Sonographie, Computertomographie, Magnetresonanztomographie Leber: Metastasen
▶ Röntgen Skelett: Metastasen
▶ Octreotidszintigraphie: Metastasen

> Normale Laborwerte bei klinischer Symptomatik schließen ein Karzinoid nicht aus.
> Bei Bronchialkarzinoid lang anhaltende Flush Anfälle
> Bei Dünndarmkarzinoid häufig multiples Auftreten
> Komplikationen: Ileus, Darmblutung, Ikterus, Perforation

Differenzialdiagnostik

▶ Vegetative Labilität
▶ Klimakterische „Hitzewallungen"
▶ Diarrhö anderer Genese

Therapie

Nachgewiesene Tumoren und solitäre Lebermetastasen werden operativ entfernt.

Bei Inoperabilität Somatostatinanaloga und gegebenenfalls Interferon α; Radionuklidtherapie

Behandlung des Flush im Anfall: Chlorpromazin, Glukokortikoide (Prednisolon), Antihistaminika

Bei Durchfall Tinctura opii oder andere Antidiarrhoika (Loperamid), gut wirksam sind auch Somatostatinanaloga (Octreotid).

Neuroendokrine Tumoren (NET)

Nichthormonproduzierende NET

Symptome

Oft unspezifisch (Bauchschmerzen, Durchfall, Darmobstruktion) oder Zufallsbefund bei Diagnostik oder histologischer Aufarbeitung (Appendixtumor, Kolon- oder Rektumpolypen, Magenschleimhaut, Lebermetastasen)

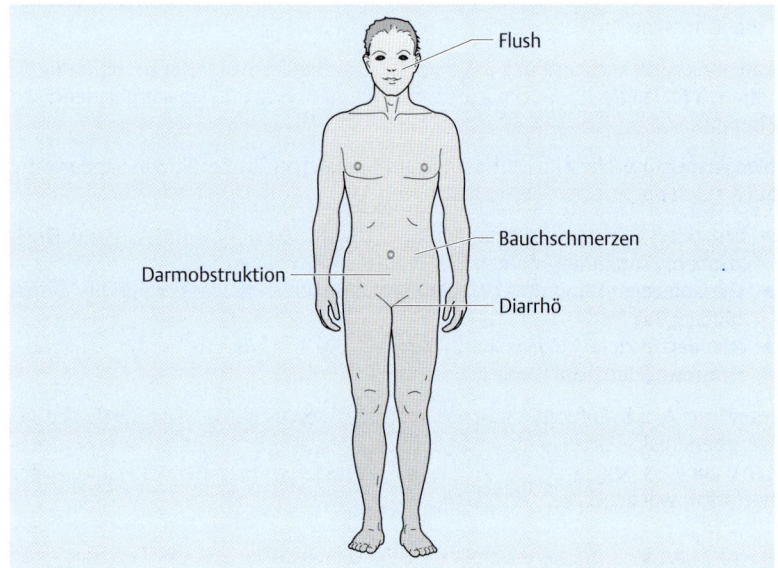

Diagnostik

- ▶ Chromogranin A als Tumormarker (**Cave:** falsch-positive Befunde, z.B. bei Niereninsuffizienz; große Schwankungsbreite bei Verwendung verschiedener Assays)
- ▶ Histologische Aufarbeitung von Gewebematerial durch Pathologen
- ▶ Entsprechend Organlokalisation:
  - Gastroskopie, Push-Jejunoskopie, Koloskopie
  - Sonographie inklusive Endosonographie Pankreas/Leber
  - Computer- und Magnetresonanztomographie Abdomen und/oder Thorax
  - sonographisch oder computertomographisch gestützte Biopsie tumorverdächtiger Strukturen
- ▶ Somatostatin- und MIBG-Szintigraphie zur Erfassung radionuklidspeichernder Tumoren oder Metastasen (auch für therapeutische Optionen)

Neuroendokrine Tumoren (NET)

▶ In unklaren Fällen Positronenemissionstomographie, auch in Kombination mit Radionuklidspeicherung oder Computer-/Magnetresonanztomographie in erfahrenen Zentren

Therapie

Wenn möglich Operation zur vollständigen Entfernung des Tumors oder zur Tumorverkleinerung bei Komplikationen wie Ileus, aber gegebenenfalls auch zur Tumormassenreduktion vor palliativer Therapie

Radionuklidtherapie mit Octreotid oder MIBG: bei Resttumoren postoperativ, in seltenen Fällen auch als Primärtherapie oder bei Versagen der medikamentösen Therapie

Medikamentöse Therapie mit Somatostatinanaloga (Octreotid, z.B. Sandostatin, auch als Depotpräparat, z.B. Sandostatin LAR)

▶ besonders effektiv zur Beherrschung klinischer Symptome, z.B. Diarrhö, Flush (s. oben, „Karzinoidsyndrom")
▶ Therapiebeginn mit 50–100 µg Sandostatin/Tag s.c., Steigerung bis 3-mal 1000 µg/Tag
▶ oder als Depot 10–30 mg Sandostatin LAR alle 3–4 Wochen i.m., besonders zur Hemmung der Tumorprogression

Interferon A, z.B. Roferon A in einer Dosierung von 3-mal 1–5 Mio. IE/Woche s.c. (gegebenenfalls Paracetamol zur Kupierung der grippeähnlichen Nebenwirkungen); auch als pegyliertes Interferon, z.B. Pegasys (wöchentlich 180 µg s.c.) oder Pegintron wöchentlich 0,5–1,5 µg/kg KG)

Off-label Use: besonders sorgfältige Indikationsstellung sowie Beachtung der Kontraindikationen (z.B. Depression, floride Hyperthyreose für Interferon) und Anwendungsbeschränkungen (Niereninsuffizienz)
Bei hochmalignen Tumoren (Proliferationsmarker Ki-67 bei Immunhistochemie > 20%) bzw. gesichertem Primum im Pankreas primäre Chemotherapie mit Doxorubicin, Streptozotocin und 5-Fluorouracil, möglichst in erfahrenen Zentren, sonst Chemotherapie nur als Ultima Ratio bei Versagen der genannten Therapieoptionen

Osteomalazie

Generalisierte Knochenstoffwechselerkrankung mit Mineralisationsstörung des Knochens („Knochenweiche") durch Vitamin D- oder Phosphatmangel im Erwachsenenalter; im Kindesalter als Rachitis bezeichnet

Symptome (Erwachsenenalter)

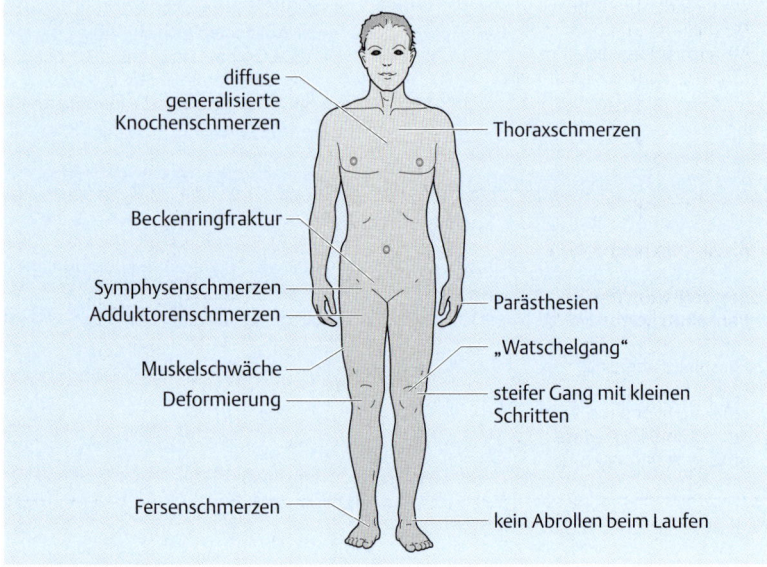

- Im Kleinkindalter rachitischer Kleinwuchs
- Kalzipenische Form führt zum sekundären Hyperparathyreoidismus (s. „Hyperparathyreoidismus")

Osteomalazie

Ursachen

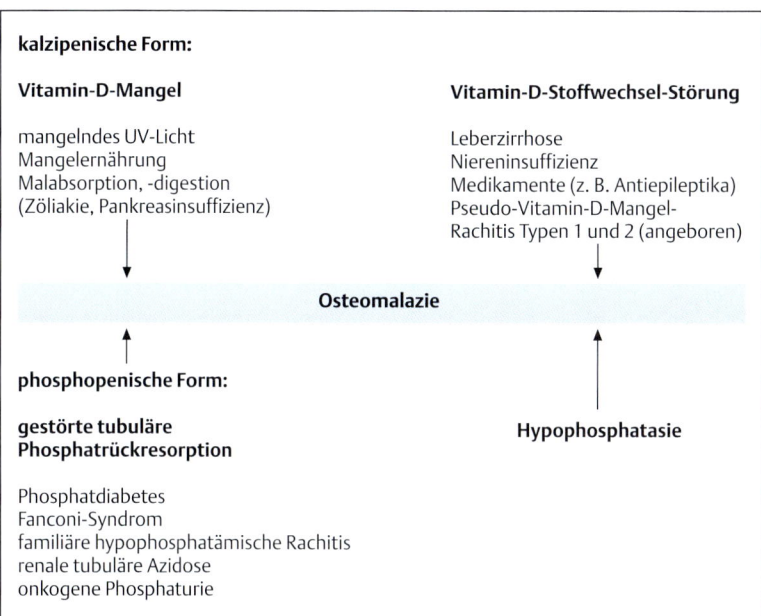

Diagnostik

Anamnese

- ▶ Diffuse Knochenschmerzen (Wirbelsäule, Thorax, Becken)
- ▶ Muskelschwäche, Gangstörungen, Sturzneigung
- ▶ Frakturen (Beckenring, Rippen, Wirbelkörper)
- ▶ Parästhesien, Tetanien
- ▶ Sonnenexposition, Ernährungsverhalten (ausreichend, vegetarisch)
- ▶ Medikamente (Antiepileptika, Phenobarbital, Glutethimid)
- ▶ Bekannte Erkrankungen:
  - Leberzirrhose
  - Pankreasinsuffizienz
  - Zöliakie
  - M. Crohn
  - chronische Niereninsuffizienz
  - Vorangegangene Magenresektion

Osteomalazie

Labor

Kalzipenische Form:
- Kalzium normal oder ↓
- Phosphat ↓ (bei Niereninsuffizienz ↑)
- alkalische Phosphatase ↑
- Kalzium i.U. ↓
- Parathormon ↑: sekundärer HPT
- 25-OH-Vitamin D_3 ↓: Vitamin D-Mangel, Leberzirrhose
- 25-OH-Vitamin D_3 normal: Niereninsuffizienz, Pseudo-Vitamin D-Mangel-Rachitis Typen 1 und 2
- 1,25-Vitamin D_3 ↓: Niereninsuffizienz, Pseudo-Vitamin D-Mangel-Rachitis Typ 1
- 1,25-Vitamin D_3 normal oder ↑: Pseudo-Vitamin D-Mangel-Rachitis Typ 2
- Kreatinin ↑: Niereninsuffizienz (s. „Renale Osteopathie")

Phosphopenische Form:
- Phosphat ↓
- Kalzium normal
- alkalische Phosphatase ↑
- Phosphat i.U. ↑
- 1,25-Vitamin D_3 normal oder ↓
- Glukose i.U. ↑, Aminosäuren i.U. ↑: Fanconi-Syndrom
- metabolische Azidose, Chlorid ↑: bei renaler tubulärer Azidose
- alkalische Phosphatase ↓, Kalzium und Phosphat normal: bei Hypophosphatasie

Bildgebung

- Röntgen Wirbelsäule:
  - Fischwirbel
  - verwaschene, milchglasartige Wirbelkörper
- Röntgen Becken, Rippen und ggf. weitere Skelettteile:
  - Looser-Umbauzonen (Pseudofrakturen)
  - „schummrig-verwaschene" Bilder
  - Deformierungen
- Osteodensitometrie: Osteopenie/Osteoporose

Osteomalazie

Therapie

Die durch Vitamin D-Mangelzustände hervorgerufene Osteomalazie wird mit Vitamin D_3 (Cholecalciferol) substituiert:
- initial 5000–10.000 IE/Tag
- Erhaltungsdosis: 1000–2000 IE unter Zugabe von 1000–1500 mg Kalzium/Tag

Bei Malabsorption initial Gabe von 10.000 IE Vitamin D/Tag p.o. oder hochdosierte parenterale Gabe von 50.000–100.000 IE Vitamin D/Woche i.m. immer zusammen mit 2000 mg Kalzium/Tag

In schweren Fällen sowie bei der Pseudo-Vitamin D-Mangel-Rachitis Typ 1 erfolgt eine Behandlung mit Calcitriol.

Die renale tubuläre Azidose bedarf neben der Gabe von Vitamin D auch des Ausgleichs durch eine Natriumbikarbonatgabe.

Bei der Osteomalazie durch einen Phosphatmangel ist eine Substitution mit 1–3 g Phosphor/Tag unter Zugabe von 0,5–2,0 µg Calcitriol erforderlich.

Die Hypophosphatasie ist medikamentös nicht zu behandeln.

Osteoporose

Systemische Skeletterkrankung mit unzureichender Knochenfestigkeit und somit erhöhtem Frakturrisiko durch Zerstörung der Mikroarchitektur bei verminderter Knochendichte und -qualität („Knochenschwund")

Symptome

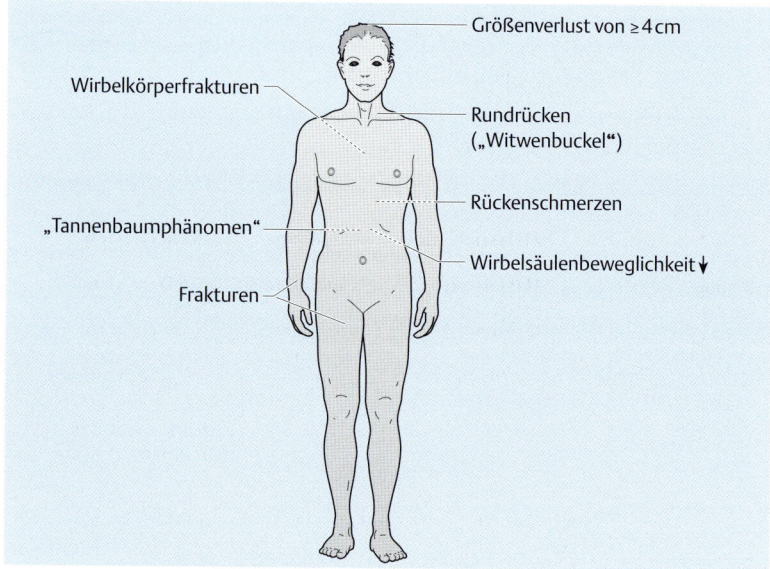

- Größenverlust von ≥ 4 cm
- Wirbelkörperfrakturen
- Rundrücken („Witwenbuckel")
- Rückenschmerzen
- „Tannenbaumphänomen"
- Wirbelsäulenbeweglichkeit ↓
- Frakturen

Stadien nach WHO (entsprechend T-Wert bei DXA-Osteodensitometrie):
▶ Osteopenie (präklinische Osteoporose): T-Wert von −1,0 bis −2,5 Standardabweichungen
▶ Osteoporose: T-Wert unterhalb von −2,5 Standardabweichungen
▶ manifeste Osteoporose: T-Wert unterhalb von −2,5 Standardabweichungen plus Fraktur(en)

Osteoporose

Ursachen

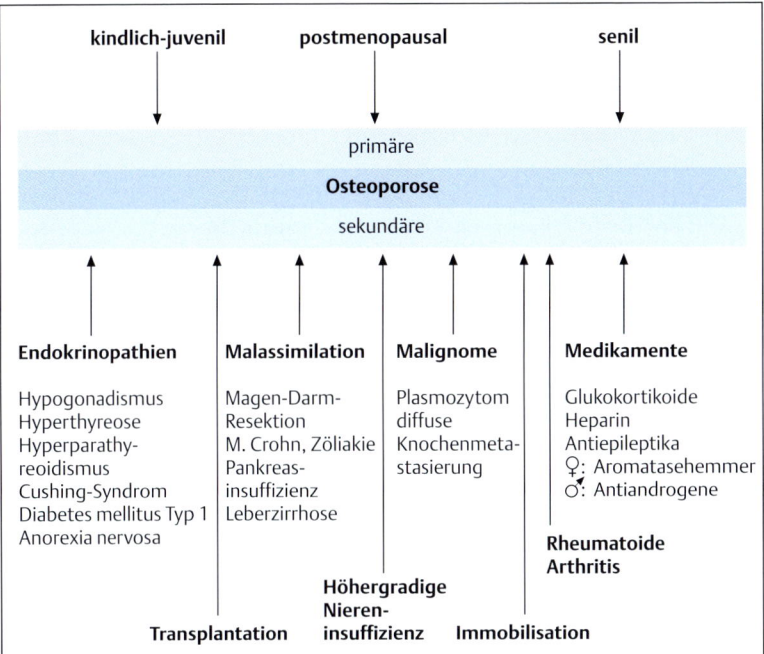

Risikofaktoren

Risikofaktoren für osteoporotische Frakturen sind:
- höheres Lebensalter
- weibliches Geschlecht
- Wirbelkörperfrakturen
- periphere Frakturen nach Bagatelltrauma
- Schenkelhalsfraktur der Eltern (genetisches Risiko)
- multiple Stürze
- Nikotinkonsum
- Immobilität
- Untergewicht

Osteoporose

Diagnostik

Anamnese

- Risikofaktoren:
  - bereits Wirbelkörper- oder periphere Frakturen nach Bagatelltrauma (z.B. Radius-, Schenkelhals-, Humerus- oder Rippenfraktur)
  - Schenkelhalsfrakturen bei den Eltern
  - Immobilität
  - Nikotinabusus
  - Untergewicht
  - Kalzium- oder Vitamin D-Mangelernährung
- Chronische belastungsabhängige Rückenschmerzen
- Körpergrößenverlust von ≥ 4 cm
- Akuter Rückenschmerz bei Wirbelkörperfraktur
- Einnahme von Medikamenten:
  osteoporosefördernd:
  - Glukokortikoidlangzeitbehandlung, Heparin, Antiepileptika (Phenytoin, Phenobarbital)
  - ♀: Aromatasehemmer
  - ♂: Antiandrogene (GnRH-Antagonisten)
  sturzfördernd: Antidepressiva, Sedativa
- Bekannte Erkrankungen:
  - Magen-Darm-Krankheiten sowie Leber- und Pankreaserkrankungen mit Malassimilation, M. Crohn
  - Niereninsuffizienz
  - Rheumatoide Arthritis
  - Diabetes mellitus Typ 1
- Immobilisation (z.B. bei Patienten mit Multipler Sklerose, Rollstuhlfahrern und Pflegepatienten)
- Verkürzte Östrogenexpositionszeit (späte Menarche, frühe Menopause)
- Sturzanamnese:
  - > 1 Sturz im vorangegangenen Jahr
  - häusliche Sturzursachen
  - Medikamente

Klinische Untersuchung

- Körpergrößenverlust von ≥ 4 cm
- Kyphose der Brustwirbelsäule: Rundrücken („Witwenbuckel")
- „Tannenbaumphänomen"
- Rippen-Becken-Abstand verkleinert
- Wirbelsäulenbeweglichkeit vermindert
- Bauchvorwölbung

Osteoporose

- Beurteilung von Muskelkraft und Koordination:
  Tandemstand und -gang, Chair-Rising-Test, Timed-up-and-go-Test

Bildgebung

- Osteodensitometrie (DXA) an Wirbelsäule und Hüfte:
  - Feststellung, ob und welches Ausmaß einer niedrigen Knochendichte vorliegt (zur Therapieentscheidung und Verlaufskontrolle)
  - T-Wert: Abweichung eines Messwertes in Standardabweichungen vom Mittelwert der durchschnittlichen maximalen Knochendichte im 25.–30. Lebensjahr (Peak Bone Mass)
  - Z-Wert: Abweichung eines Messwertes in Standardabweichungen vom Mittelwert der durchschnittlichen Knochendichte altersgleicher Personen
- Röntgen (Brust- und Lendenwirbelsäule in 2 Ebenen):
  - Strahlentransparenz erhöht
  - Rahmenwirbelkörper
  - vertikale Trabekulierung verstärkt
  - Wirbelkörperfrakturen: Grund- und Deckplatteneinbrüche, Keil-, Platt- und Fischwirbel, Höhenminderung der Wirbelkörper um $> 20\%$ bzw. um $> 4\,mm$
- Knochenszintigraphie
  - Nachweis von Frakturen bzw. des Frakturalters
  - Knochenmetastasen (Mamma-, Prostata-, Bronchial-, Schilddrüsen-, Nierenkarzinome)

Beckenkammbiopsie

Unklare Osteopathien

Labor

Basisprogramm:
- BSR, CRP
- Elektrophorese
- Kalzium, Phosphat
- Kreatinin
- alkalische Phosphatase, γ-GT
- TSH ↓ : (latente) Hyperthyreose

Erweiterte Diagnostik durch einen Spezialisten zum Ausschluss sekundärer Osteoporosen und anderer Osteopathien sowie zur Beurteilung des Knochenstoffwechsels:
- Knochenanbaumarker: alkalische Knochenphosphatase oder Osteocalcin
- Knochenabbaumarker:
  Pyridinoline-Crosslinks (PYD) im Urin, Deoxypyridinoline (DPD) im Urin, NTx-, CTx-Telopeptide im Serum und Urin

Osteoporose

    Erhöht: Knochenum- bzw. -abbau gesteigert (High-Turnover)
    Erniedrigt: Knochenum- bzw. abbau vermindert (Low-Turnover), z. B. bei Bisphosphonattherapie
- Parathormon ↑: Hyperparathyreoidismus
- 25-OH-Vitamin D_3 ↓: Vitamin D-Mangel, bei Osteomalazie
- 1,25-Vitamin D_3 ↓: bei Niereninsuffizienz mit sekundärem Hyperparathyreoidismus, renaler Osteopathie
- ♂: Testosteron ↓: Hypogonadismus
- ♀: Östradiol ↓, FSH ↑, LH ↑: Postmenopause

Differenzialdiagnostik

- Osteomalazie
- Lokalisierte Knochenmetastasen (Mamma-, Prostata-, Bronchial-, Schilddrüsen-, Nierenkarzinom)
- Hyperparathyreoidismus
- Plasmozytom

Therapie

Individuelle Behandlungsstrategie, orientiert am Ausprägungsgrad der Osteoporose (Knochendichte, bereits eingetretene Frakturen), am Alter und am Geschlecht sowie an Risikofaktoren für Frakturen und möglichen Ursachen

Das therapeutische Ziel besteht in der Verhinderung osteoporotischer Frakturen durch Verbesserung der Knochenfestigkeit (Physiotherapie, Ernährung, medikamentös) sowie durch Vermeidung von Stürzen.

Regelmäßige körperliche Aktivität im Freien und in der Sonne verhindert Muskel- und Knochenabbau und fördert die Vitamin D-Bildung in der Haut.

Physiotherapeutische Maßnahmen (Osteoporosegymnastik)
- verbessern Muskelkraft, Koordination und Reaktionsvermögen zur Sturzprophylaxe
- lindern oder beseitigen Rückenschmerzen
- begünstigen Muskel- und Knochenaufbau

Sturzprävention durch:
- Beseitigung von Stolperfallen
- Visuskorrektur
- Überprüfung einer sturzfördernden Medikation
- Benutzung von Hüftprotektoren

Beseitigung von Risikofaktoren wie Untergewicht, Nikotinabusus und Immobilität

Osteoporose

Eine ausreichende Versorgung mit **Kalzium** (1200–1500 mg/Tag) durch die Nahrung (Milch, Milchprodukte, kalziumreiches Mineralwasser) oder medikamentös sowie mit 400–1200 IE **Vitamin D**/Tag muss gewährleistet sein (konsequent medikamentös bei älteren Patienten und fehlendem Aufenthalt im Freien sowie besonders in den Wintermonaten und bei Verdauungsinsuffizienz).

Eine **spezifische medikamentöse Therapie** mit dem Ziel, den weiteren Knochenabbau zu verhindern, ggf. den Knochenaufbau zu fördern und somit Frakturen zu verhindern, ist indiziert in Abhängigkeit vom Schweregrad der Osteoporose (T-Wert unterhalb von −2,0 Standardabweichungen) sowie von Alter und Geschlecht des Patienten, wenn das 10-Jahres-Risiko für das Auftreten von Wirbelkörper- und Schenkelhalsfrakturen auch unter Berücksichtigung vorliegender Risikofaktoren über 30 % liegt:

Für die Behandlung der **postmenopausalen Osteoporose** der Frau stehen folgende medikamentöse Möglichkeiten zur Verfügung:
▶ Bisphosphonate:
  – Alendronat (Fosamax; 70 mg/Woche oder 10 mg/Tag; Fosavance als Kombination mit 2800 IE Vitamin D/Woche)
  – Risedronat (Actonel; 35 mg/Woche oder 5 mg/Tag; Actonel 35 mg/Woche plus 500 mg Kalzium/Tag; Actonel/35 mg/Woche plus 1000 mg Kalzium/880 IE Vitamin D/Tag)
  – Ibandronat (Bonviva; 150 mg/Monat oral oder 3 mg vierteljährlich intravenös)
  – Zolendronat (Aclasta; jährliche Infusion von 5 mg)

  Bisphosphonate:
  – hemmen den Knochenabbau sehr effektiv und reduzieren das Frakturrisiko an Wirbelkörpern und Schenkelhals
  – Einnahmebedingungen müssen konsequent eingehalten werden: Einnahme morgens früh nüchtern (30 Minuten vor dem Frühstück) mit einem großen Glas Leitungswasser

▶ SERM: Raloxifen (Evista; 60 mg/Tag). Evista eignet sich aufgrund seines an der Brust antiöstrogenen Effekts für Frauen mit zusätzlichem Brustkrebsrisiko zur Reduktion von Wirbelkörperfrakturen.
▶ Strontiumranelat (Protelos; 2 g/Tag) – „dualer Wirkmechanismus": Hemmung des Knochenabbaus und Stimulation des Knochenaufbaus
▶ Parathormon – potente knochenanabole Wirkung: Teriparatid (Forsteo; 20 µg/Tag subcutan) oder Preotact (100 µg/Tag subcutan); Reduktion des Risikos von Wirbelkörper- und peripheren Frakturen in besonders schweren Fällen.

Osteoporose

- Östrogene, die aufgrund der Indikation vasomotorischer Beschwerden durch den Gynäkologen eingesetzt werden, senken das Frakturrisiko. Aus dem alleinigen Grund einer Osteoporose sollten sie jedoch nur in Ausnahmefällen eingesetzt werden.

Für die **Osteoporose des Mannes** stehen die Bisphosphonate Alendronat (Fosamax; 10 mg/Tag, 70 mg/Woche) und Risedronat (Actonel; 35 mg/Woche) sowie in besonders schweren Fällen die tägliche subcutane Injektion von Teriparatid (Forsteo) zur Verfügung. Bei den hier häufiger vorkommenden sekundären Formen muss die Grundkrankheit entsprechend behandelt werden, z.B. Substitutionsbehandlung bei Testosteronmangel (Depotinjektion oder transdermal).

Bei der **glukokortikoidinduzierten Osteoporose** ist die tägliche Gabe von 1000–1500 mg Kalzium plus 400–1200 IE Vitamin D (auch prophylaktisch bei Therapie mit systemischen Glukokortikoiden über die Dauer von 3 Monaten) erforderlich. Bei T-Werten kleiner als −1,5 SD zusätzlich Behandlung mit den Bisphosphonaten Alendronat, Risedronat oder Etidronat.

Die **Posttransplantationsosteoporose** erfordert neben Kalzium, Vitamin D und ggf. Bisphosphonaten zusätzlich die Gabe von aktivem Vitamin D (Calcitriol, Alfacalcidol).

Bei der **renalen Osteopathie** ist der Einsatz von Bisphosphonaten durch die Niereninsuffizienz eingeschränkt. Dagegen ist die Gabe von aktivem 1,25-Vitamin D (Calcitriol oder Alfacalcidol) in Kombination mit 500 mg Kalzium unter Kontrolle des Serumkalziumspiegels indiziert.

Die **Dauer der spezifischen medikamentösen Therapie** sollte 3–5 Jahre betragen. Bei Teriparatid und Preotact ist die Behandlungsdauer auf 18 bzw. 24 Monate beschränkt.

Eine **Therapieverlaufskontrolle** mittels DXA-Osteodensitometrie erfolgt in der Regel nach 2 Jahren, wobei eine Abnahme der Knochendichte auf ein Therapieversagen hinweist. Bei anzunehmendem schnellen Knochenmasseverlust (Glukokortikoidtherapie, vorangegangene Organtransplantation) sind Kontrollmessungen nach 6–12 Monaten möglich.

Die **akute Wirbelkörperfraktur** bedarf einer entlastenden Lagerung, einer schnellen Mobilisierung mit Tragen einer Orthese, einer Kryotherapie (kalte Wickel, Kaltluft), einer Physiotherapie sowie einer **Schmerztherapie** nach dem WHO-Schema mit Opioiden und nichtsteroidalen Antirheumatika. Bei länger als 3 Monate persistierenden, therapieresistenten Schmerzen ist eine Vertebro- bzw. Kyphoplastie zu erwägen. Bei chronischen, durch die Osteoporose verursachten Rückenschmerzen sind neben nichtsteroidalen Antirheumatika physikalische Maßnahmen wie Osteoporosegymnastik, Wärmeanwendungen (Fango), transkutane elektrische Nervenstimulation, Massagen oder Bewegungsübungen im Wasser erforderlich.

Paraneoplastische Endokrinopathien

Endokrine Krankheitsbilder, die durch eine ektope paraneoplastische Hormonproduktion meist maligner Tumoren hervorgerufen werden

Tumoren mit möglicher ektoper Hormonproduktion

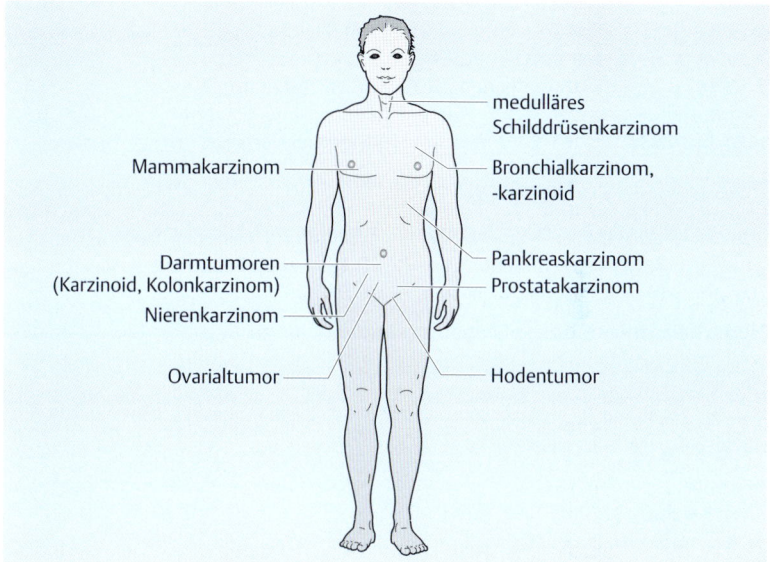

Folgen der paraneoplastischen Hormonproduktion

Häufiger:
- Cushing Syndrom (s. dort)
- Hyperkalzämie (s. dort)
- Gynäkomastie (s. dort)
- Inadäquate ADH-Sekretion

Seltener:
- Hyperprolaktinämiesyndrom (s. dort)
- Hochwuchs, Akromegalie (s. dort)
- Hypoglykämie (s. dort)

Cushing-Syndrom

Siehe auch Kapitel „Cushing-Syndrom"

Paraneoplastische Endokrinopathien

Meist von kleinzelligen Bronchialkarzinomen, aber auch von Prostata-, Mamma-, Pankreas-, Nieren-, Ovarial-, Kolon- und medullären Schilddrüsenkarzinomen sowie Karzinoiden oder Hämoblastosen ektop produziertes ACTH, seltener CRH

▶ Besonderheit: Starke Pigmentierung
▶ Labor:
  – ACTH ↑ ↑
  – CRH ↑ : ektope CRH-Produktion
  – Säure-Basen-Status: hypokaliämische Alkalose

Akromegalie

Siehe auch Kapitel „Akromegalie"

Von Pankreastumoren oder Karzinoiden ektop produziertes GHRH

▶ Labor: GHRH ↑

Hyperkalzämie

Siehe auch Kapitel „Hyperkalzämie"

Von kleinzelligen Bronchial- sowie Nieren- oder Mammakarzinomen ektop produziertes parathormonähnliches Peptid

▶ Labor:
  – Kalzium ↑
  – anorganisches Phosphat ↓
  – intaktes Parathormon ↓
  – parathormonähnliches Peptid ↑

Gynäkomastie

Siehe auch Kapitel „Gynäkomastie"

Von malignen Hodentumoren produziertes Humanchoriongonadotropin

▶ Labor: β-HCG ↑

Hyperprolaktinämiesyndrom

Siehe auch Kapitel „Hyperprolaktinämiesyndrom"

Von Bronchial- oder Nierentumoren sehr selten ektop produziertes Prolaktin

Syndrom der inadäquaten ADH-Sekretion (SIADH)

Meist von kleinzelligen Bronchial- oder von Pankreaskarzinomen ektop produziertes ADH

Paraneoplastische Endokrinopathien

- ▶ Besonderheiten:
  - Paresen, Krämpfe
  - Koma
- ▶ Labor:
  - ADH ↑
  - Elektrolyte: Natrium ↓, Chlorid ↓
  - Osmolalität ↑

Hypoglykämie

Siehe auch Kapitel „Hypoglykämie"

Meist von mesenchymalen Tumoren ektop produzierte Substanz (z.B. IGF-II)

- ▶ Labor:
  - Blutzucker ↓
  - Insulin ↓
  - IGF-II oder andere ↑

Therapie

Im Vordergrund steht die operative Entfernung der ektop Hormone produzierenden Tumoren bzw. deren Chemotherapie oder Bestrahlung. Beim SIADH Wasserrestriktion (0,8–1 Liter/Tag).

> Bei kleinen Tumoren kann die endokrine Symptomatik ganz im Vordergrund stehen.

Phäochromozytom

Katecholaminproduzierender, meist gutartiger Tumor der chromaffinen Zellen des Nebennierenmarks, seltener der extraadrenal gelegenen Sympathikusgeflechte (Paragangliome)

Symptome (im Anfall)

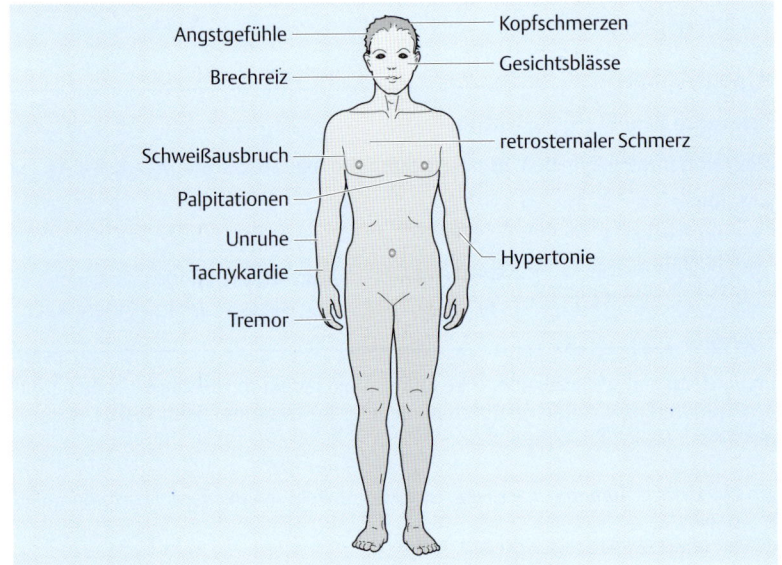

Klinisch sowohl krisenhafter Hypertonieanfall mit Kopfschmerz, Tachykardie und Schweißausbruch als auch persistierender, medikamentös schlecht einstellbarer schwerer Hypertonus
Im Anfall apoplektischer Insult, akute Linksherzinsuffizienz und Myokardinfarkt mit letalem Ausgang möglich.
Über längere Zeit Entwicklung von Hypertoniekomplikationen (kardial, zerebral, renal, ophthalmologisch)

Diagnostik

Anamnese

- Schwere und medikamentös schlecht einstellbare Hypertonie
- Krisenhafte Anfälle, z.T. ausgelöst durch physische und psychische Belastungen, Lagewechsel und Druck auf Tumorgegend (Husten, Pressen, Palpation) sowie bei Narkose, Operation und Gabe von β-Blockern oder nach Genuss von Wein, Käse oder Schokolade

Phäochromozytom

- Nach Anfall Polyurie und Erschöpfung
- Paradoxer Blutdruckanstieg bei Gabe von β-Blockern
- Bei persistierender Form Symptome der Dauerhypertonie (Kopfschmerzen, Schwindel, Stenokardien)

Labor

- Katecholamine (Adrenalin, Noradrenalin) in Urin und Plasma ↑
- Metanephrin und Normetanephrin in Urin und Plasma ↑
- Clonidinhemmtest: Anstieg bzw. kein Abfall der Katecholamine
- Chromogranin A ↑

Molekulargenetische Diagnostik

Zum Ausschluss familiärer Formen:
- MEN IIa/b (s. „Multiple endokrine Neoplasie"): Mutation im *RET*-Protoonkogen
- von-Hippel-Lindau-Syndrom: Mutation im *VHL*-Supressor-Gen
- Neurofibromatose Typ 1 (M. Recklinghausen): Mutation im *NF-1*-Gen

Screening bezüglich MEN II:
- Bestimmung von Kalzium und Parathormon (Hyperparathyreoidismus) sowie Kalzitonin mit Pentagastrintest (medulläres Schilddrüsenkarzinom)
- Sonographie der Schilddrüse (medulläres Schilddrüsenkarzinom)

> Bei Metanephrinen und Katecholaminen immer Mehrfachbestimmungen unter Standardbedingungen:
> - ohne Stress und körperliche Belastung
> - im Plasma früh morgens nach nächtlichem Fasten und nach 15-minütigem Liegen
> - Metanephrine im Plasma besitzen höchste Sensitivität und Spezifität
> - Falsch-erhöhte Werte durch hochdosierte Diuretika, trizyklische Antidepressiva, Theophyllin und L-Dopa (2 Wochen vorher absetzen)

Bildgebung

- NN-Sonographie
- NN-Szintigraphie (MIBG)
- NN-Magnetresonanztomographie
- NN-Computertomographie
- NN-Venenkatheterisierung mit etagenweiser Katecholaminbestimmung

} Tumorlokalisation

Ophthalmologische Untersuchung

Fundus hypertonicus

Phäochromozytom

Diagnostikschema

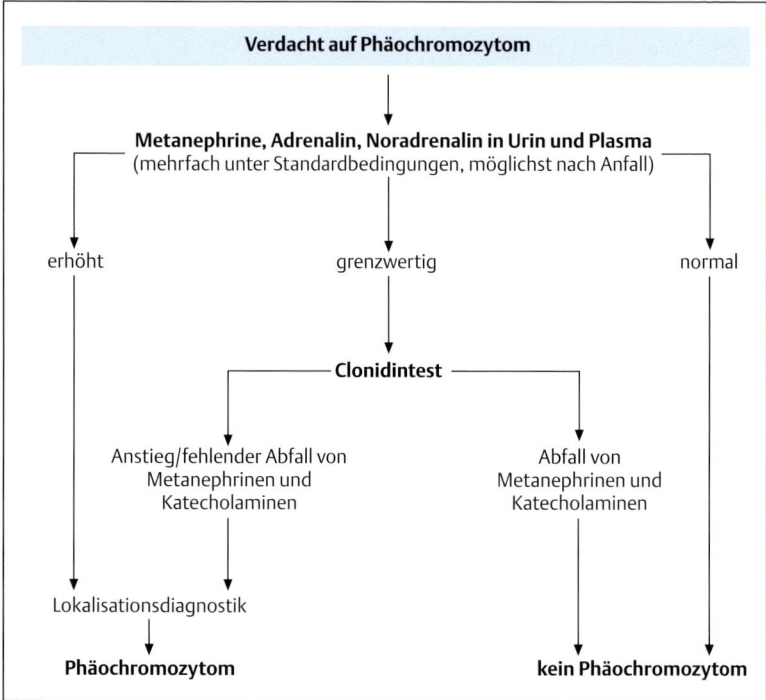

Differenzialdiagnostik

- Hypertonie anderer Genese (essenziell, renal, endokrin)
- Karzinoidsyndrom
- Panikattacken
- Hypoglykämische Anfälle
- Hyperthyreose

Phäochromozytom

Therapie

Bei hypertensiver Krise α-Blockade mit Uradipil (Ebrantil):
- initial 10–50 mg i.v.
- dann bis zu 2 mg/min per Infusionspumpe oder alternativ Nitroprussid-Natrium: 0,2–2 μg/kg KG/min per Infusionspumpe

Bei gefährlicher Tachykardie nach der α-Blockade Gabe von β-Blockern wie Propranolol

Operative, möglichst laparoskopische Tumorentfernung nach 14-tägiger Vorbehandlung mit dem α-Blocker Phenoxybenzamin; bei Inoperabilität Langzeitbehandlung mit Phenoxybenzamin (20–120 mg/Tag)

Bei inoperablen malignen Phäochromozytomen ggf. Radiojodtherapie mit Jod[131]-MIBG oder Chemotherapie

Polyglanduläre Autoimmunerkrankung (PGA)

Kombiniertes Auftreten verschiedener Endokrinopathien. Beinhaltet verschiedene Kombinationen sowohl endokriner als auch nichtendokriner Autoimmunerkrankungen

Ursachen

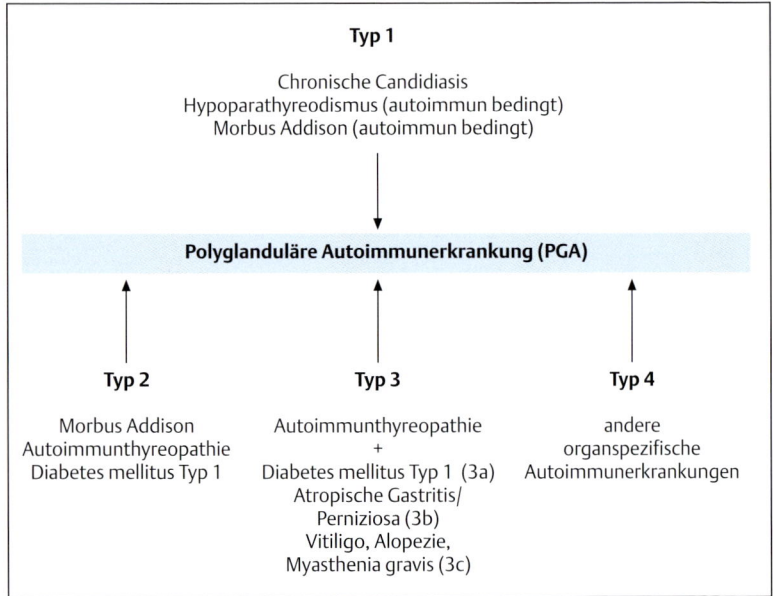

Einteilung

PGA Typ 1: eigenständige, monogenetisch determinierte Autoimmunerkrankung; Defekt im *AIRE*-(Autoimmune-Regulator-)Gen.

PGA Typ 2–4: polygenetische Prädisposition mit Assoziation zu Markern des HLA-Systems.

Abzugrenzen:
- POEMS-Syndrom: Endokrinopathie, Polyneuropathie, Organvergrößerungen, Hautveränderungen, Serum M Protein
- DIDMOAD-Syndrom: Diabetes mellitus Typ 1, Diabetes insipidus, Optikusatrophie, Taubheit
- Kearns-Sayre-Syndrom: Autoimmunthyreoiditis, Hypoparathyreoidismus, Diabetes mellitus Typ 1, Retinadegeneration, Ophthalmoplegie

Polyglanduläre Autoimmunerkrankung (PGA)

Bei einer bestehenden Autoimmunerkrankung ist das Risiko, eine weitere Autoimmunerkrankung zu erwerben, deutlich erhöht. Die Latenzzeit zwischen Erstmanifestation und Zweiterkrankung kann mehrere Jahrzehnte betragen.

Diagnostik

Anamnese

- Beginn und Verlauf der Erkrankungen
- Familiäre Häufung ähnlicher Symptome
- Krankheitsspezifische Symptome

Labor

- Kalzium
- Nüchternblutzucker
- Blutbild

Nur bei entsprechenden Fragestellungen

- TSH, fT_4, fT_3, TPO-AK
- Kortisol, ACTH, NN-Antikörper
- ♂ Testosteron, LH, FSH, SHBG
- Transglutaminase-, Parietalzell-Antikörper
- Zytochrom-P_{450}-, Inselzell-, IA-2-, GAD-Antikörper
- Genetische Untersuchungen
  - HLA
  - *AIRE*-Gen-Mutation

Bildgebende Verfahren

Schilddrüsen-Sonographie

Therapie

Entsprechend der beteiligten Erkrankungen

Polyzystisches Ovarsyndrom (PCO-Syndrom)

Liegt vor, wenn nach Ausschluss anderer endokriner Erkrankungen 2 der 3 folgenden Kriterien erfüllt sind:

▶ chronische Anovulation (Oligo- bzw. Amenorrhö)
▶ polyzystische Ovarien (sonographisch Volumen von > 10 ml und/oder > 12 Follikel mit einer Größe von 2–9 mm)
▶ Hyperandrogenämie (klinisch oder laborchemisch)

Symptome

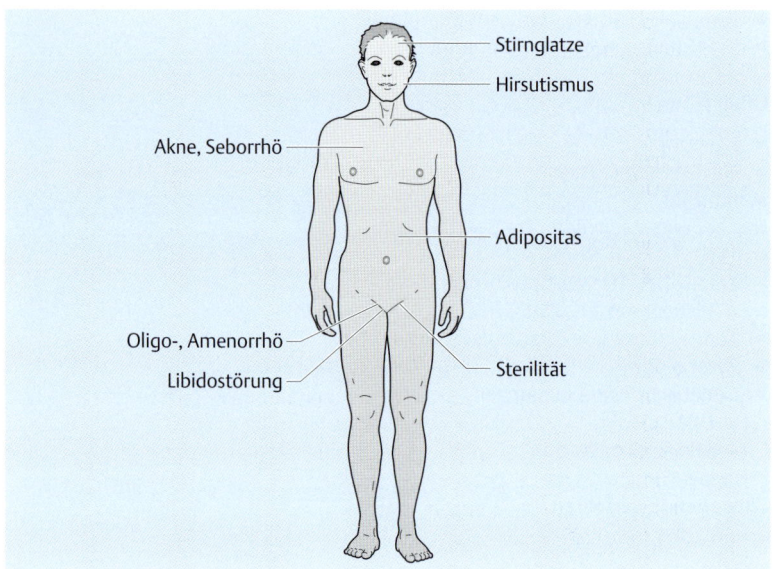

▶ Assoziation mit metabolischem Syndrom, Diabetes mellitus Typ 2
▶ Chronische Anovulation
  – Oligomenorrhö: Zyklusdauer von 35–45 Tagen für mindestens 3 Monate/Jahr
  – Amenorrhö für höchstens einen Zyklus in 6 Monaten oder 2 Zyklen in einem Jahr

Polyzystisches Ovarsyndrom (PCO-Syndrom)

Diagnostik

Anamnese

- Beginn und Verlauf der Veränderungen (langsam, rasch progredient)
- Menarche
- Größenwachstum
- Zyklusstörungen (Oligo-, Amenorrhö)
- Sterilität
- Libidoveränderungen
- Akne, Seborrhö, Haarausfall, Hirsutismus
- Adipositas, metabolisches Syndrom, Diabetes mellitus Typ 2
- Galaktorrhö (Prolaktinom)
- Medikamentenanamnese (s. Ursachen)
- Wachstumsstörung (angeborenes AGS)
- Äußerliche Veränderungen (Vergleich mit älteren Fotos)
- Defeminisierung, Virilisierung (Stirnglatze, männlicher Habitus, Mammaatrophie)
- Cushing-Symptome (Vollmondgesicht, Striae, Stammfettsucht)
- Sehstörungen, Kopfschmerzen (Hypophysentumor)

Labor

Entsprechend dem klinischen Verdacht (Zyklusanamnese!):
- Testosteron, Androstendion ↑: ovarielle Hyperandrogenämie
- LH-FSH-Quotient > 2: ovarielle Hyperandrogenämie
- Dehydroepiandrosteron ↑: adrenale Hyperandrogenämie, androgenproduzierender Tumor
- 17-Hydroxyprogesteron ↑: angeborenes AGS
- Kortisol ↑: Cushing-Syndrom
- Prolaktin ↑: Prolaktinom
- STH ↑: Akromegalie
- TSH ↑ (fT_3 ↓, fT_4 ↓): Hypothyreose
- HOMA-Test (Nüchterninsulin, Nüchternglukose): bei HOMA >2,5 Insulinresistenz
- oraler Glukosetoleranztest: Diabetes mellitus
- Dexamethasontest (1 mg): Ausschluss Cushing-Syndrom
- ACTH-Test:
  - starker Anstieg: NNR-Hyperplasie
  - kein Anstieg: NNR-Tumor
  - überschießender Anstieg 17-OHP: AGS (Late-Onset-Form)

Polyzystisches Ovarsyndrom (PCO-Syndrom)

Bildgebung

- ▶ NN-Sonographie ⎫
- ▶ NN-Computertomographie ⎬ NNR-Tumor/-Hyperplasie
- ▶ NN-Magnetresonanztomographie ⎭
- ▶ Ovar-Sonographie ⎫
- ▶ Ovar-Computertomographie ⎬ polyzystische/tumoröse Ovarien
- ▶ Ovar-Magnetresonanztomographie ⎭
- ▶ Schädel-Magnetresonanztomographie: Hypophysentumor

Gynäkologische Untersuchung (obligat)

- ▶ Körperliche Untersuchung: Ovarialtumor, polyzystische Ovarien, Klitorishypertrophie
- ▶ Vaginale Sonographie
- ▶ Laparoskopie (selten notwendig): polyzystische/tumoröse Ovarien

Ophthalmologische Untersuchung

Gesichtsfeldeinschränkung, Visusminderung: Hypophysentumor

Differenzialdiagnostik

- ▶ Idiopathischer Hirsutismus
- ▶ AGS
- ▶ Hormonell aktive Ovarial- oder Nebennierentumoren
- ▶ Cushing-Syndrom
- ▶ Prolaktinom
- ▶ Hypothyreose
- ▶ Medikamenteneinnahme (s. Ursachen)

Polyzystisches Ovarsyndrom (PCO-Syndrom)

Therapie

Bei **Adipositas** Gewichtsreduktion zur Verbesserung der reproduktiven und metabolischen Parameter.

Bei **Insulinresistenz** (gestörte Glukosetoleranz) Einsatz von Metformin als Mittel der ersten Wahl (**off-label-use**).

Bei **Hyperandrogenämie** oder **Ovulationsstörungen** Therapie mit oralen Kontrazeptiva, bevorzugt mit antiandrogener Komponente.

Bei gleichzeitigem Antikonzeptionswunsch Kombination von Ethinylestradiol und Cyproteronacetat günstig (umgekehrte Sequenzialtherapie: 5.–14. Tag 50–100 mg Cyproteronacetat/Tag, 5.–21. Tag 50 µg Ethinylestradiol/Tag), nach Erreichen eines Erfolgs bzw. bei leichteren Formen primär Kombinationspräparat mit 2 mg Cyproteronacetat und 35 µg Ethinylestradiol). Zur Kontrolle der kutanen Symptome werden zusätzlich Epilation, Rasur und/oder Laserbehandlung sowie Eflornithin-Creme empfohlen.

Bei **unerfülltem Kinderwunsch** Initiierung der Ovulation, z. B. mit Clomiphen.

Pubertas praecox

Vorzeitiges Auftreten der sekundären Geschlechtsmerkmale bzw. vorzeitige Gonadarche (mehr als 2,5 Standardabweichungen vor der mittleren Altersnorm);

Mädchen: Thelarche vor dem 8. Geburtstag;

Jungen: Hodenwachstum und Testosteronwirkung vor dem 10. Geburtstag

- **Pubertas praecox vera** (zentral, hypothalamisch): mit prämaturer Gonadenreifung, immer isosexuell (Gonadotropine ↑, stimulierter LH-FSH-Quotient > 1, meist Fertilität)
- **Pseudopubertas praecox** (peripher, gonadal, adrenal, exogen): keine Gonadenreifung (Gonadotropine normal oder ↑ sowie keine bzw. subnormale Stimulation durch GnRH, über der präpubertären Norm liegende Werte für Androgene, Testosteron, Androstendion und DHEAS)
- „Frühnormale" Pubertät:
  - Jungen: Pubertätsbeginn im 9.–11. Lebensjahr
  - Mädchen: Pubertätsbeginn im 7.–9. Lebensjahr, Menarche im Alter zwischen 8 und 10½ Jahren

Symptome („echte" Pubertas praecox)

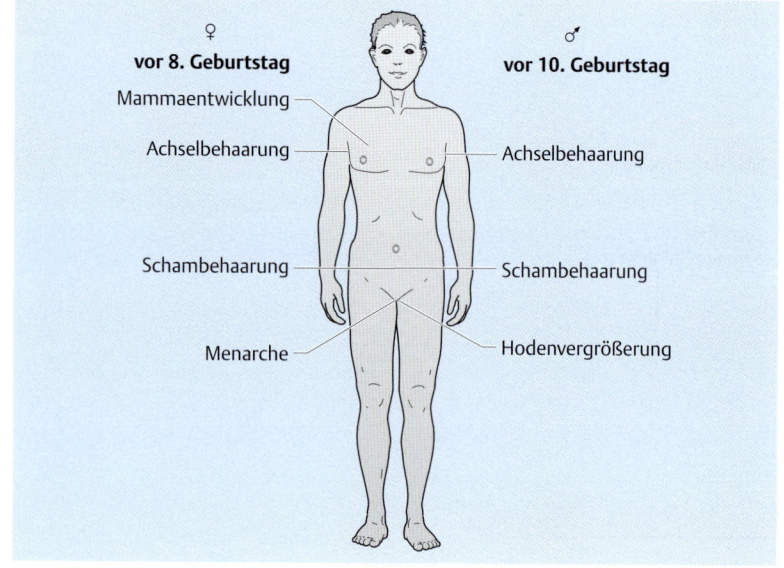

♀ vor 8. Geburtstag
- Mammaentwicklung
- Achselbehaarung
- Schambehaarung
- Menarche

♂ vor 10. Geburtstag
- Achselbehaarung
- Schambehaarung
- Hodenvergrößerung

Präpubertärer Wachstumsschub über der 75. Perzentile, Knochenreifungsakzeleration

Pubertas praecox

Ursachen

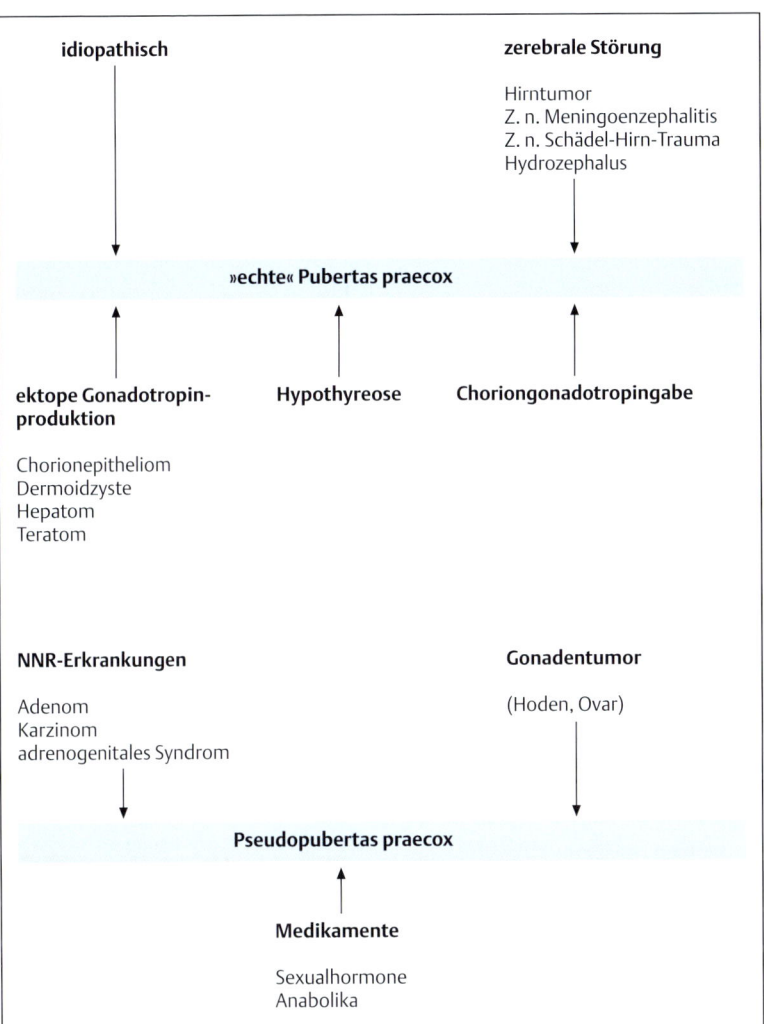

Pubertas praecox

Diagnostik

Anamnese

- Pubertätsverlauf: Scham- und Achselbehaarung, Genitalentwicklung
- ♀: Menarche, Mammaentwicklung
- ♂: Erektion, Ejakulation
- Wachstumsverlauf
- Vorangegangenes Schädel-Hirn-Trauma, stattgehabte Meningoenzephalitis
- Medikamenteneinnahme (Anabolika, Sexualhormone)
- Kopfschmerzen, Sehstörungen (bei Hirntumor)

Labor

- LH ↑, FSH ↑: „echte" Pubertas praecox
- LH ↓ oder normal, FSH ↓ oder normal: Pseudopubertas praecox
- Testosteron ↑: „echte" Pubertas praecox, androgenproduzierender Tumor
- Östradiol ↑: „echte" Pubertas praecox, östrogenproduzierender Tumor
- 17-Hydroxyprogesteron ↑: AGS
- Dehydroepiandrosteron ↑: NNR-Tumor
- HCG i.U. positiv: Chorionepitheliom
- LH-RH-Test:
    - starker Anstieg LH und FSH, LH-FSH-Quotient > 1: „echte" Pubertas praecox
    - kein/verminderter Anstieg LH und FSH, LH-FSH-Quotient ≤ 1: Pseudopubertas praecox
- fT_4 ↓, fT_3 ↓, TSH ↑: Hypothyreose

Hodenbiopsie

Bei Hodentumoren

Bildgebung

- Röntgen linke Hand: Knochenalter
- Schädel-Magnetresonanztomographie: Hirntumor
- NN-Sonographie und -Computertomographie: NNR-Tumor/-Hyperplasie
- Ovar- und Uterus- bzw. Hodensonographie: Gonadentumor

Gynäkologische Untersuchung

Gynäkologische Tumoren (Ovarialtumoren, Chorionepitheliom)

Ophthalmologische Untersuchung

Gesichtsfeldeinschränkung, Visusminderung: Hirntumor

Pubertas praecox

Neurologische Untersuchung

Neurologische Ausfälle bei Hirntumor

Therapie

Entsprechend der Grundkrankheit

Bei der idiopathischen „echten" Pubertas praecox ist eine Behandlung mit LH-RH-Agonisten oder Cyproteronacetat in einer kinderendokrinologischen Sprechstunde angezeigt.

Die Behandlung der Pseudopubertas praecox orientiert sich am Grundleiden, in der Regel erfolgt die operative Entfernung des Tumors in Kombination mit einer Radio-/Chemotherapie nach pädiatrisch-onkologischen Therapieprotokollen. Beim AGS ist eine lebenslange Hydrokortisonsubstitution erforderlich.

Pubertas tarda

Verzögerung der Pubertätsentwicklung um mehr als 2,5 Standardabweichungen gegenüber dem Mittelwert der Norm.

Bei Jungen Hodenvolumen von < 4 ml nach dem 14. Geburtstag

Symptome

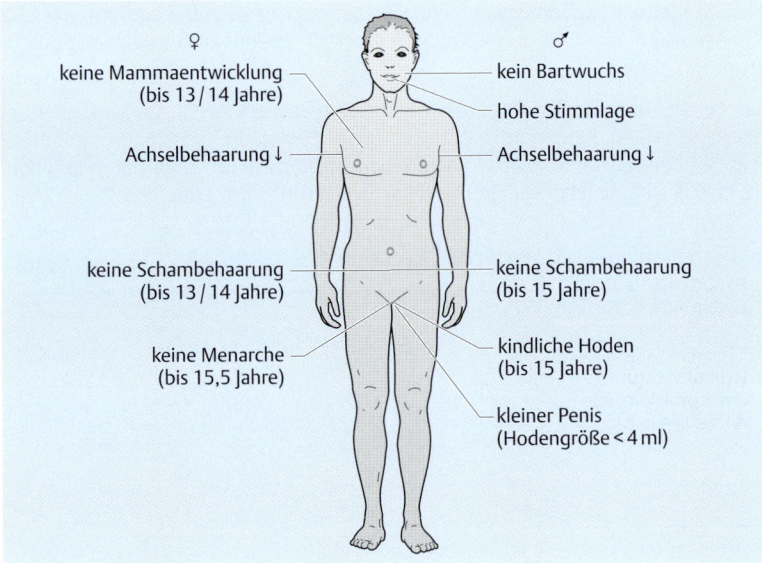

Beurteilung der Pubertätsentwicklung:
- Reifestadienschema nach Tanner (Schambehaarung, Genitalentwicklung, bei Mädchen Mammaentwicklung)
- Objektivierung der Hodengröße mittels Orchiometrie oder Sonographie
- zeitliches Auftreten von Pubertätsmerkmalen (z.B. Schemata nach Prader oder Bierich)
- Menarchealter

Pubertas tarda

Ursachen

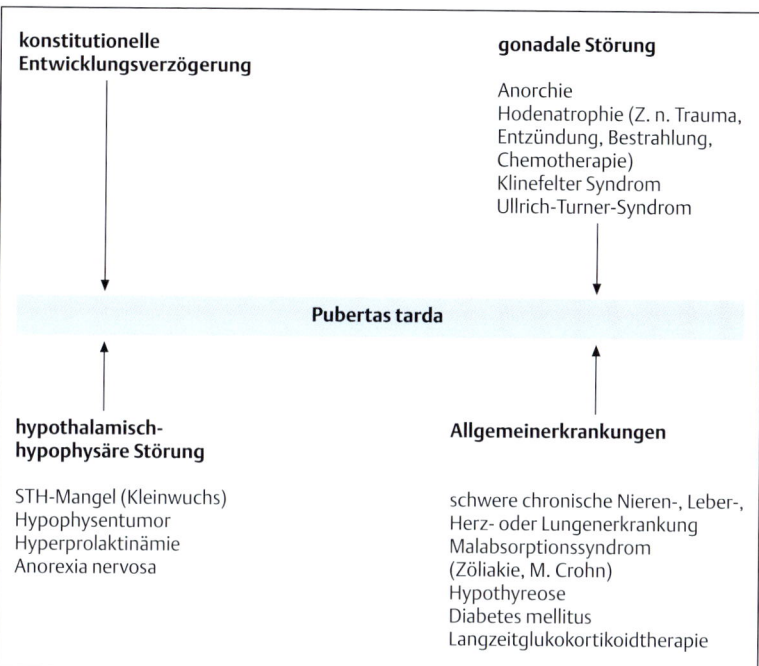

Die häufigste Form ist die **konstitutionelle Entwicklungsverzögerung**. Dafür sprechen:
- Pubertätsentwicklung und Wachstum gleichermaßen verzögert
- normale Körperproportionen
- verzögerte Pubertätsentwicklung entspricht dem retardierten Knochenalter
- bei Eltern und Geschwistern häufig ebenfalls Verzögerung von Wachstum und Pubertätseintritt

Von der verzögerten ist die ausbleibende Pubertät abzugrenzen, z. B. bei Kallmann- oder Ullrich-Turner-Syndrom.

Diagnostik

Anamnese

- Pubertätsverlauf: Scham- und Achselbehaarung, Genitalentwicklung, Hodenvolumen
- ♀: Menarche, Mammaentwicklung
- ♂: Erektion, Ejakulation, Bartwuchs

Pubertas tarda

- Wachstumsverlauf
- Pubertäts- und Wachstumsverlauf von Eltern und Geschwistern (Menarche der Mutter, Rasurbeginn des Vaters)
- Vorangegangene Hodenoperation, -bestrahlung, -trauma oder -entzündung
- Vorangegangene medikamentöse oder operative Behandlung eines Hodenhochstandes
- Bekannte chronische Leber-, Nieren-, Lungen- oder Herzerkrankung
- Medikamentenanamnese (Langzeitglukokortikoideinnahme, Zytostatika)

Labor

Nur bei Verdacht auf Endokrinopathie oder Allgemeinerkrankung:
- Testosteron ↓: entsprechend der Pubertätsentwicklung
- LH ↑, FSH ↑: primärer Hypogonadismus
- LH ↓, FSH ↓: sekundärer Hypogonadismus
- HCG-Test (nicht erforderlich, wenn LH ↑ und FSH ↑):
  - kein/geringer Anstieg Testosteron: primärer Hypogonadismus
  - Anstieg Testosteron: sekundärer Hypogonadismus
- STH-Stimulationstest: kein STH-Anstieg bei hypothalamisch-hypophysärem Kleinwuchs
- Prolaktin ↑: Hyperprolaktinämiesyndrom (**Beachte:** Stressreaktion)
- fT_4 ↓, fT_3 ↓, TSH ↑, TRH-Test deutlich positiv: primäre Hypothyreose
- Chromosomenanalyse: Klinefelter-, Ullrich-Turner-Syndrom
- „Leberstatus": chronische Lebererkrankung
- Kreatinin ↑: Niereninsuffizienz
- Nüchternblutzucker ↑: Diabetes mellitus
- Blutbild: Anämie bei Zöliakie
- Dünndarmschleimhautbiopsie, Anti-Transglutaminase- und Endomysium-Antikörper: bei Zöliakieverdacht

Bildgebung

- Röntgen linke Hand: Knochenalter
- Schädel-Magnetresonanztomographie: Hypophysentumor

Ophthalmologische Untersuchung

Gesichtsfeldeinschränkung, Visusminderung: Hypophysentumor

Pubertas tarda

Therapie

Bei der am häufigsten vorkommenden konstitutionellen Entwicklungsverzögerung ist eine abwartende Haltung angezeigt. Ein aufklärendes Gespräch über die Harmlosigkeit sollte mit Patienten und Eltern erfolgen. Regelmäßige Kontrollen der Pubertätsentwicklung, des Wachstums (Wachstumsverlaufskurven) sowie des Knochenalters sind notwendig, ggf. erfolgt eine kurzfristige Therapie mit Testoviron (50–100 mg alle 4 Wochen) oder HCG (2-mal wöchentlich 1000 IE) zur Pubertätsinduktion.

Ist die Pubertät bis zum Ende des 15. Lebensjahres bei Jungen bzw. bis zum Ende des 13. Lebensjahres bei Mädchen nicht eingetreten, so sind differenzialdiagnostische Maßnahmen einzuleiten. Eine Behandlung mit Sexualhormonen ist nur bei ausgeprägtem psychischen Druck angezeigt und einer kinderendokrinologischen Sprechstunde vorbehalten (kurzzeitig bei Mädchen Östrogene, bei Jungen Testosteron, HCG oder GnRH per Pumpe).

Auch die Substitutionstherapie beim primären männlichen Hypogonadismus erfolgt durch den Endokrinologen bzw. Andrologen (Testosteronenantat, anfangs niedrig dosiert, später 250 mg alle 2–4 Wochen intramuskulär; oder Testosterongel). Bei sekundärer Ursache Stimulation mit Humanchoriongonadotropin, anschließend mit einem FSH-Präparat, als Dauertherapie Gabe von Testosteronenantat.

Renale Osteopathie

Knochenerkrankung bei fortgeschrittener chronischer Niereninsuffizienz (Prädialyse- oder Dialysestadium) mit Zeichen der Osteomalazie (z. B. Knochenschmerzen), der Osteoporose (z. B. Frakturen) sowie des sekundären Hyperparathyreoidismus als Folge der Phosphatretention, der renalen Bildungsstörung von 1,25-Vitamin D und der Hypokalzämie

Bei hohem Knochenumsatz entsteht die Osteitis fibrosa, bei niedrigem Turnover die adyname Knochenerkrankung. Beide gehen mit einer erhöhten Frakturneigung einher.

Symptome

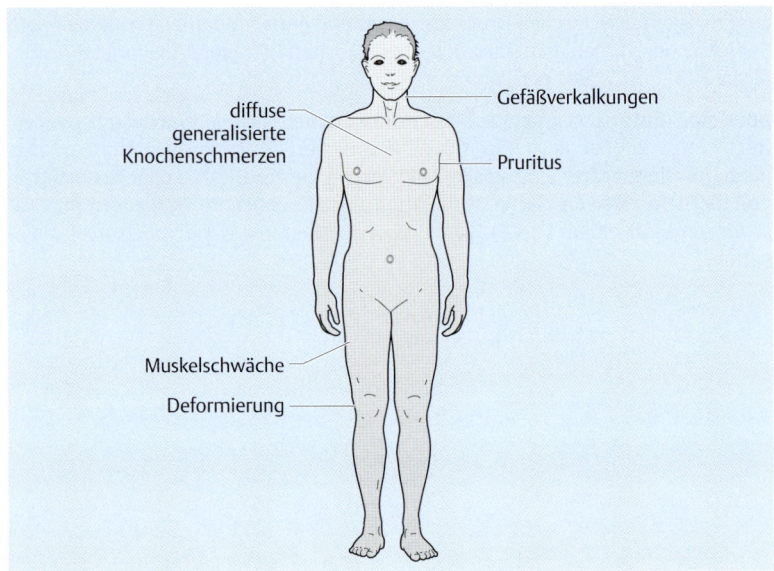

Labor

- Phosphat ↑
- Kalzium normal oder ↓
- 1,25-Vitamin D_3 ↓
- Intaktes Parathormon normal oder ↓, alkalische Phosphatase ↓ : adyname Knochenerkrankung
- Intaktes Parathormon ↑, alkalische Phosphatase ↑ : Osteitis fibrosa

Renale Osteopathie

Therapie

Ziel ist die Eindämmung des sekundären Hyperparathyreoidismus und somit die Vermeidung einer Nebenschilddrüsenoperation durch Senkung des Phosphatspiegels mittels:
- phosphatarmer Diät
- Phosphatbindern (Kalziumacetat, Kalziumkarbonat, Sevelamerhydrochlorid)
- Senkung des Parathormonspiegels (auf das 2- bis 4fache der Norm) mittels Substitution von Calcitriol oder Alfacalcidol sowie bei Dialysepatienten mit dem Kalzimimetikum Cinacalcet und Vitamin D (1000 IE/Tag)

Bei Auftreten von Hyperkalzämien, Anstieg des Kalzium-Phosphat-Produkts auf > 4,51 sowie therapieresistenten, stark erhöhten Parathormonspiegeln als Hinweis auf einen tertiären HPT (s. „Hyperparathyreoidismus") mit deutlich erhöhter kardiovaskulärer Mortalität, Weichteil- und Gefäßverkalkungen (Kalziphylaxie), Knochenschmerzen sowie Pruritus ist eine totale Parathyreoidektomie mit oder ohne Autotransplantation von Nebenschilddrüsengewebe in die Unterarmmuskulatur erforderlich. Postoperativ mögliche Hungry-Bone-Erkrankung beachten. In diesem Fall neben 2–4 g Kalzium/Tag ggf. zusätzliche intravenöse Gabe von Calcitriol oder Alfacalcidol.

Schilddrüsenknoten

Symptome

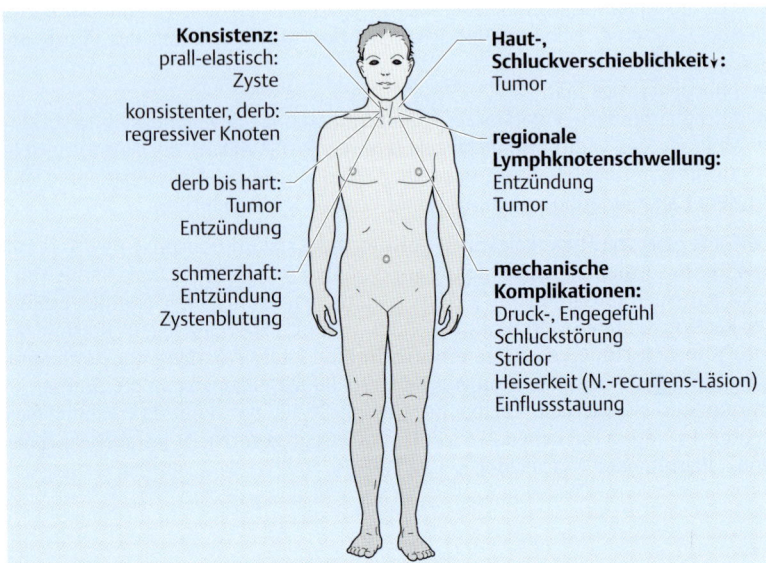

Ursachen

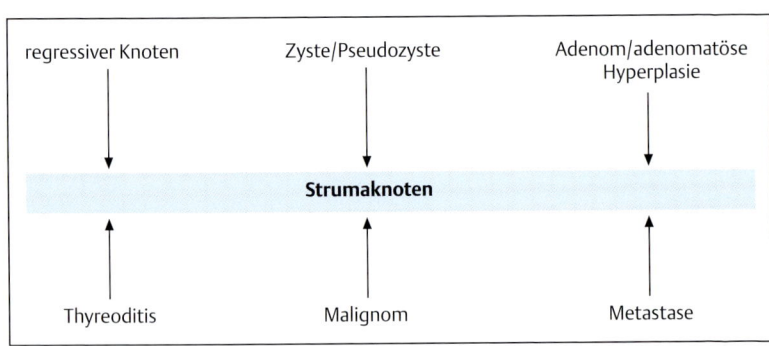

Schilddrüsenknoten

Diagnostikschema

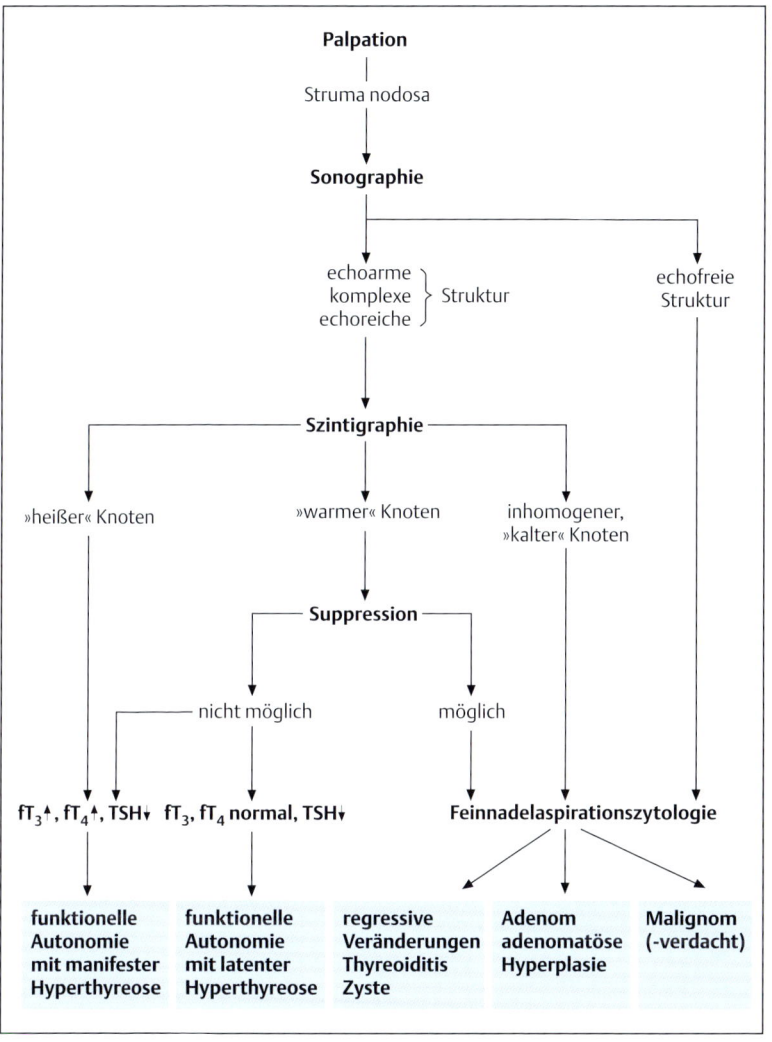

Schilddrüsenknoten

Diagnostik

Anamnese

- Wann entstanden (plötzliches Auftreten bei Zysten)?
- Wachstumstendenz (relativ rasches Wachstum bei Tumoren)
- Schmerzhaftigkeit (Entzündungen, Zystenblutung)
- Lokale Beschwerden (Globusgefühl, Luftnot, Schluckstörungen)

Labor

- Nachweis Euthyreose: TSH normal
- Verdacht auf Funktionsstörung:
    - TSH ↓, fT_4 ↑, fT_3 ↑ : manifeste Hyperthyreose
    - TSH ↑, fT_4 ↓, fT_3 ↓ : manifeste primäre Hypothyreose
- Spezifische Diagnostik: s. „Thyreoiditis" und „Schilddrüsenmalignome"

Bildgebung

- Sonographie: Echostruktur
- Szintigraphie: „kalter", „warmer", „heißer" Bezirk
- Röntgen Thorax: retrosternale Ausbreitung, Tracheakompression

Feinnadelaspiration

- Zytodiagnostik
- Zystenentleerung

> Bei jedem Schilddrüsenknoten ist die Punktion zu erwägen. Diese ist besonders indiziert bei:
> - klinischem Malignomverdacht, unabhängig vom sonographischen oder szintigraphischen Befund
> - sonographisch echoarmen oder komplexen Bezirken mit szintigraphischem Speicherdefekt
> - sonographisch unscharf abgrenzbaren, echoarmen oder komplexen Bezirken oder szintigraphischem Speicherdefekt
> - sonographisch fokalen Veränderungen bei andernorts nachgewiesenen Metastasen oder unbekanntem Primärtumor
> - Aspirationstherapie bei Zysten/Pseudozysten
> - Thyreoiditisverdacht

Schilddrüsenknoten

Therapie

Regressive Veränderungen bei blander Knotenstruma

- Behandlung mit Schilddrüsenhormonen und/oder Jodid (s. „Struma") unter klinischer, sonographischer und zytologischer Kontrolle (Therapieversuch für Knoten, Prophylaxe für die Entstehung weiterer Knoten)
- Operation (besonders bei mechanischen Komplikationen oder ungeklärter Dignität)

Zyste/Pseudozyste

- Entleerung durch Punktion, gegebenenfalls wiederholt
- Ausbleibender Langzeiterfolg der Punktion: Operation (besonders bei mechanischen Komplikationen oder ungeklärter Dignität), bei nichthyperthyreoter Funktion auch Therapieversuch mit Schilddrüsenhormonen und/oder Jodid (s. „Struma")

Malignom

Siehe auch „Schilddrüsenmalignome"
- Operation
- Radiojodtherapie
- Perkutane Strahlentherapie

Funktionelle Autonomie

Siehe auch „Hyperthyreose"
- Bei manifester Hyperthyreose: nach thyreostatischer Vorbehandlung ablative Therapie (Operation oder Radiojodtherapie)
- Bei latenter Hyperthyreose mit klinischer Symptomatik und Risikofaktoren zur Manifestation: gegebenenfalls nach thyreostatische Vorbehandlung Einleitung einer definitiven Therapie (Operation oder Radiojodtherapie)
- Bei latenter Hyperthyreose ohne klinische Symptomatik: auch abwartende Haltung möglich (Jodexposition vermeiden, keine Schilddrüsenhormongabe); aber: potenzielle Gefahr der Manifestation einer Hyperthyreose und von extrathyreoidalen Erkrankungen (z. B. Vorhofflimmern)

Thyreoiditis, subakut und akut

Siehe auch „Thyreoiditis"
- Antiphlogistika, gegebenenfalls Glukokortikoide
- Antibiotika, Antiphlogistika, gegebenenfalls Operation

Schilddrüsenmalignome

Bösartige Tumoren der Schilddrüse oder Metastasen ortsfremder Zellen

Symptome

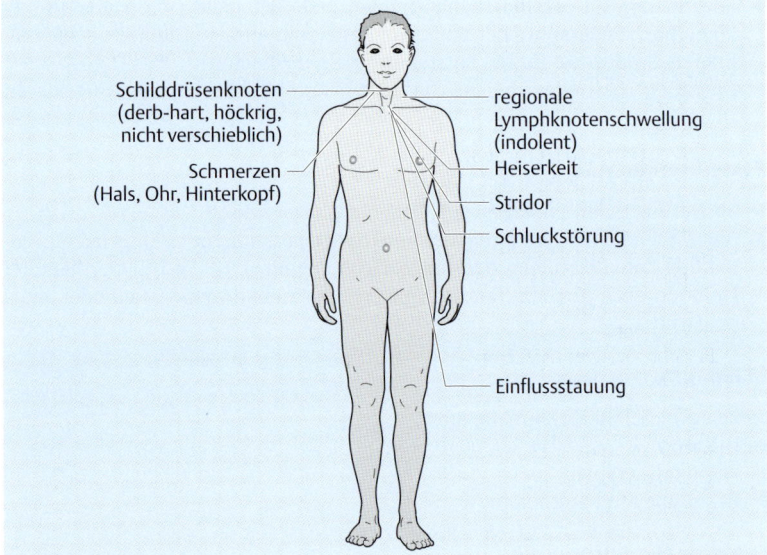

Keine typischen Frühsymptome, deshalb Abklärung jedes Schilddrüsenknotens
Suspekt sind neu entstandene oder wachsende Solitärknoten (besonders bei Kindern/jüngeren Erwachsenen bis zum 30. Lebensjahr und bei Älteren ab dem 60. Lebensjahr).
Knotenwachstum trotz TSH-suppressiver Therapie
Metastasierung:
- ▶ papilläres Karzinom: lymphogen, spät hämatogen
- ▶ follikuläres Karzinom: hämatogen (Lunge, Knochen, Leber)

Klassifikation

pTNM-Klassifikation der Schilddrüsenkarzinome (nach Sobin, verkürzt):
- ▶ pT1: Tumor ≤ 2 cm, auf die Schilddrüse beschränkt
- ▶ pT2: Tumor > 2 cm und ≤ 4 cm, auf die Schilddrüse beschränkt
- ▶ pT3: Tumor > 4 cm oder alle differenzierten Tumoren mit organüberschreitendem Wachstum in den M. sternocleidomastoideus und/oder das perithyreoidale Weichgewebe
- ▶ pT4a/b: Tumorausbreitung über die Schilddrüsenkapsel hinaus
- ▶ pT4a/b stets für anaplastische Karzinome
  zusätzliche Beurteilung nach regionalen Lymphknoten (pN0, pN1, pN1a/b) und Fernmetastasen (pM0, pM1)

Schilddrüsenmalignome

Tabelle **13** Klassifikation der Schilddrüsenmalignome (nach Schmidt und WHO)

I. Karzinome mit Follikelzelldifferenzierung

Differenzierte Karzinome	Gering differenziertes Karzinom	Anaplastisches (undifferenziertes) Karzinom

1. Papilläres Karzinom
   a. Klassische Form
   b. Varianten
      – Papilläres Mikrokarzinom
      – Gekapseltes papilläres Mikrokarzinom
      – Follikuläre Variante (Lindsay-Tumor)
      – oxyphile Variante u. a.
2. Follikuläres Karzinom
   a. Minimal invasives Karzinom
      – Nicht oxyphil
      – Oxyphil
   b. Grob invasives Karzinom
      – Nicht oxyphil
      – Oxyphil
	1. insulär
	2. andere	

II. Karzinome mit C-Zell-Differenzierung

1. Medulläres Karzinom:
   a. familiär
      Neoplastische C-Zell-Hyperplasie
   b. Sporadisch
2. Gemischte C-Zell-Follikelzelldifferenzierung

III. Seltene primäre Schilddrüsenkarzinome

- Nichtepitheliale Tumoren
- Maligne Lymphome
- Verschiedene Tumoren
- Sekundäre Tumoren (Metastasen)
- Unklassifizierbare Tumoren
- Tumorartige Läsionen

Schilddrüsenmalignome

Diagnostik

Anamnese

- Familiäres Vorkommen von Schilddrüsentumoren
- Bestrahlung der Halsregion im Kindesalter
- Zeitpunkt und Verlauf eines Knotenwachstums (Lebensalter, Befundkonstanz, Wachstumstendenz)
- Vorbehandlungen (Wachstum trotz Schilddrüsenhormontherapie, Rezidivknoten nach Operation, vorangegangene Radiojodtherapie)
- Ausstrahlende Schmerzen in Ohr- und Nackenregion
- Wesentliche Lokalbeschwerden (Schluckstörungen, Heiserkeit, Atembeschwerden) und allgemeine Tumormerkmale (Gewichtsverlust, Leistungsknick) erst als Spätsymptome

Labor

- TSH, fT$_4$, fT$_3$: meist normale Schilddrüsenfunktion
- Thyreoglobulin:
    - Tumormarker, erst in der Nachsorge nach totaler Thyreoidektomie sinnvoll
    - Aussage unter endogener (nach L-Thyroxin-Pause) oder exogener TSH-Stimulation (i.m. Injektion von rhTSH) verbessert
- BSR ↑↑: Differenzialdiagnose subakute Thyreoiditis
- Bei Verdacht auf medulläres Karzinom:
    - Kalzitonin ↑
    - Pentagastrintest: Kalzitonin ↑ } medulläres Karzinom, MEN IIa oder IIb
    - CEA ↑: unter anderem medulläres Karzinom
    - *RET*-Protoonkogen: genetischer Test auf familiäre Form des medullären Karzinoms (MEN IIa oder IIb; s. „Multiple endokrine Neoplasie")

Bildgebende Verfahren

- Sonographie: besonders echoarme oder komplexe Bezirke mit unscharfer oder unregelmäßiger Begrenzung, gegebenenfalls grobschollig verkalkte echoarme Bezirke bei medullärem Karzinom
- Szintigraphie: meist Speicherdefekte (kalte Knoten)
- Röntgen Thorax: retrosternale, intrathorakale Struma, Metastasen
- Röntgen Skelett (Schädel, Wirbelsäule, Becken und andere): Metastasen
- Ganzkörperszintigraphie (Jod^{131}): speichernde Metastasen
- Computer-, Magnetresonanztomographie: retrosternale Tumorausbreitung
- Positronenemissionstomographie ^{18}F-Fluordesoxyglukose (FDG-PET): besonders bei entdifferenziertem Tumorgewebe

Schilddrüsenmalignome

Feinnadelaspirationszytologie

Nachweis malignitätsverdächtiger und maligner Zellen

Differenzialdiagnostik

Schilddrüsenknoten anderer Genese (s. „Schilddrüsenknoten")

Therapie

Als primäre Therapiemaßnahme erfolgt immer die Operation mit dem Ziel, das Tumorgewebe möglichst vollständig zu entfernen. Die (nahezu) totale Thyreoidektomie mit zentraler Lymphknotendissektion sowie gegebenenfalls auch Entfernung zervikolateraler und oberer mediastinaler Kompartimente ipsilateral und eventuell auch kontralateral ist Voraussetzung für eine nachfolgende Radiojodtherapie zur Ausschaltung verbliebener Schilddrüsenreste bzw. von Metastasen.

Beim zufälligen Nachweis eines Malignoms durch die histologische Untersuchung muss eine Zweitoperation zu einem möglichst frühen Zeitpunkt folgen. Lediglich beim unifokalen papillären Mikrokarzinom (< 1 cm, keine Organüberschreitung) ist die Hemithyreoidektomie der Primärtumorseite mit Isthmusresektion meist ausreichend (sichere Resektion im Gesunden, kein Lymphknotenbefall, aber keine Möglichkeit der Radiojodtherapie).

Radiojodtherapie bei differenzierten papillären und follikulären Karzinomen mit Radiojodspeichervermögen zur Ablation von postoperativ noch verbliebenem Schilddrüsenrestgewebe, speichernden Metastasen und Tumorresten

Beim onkozytären, medullären und undifferenzierten Schilddrüsenkarzinom ist eine Radiojodtherapie nicht möglich (keine Jodaufnahme des Tumorgewebes).

Perkutane Nachbestrahlung bei differenzierten Karzinomen mit nicht radiojodspeichernden und lokal nicht resektablen Metastasen sowie bei undifferenzierten Karzinomen, ebenso bei Inoperabilität von Lokalrezidiven bzw. bei Fernmetastasen

Chemotherapie (Doxorubicin) gegebenenfalls bei inoperablen, nichtspeichernden Karzinomen und undifferenzierten Karzinomen

Nach Abschluss der definitiven Therapie (lebenslange) suppressive Schilddrüsenhormontherapie mit individuell etwa 100–250 µg L-Thyroxin (etwa 2,5 µg/kg KG); TSH: < 0,01 mU/l; fT_4: normal oder ↑

Nach langjährigem Verlauf prognostisch günstiger differenzierter Schilddrüsenkarzinome kann eine eingeschränkt TSH-suppressive Therapie (0,1–0,5 mU/l) ausreichend sein.

Schilddrüsenmalignome

Regelmäßige Nachsorge zur Kontrolle der Stoffwechselsituation (TSH-suppressiv, normokalzämisch) und zur frühzeitigen Erfassung einer Rezidiventwicklung (anamnestisch, klinisch, sonographisch) sowie zur Bestimmung der Tumormarker Thyreoglobulin beim differenzierten Karzinom sowie Kalzitonin und CEA beim medullären Karzinom, gegebenenfalls nach endogener oder exogener TSH-Stimulation durch Schilddrüsenhormonentzug oder Gabe von rhTSH (an 2 Tagen 0,9 mg i.m. und Thyreoglobulinbestimmung am 5. Tag) bzw. Pentagastin (zur Stimulation von medullären Anteilen)

Weiterhin eventuell Röntgen Thorax, Ganzkörperszintigraphie unter endogener (nach L-Thyroxin-Pause) oder exogener TSH-Stimulation (i.m. Injektion von rhTSH) bei follikulären und papillären Karzinomen sowie unspezifischen Laborparametern

- Keine L-Thyroxin-Therapie vor Radiojodtherapie differenzierter Schilddrüsenkarzinome
- Genetische Untersuchung auf genomische Mutation des *RET*-Protoonkogens und bei positivem Befund konsequente Untersuchung der Familienmitglieder; bei Mutationsnachweis (fast 100%iges Erkrankungsrisiko) präventive Thyreoidektomie im frühen Kindesalter in Abhängigkeit vom genetischen Befund, Entscheidung durch spezialisierten Endokrinologen (familiäres medulläres Karzinom, MEN II)
- Zur Blockade der Aufnahme radioaktiven Jods (bei kerntechnischem Unfall) bei Erreichen des Eingreifrichtwertes Einnahme von 100 mg Jod (130 mg Kaliumjodid), um die Entwicklung von Schilddrüsenkarzinomen zu unterdrücken

Sexuelle Störungen der Frau

Störungen der weiblichen sexuellen Funktionsfähigkeit (Female sexual Dysfunction, FDS) mit emotionalem Leidensdruck

Formen:
- ▶ Störungen des Sexualverlangens (Hypoactive sexual Desire Disorder, HSDD): Mangel oder Verlust des sexuellen Verlangens (Libidoverlust) mit Leidensdruck
- ▶ Erregungsstörungen: Unfähigkeit, sexuelle Erregung zu erreichen oder aufrechtzuerhalten
- ▶ Orgasmusstörungen: Verzögerung oder Fehlen eines Orgasmus bei normaler sexueller Erregung
- ▶ Sexuelle Schmerzstörungen: Auftreten von Dyspareunie (Genitalschmerzen) oder Vaginismus (Spasmen der Vaginalmuskulatur) beim Geschlechtsverkehr

Ursachen

somatisch	Endokrinopathien
kardiovaskuläre Erkrankungen (Hypertonie, Apoplexie, Myokardinfarkt) psychische Erkrankungen (Depression, Angststörungen) neurologische Erkrankungen (Multiple Sklerose) schwere Lebererkrankungen Diabetes mellitus sexuell übertragbare Erkrankungen Gravidität, postpartale Phase	Östrogen-, Testosteronmangel: – Z. n. bilateraler Ovarektomie – Klimakterium NNR-Insuffizienz Anorexia nervosa Hyperprolaktinämie Hypothyreose

Sexuelle Störung der Frau (Female sexual dysfunction, FDS)

psychosozial	medikamentös
Stress, Erschöpfungszustände Partnerschaftsprobleme Z. n. sexuellem Missbrauch kulturelle, religiöse Faktoren	Östrogene Antidepressiva Psychopharmaka Drogenmissbrauch

Sexuelle Störungen der Frau

Diagnostik

Anamnese

- Sexuelle Aktivität, Verlangen, Gefühle, gestörte Orgasmusfähigkeit, Leidensdruck
- Vorangegangene beidseitige Ovarektomie oder Hysterektomie
- Partnerschaftsprobleme
- Lebenssituation, Stress, Erschöpfungszustände
- Medikamenteneinnahme (Antidepressiva, andere Psychopharmaka, Östrogene)
- Bekannte Erkrankungen (Depressionen, Diabetes mellitus, Leber- oder kardiovaskuläre Erkrankungen)
- Alkohol-, Nikotin-, Drogenmissbrauch
- Kulturelle und religiöse Überzeugungen

Klinische Untersuchung

Hinweise auf:
- kardiovaskuläre, neurologische oder Lebererkrankungen
- Endokrinopathien

Labor

Entsprechend Fragestellung:
- Östradiol ↓, LH ↑, FSH ↑: Klimakterium, Zustand nach bilateraler Ovarektomie
- Testosteron (freies, gesamt) ↓, DHEAS ↓: Androgenmangel
- Kortisol ↓: Nebenniereninsuffizienz
- Prolaktin ↑: Hyperprolaktinämie
- TSH ↑: primäre Hypothyreose
- Blutzucker ↑: Diabetes mellitus

Gynäkologische Untersuchung

Hinweise auf gynäkologische Erkrankungen

Therapie

Bei allen sexuellen Störungen mit seelischem Leidensdruck müssen physische (Beeinflussung von Grunderkrankungen) und psychische Ursachen (Verhaltensänderungen, Stressbewältigung, Beseitigung von Partnerschaftsproblemen, Psychotherapie, Paartherapie) behandelt werden.

Bei HSDD nach bilateraler Ovarektomie und Hysterektomie mit plötzlich einsetzendem Klimakterium kann in Ergänzung zur begleitenden Östrogen-(Gestagen-)Gabe eine Testosteronsubstitution in Pflasterform (Intrinsa) erfolgen.

Sterilität

Unvermögen der Frau, eine Frucht bis zur Lebensfähigkeit auszutragen, bzw. Unvermögen des Mannes, die Befruchtung einer Eizelle herbeizuführen („Hypogonadismus", „Infertilität")

Ausbleiben einer erwünschten Schwangerschaft trotz ungeschütztem, regelmäßigem Geschlechtsverkehr über ein Jahr

▶ Primäre Sterilität: bisher noch keine Schwangerschaft eingetreten
▶ Sekundäre Sterilität: Ausbleiben einer erneuten Schwangerschaft

Klassifikation der weiblichen Sterilität nach dem WHO-Schema

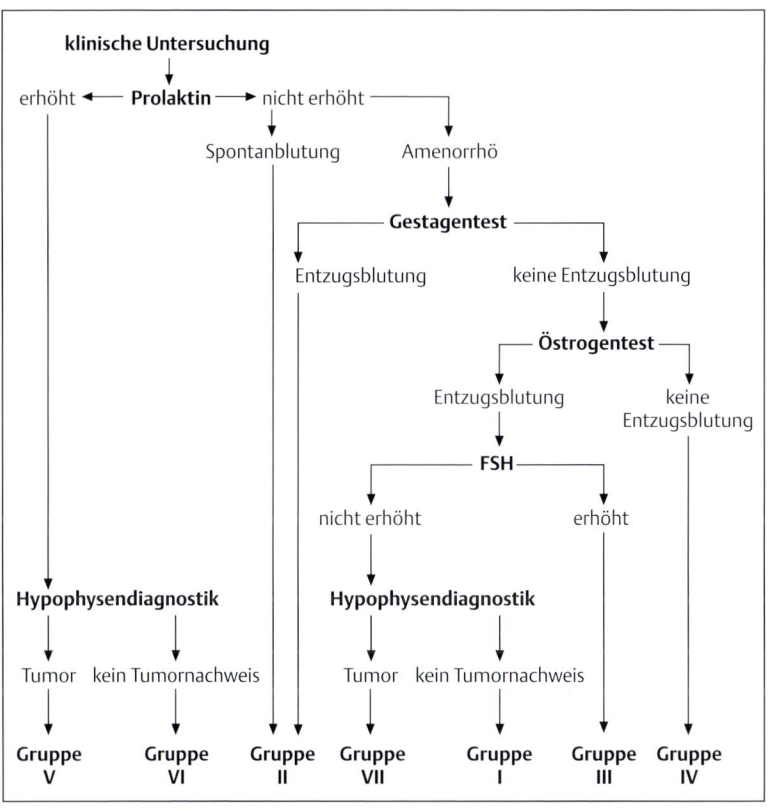

Sterilität

- Gruppe I: hypothalamisch-hypophysäre Insuffizienz (funktionell, psychosomatisch?)
- Gruppe II: hypothalamisch-hypophysäre Dysfunktion (andere endokrinologische Ursache?)
- Gruppe III: ovarielle Insuffizienz (Klimakterium praecox?)
- Gruppe IV: genitale Störung (Genitaltuberkulose, forcierte Kürettagen?)
- Gruppe V: Hyperprolaktinämie mit Tumornachweis (Hypophysen-, Hypothalamusbereich)
- Gruppe VI: Hyperprolaktinämie ohne Tumornachweis
- Gruppe VII: Tumor im Hypophysen-/Hypothalamusbereich ohne Hyperprolaktinämie

Ursachen

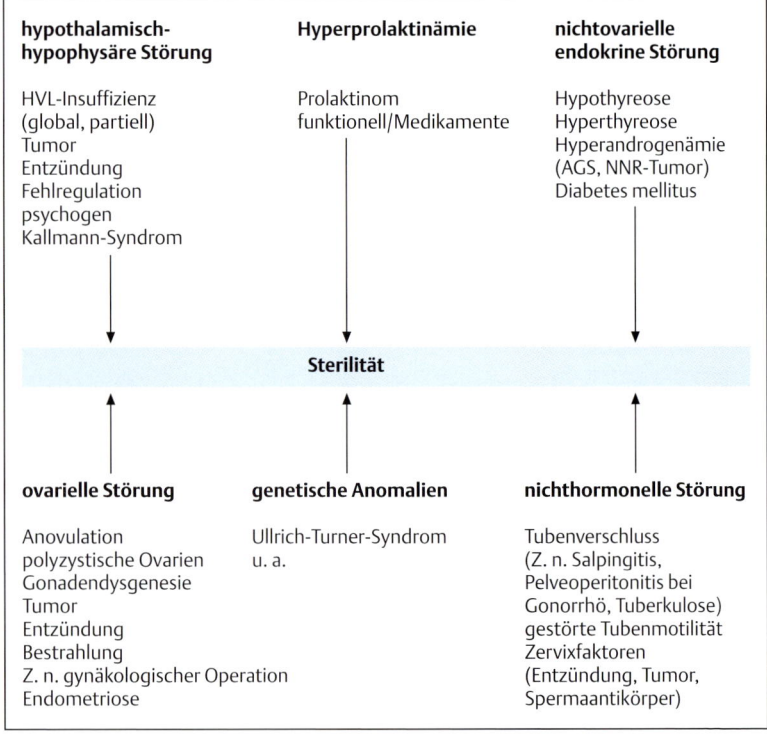

hypothalamisch-hypophysäre Störung

HVL-Insuffizienz (global, partiell)
Tumor
Entzündung
Fehlregulation
psychogen
Kallmann-Syndrom

Hyperprolaktinämie

Prolaktinom
funktionell/Medikamente

nichtovarielle endokrine Störung

Hypothyreose
Hyperthyreose
Hyperandrogenämie (AGS, NNR-Tumor)
Diabetes mellitus

Sterilität

ovarielle Störung

Anovulation
polyzystische Ovarien
Gonadendysgenesie
Tumor
Entzündung
Bestrahlung
Z. n. gynäkologischer Operation
Endometriose

genetische Anomalien

Ullrich-Turner-Syndrom
u. a.

nichthormonelle Störung

Tubenverschluss (Z. n. Salpingitis, Pelveoperitonitis bei Gonorrhö, Tuberkulose)
gestörte Tubenmotilität
Zervixfaktoren (Entzündung, Tumor, Spermaantikörper)

Sterilität

Diagnostik

- Fertilitätsstörung des Partners ausschließen (s. „Hypogonadismus", „Infertilität")

Anamnese

- Regelanamnese (normalzyklisch, Art und Dauer von Zyklusstörungen)
- Bisherige Schwangerschaften (Geburt, Fehlgeburt, Interruptio)
- Psychosoziale Anamnese (chronische Konflikte, Dysstress, Angst)
- Sexualanamnese (Koituszeitpunkt und -frequenz, andrologische Situation des Partners)
- Medikamentenanamnese (prolaktinsteigernde Medikamente, Hormone)
- Begleitkrankheiten, Gewichtsverhalten
- Entzündliche Erkrankungen im Beckenbereich
- Vorangegangene gynäkologische Operationen oder Bestrahlungen
- Galaktorrhö (spontan oder nach Kompression)
- Kopfschmerzen, Sehstörungen (bei Hypophysentumor)
- Vorangegangene Operation oder Bestrahlung der Hypophysenregion
- Hirsutismus, Virilisierung (Bartwuchs, tiefe Stimme, männlicher Habitus und Behaarungstyp)
- Bekannte Endokrinopathie (Schilddrüse, besonders auch latente Hypothyreose, NNR-Erkrankung, Diabetes mellitus)
- Basaltemperaturmessung (mono-, biphasischer Zyklus)

Gynäkologische Untersuchung

- Genitalhypoplasie
- Klitorishypertrophie
- Hinweis auf entzündliche Genitalerkrankung
- Vaginale Sonographie: Zervixinsuffizienz, Uterusfehlbildungen, Uterus myomatosus
- Funktionelle Zervixdiagnostik
- Postkoitaltest (Beurteilung von Zervikalsekret und Spermamotilität)
- Mammabeurteilung (Galaktorrhö)
- Hysterosalpingographie (Tubendurchgängigkeit)
- Laparoskopie (stets erst nach Bildgebung):
  - Gonadendysgenesie
  - polyzystische Ovarien/Ovarialzyste
  - ovarieller Tumor

Sterilität

Labor

- Prolaktin ↑: Hyperprolaktinämiesyndrom
- LH ↓, FSH ↓: hypothalamisch-hypophysäre Störung
- LH ↑, FSH ↑: ovarielle Störung
- LH ↑, FSH ↓: PCO-Syndrom
- LH-RH-Test: kein Anstieg von LH und FSH bei hypophysärer Störung
- Östradiol ↓: primäre und sekundäre ovarielle Insuffizienz
- Progesteron ↓: Corpus-luteum-Insuffizienz
- Testosteron ↑: androgenproduzierender Tumor (NNR, Ovar), polyzystische Ovarien
- Dehydroepiandrosteron ↑: androgenproduzierender Tumor, AGS
- 17-Hydroxyprogesteron ↑: angeborenes AGS
- Chromosomenanalyse: Chromosomenaberration (Ullrich-Turner-Syndrom)
- Gestagentest negativ: fehlende ovarielle Östrogenproduktion, Endometriumstörung
- Östrogentest negativ: Endometriumstörung
- fT_3, fT_4, TSH: Schilddrüsenfunktionsstörung
- Kortisol: NNR-Funktionsstörung
- Nüchternblutzucker ↑: Diabetes mellitus
- Bei Autoimmunerkrankungen, z.B. Lupus erythematodes: Antiphospholipid- und zytotoxische HLA-Antikörper

Bildgebung

- NN-Sonographie, -Computertomographie und -Magnetresonanztomographie: NNR-Tumor/-Hyperplasie
- Ovar-Sonographie und -Computertomographie: tumoröse/polyzystische Ovarien
- Ovar-Sonographie: Kontrolle der Follikelreifung
- Schädel-Magnetresonanztomographie: Hypophysentumor

Ophthalmologische Untersuchung

Gesichtsfeldeinschränkung, Visusminderung: Hypophysentumor

Sterilität

Therapie

Die Behandlung sollte in einer Spezialsprechstunde in enger Zusammenarbeit zwischen Gynäkologen und Endokrinologen entsprechend dem Krankheitsbild erfolgen.

Bei reaktiv-psychogenen Formen zunächst Konfliktbewältigung, bewusste Stressreduzierung, Psychotherapie, Gewichtsregulierung (Anorexia nervosa)

Nichtovarielle endokrinologische Erkrankungen müssen primär und kausal behandelt werden, z. B. Substitutionstherapie bei Hypothyreose und angeborenem AGS. Bei Prolaktinom erfolgt eine medikamentöse Therapie (Bromocriptin, andere Dopaminagonisten).

Bei kongenitalen oder erworbenen Fehlbildungen oder tubenbedingter Sterilität operativ-korrektive Maßnahmen

Nach Ausschluss einer Hyperprolaktinämie folgt bei Corpus-luteum-Insuffizienz und anovulatorischen Zyklen der Versuch der Ovulationsinduktion mit Epimestrol, Cyclofenil oder Clomifen bzw. mit HMG-/HCG-Präparaten oder durch pulsatile GnRH-Stimulation. Zudem bestehen effektive Möglichkeiten der extrakorporalen Fertilisation.

Struma

Diffuse oder knotige Vergrößerung der Schilddrüse

Schilddrüsenlappen größer als das Daumenendglied des Patienten

Gesamtvolumen beim Erwachsenen:
- ♂: > 25 ml
- ♀: > 18 ml.

Häufigste Form ist die endemische Jodmangelstruma als nichtentzündliche und nichtmaligne Schilddrüsenvergrößerung (Anpassungshyperplasie an den alimentären Jodmangel bei Aufrechterhaltung einer euthyreoten Stoffwechsellage.)

Besondere Manifestationsperioden:
- Pubertät
- Gravidität
- Klimakterium

Symptome

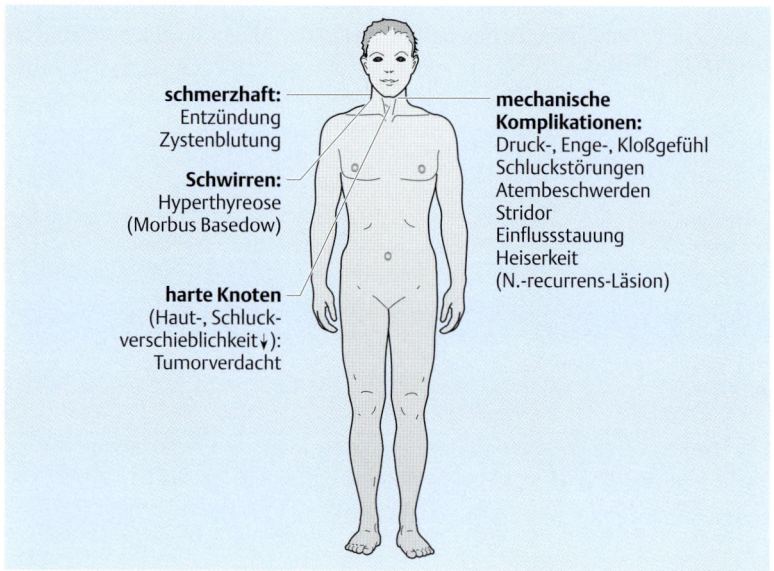

schmerzhaft: Entzündung, Zystenblutung

Schwirren: Hyperthyreose (Morbus Basedow)

harte Knoten (Haut-, Schluckverschieblichkeit ↓): Tumorverdacht

mechanische Komplikationen: Druck-, Enge-, Kloßgefühl, Schluckstörungen, Atembeschwerden, Stridor, Einflussstauung, Heiserkeit (N.-recurrens-Läsion)

Formen

- Diffus
- Ein- oder mehrknotig
- Dystop (retrosternal, intrathorakal, Zungengrundstruma)

Struma

Klassifikation nach klinischen Stadien (WHO)

- 0a: keine Struma
- 0b: tastbare, aber nicht sichtbare Struma
- I: tastbar und bei zurückgebeugtem Kopf gerade eben sichtbare Struma
- II: sichtbare Struma
- III: große sichtbare Struma

Vereinfachte Einteilung (WHO) mit orientierendem Charakter:
- Struma Grad 0: nicht größer als das Daumenendglied des Untersuchten
- Struma Grad 1: stärker tastbar oder bei zurückgeneigtem Kopf sichtbar
- Struma Grad 2: Vergrößerung schon bei normaler Position sichtbar

Sonographisches Schilddrüsenvolumen (obere Grenzwerte)

- 7- bis 10-Jährige: 6 ml
- 11- bis 12-Jährige: 7 ml
- 13- bis 14-Jährige: 8–10 ml
- 15- bis 18-Jährige: 15 ml
- Frauen: 18 ml
- Männer: 25 ml

Konsistenz

- Weich (z.B. Jodmangelstruma)
- Prall-elastisch (z.B. Zysten, Einblutungen)
- Derb (z.B. regressiv veränderte Knoten)
- Derb-hart (z.B. Entzündungen, Tumoren)

Bei Patienten nach dem 40.–50. Lebensjahr, länger bestehender großer Jodmangelstruma mit knotigen Veränderungen häufig Entwicklung disseminierter, multifokaler oder unifokaler Autonomien mit fließendem Übergang von der Euthyreose zur subklinischen und manifesten Hyperthyreose

Bei Kindern und Jugendlichen häufiger auch Immunthyreoiditis als Strumaursache

Struma

Ursachen

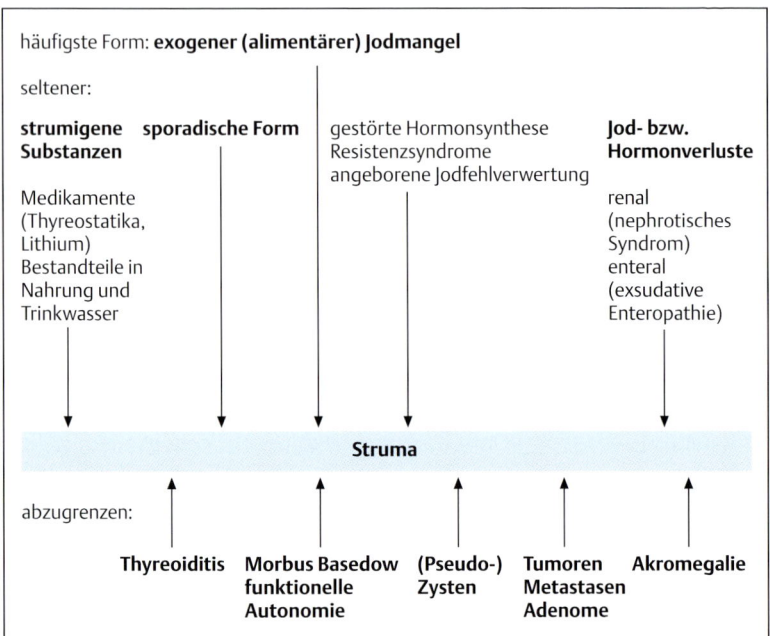

Diagnostik

Anamnese

- Druck-, Enge-, Globusgefühl (verstärkt bei physischer und psychischer Belastung), Schmerzhaftigkeit, Schluckstörungen, Atembeschwerden, Heiserkeit, Stridor
- Entstehungszeitpunkt (seit Kindheit, während der Gravidität, plötzlich entstanden, zufällig beobachtet)
- Wachstumstendenz, -geschwindigkeit
- Familiäres Auftreten (Eltern, Geschwister)
- Vorbehandlungen (medikamentös, operativ, Radiojodtherapie)
- Einnahme strumigener Medikamente (Thyreostatika, Lithium und andere)
- Bestrahlung im Halsbereich im Kindesalter (Malignomrisiko)
- Zeichen der Hyperthyreose (s. dort), der Hypothyreose (s. dort) oder der Thyreoiditis (s. dort)

Labor

Nachweis der Euthyreose: TSH normal
Ausschluss/Nachweis einer Funktionsstörung:
- TSH normal, fT_4 normal, fT_3 normal: Euthyreose
- TSH ↓, fT_4 normal, fT_3 normal: latente Hyperthyreose
- TSH ↓, fT_3 ↑, fT_4 ↑: manifeste Hyperthyreose
- TSH ↑, fT_4 normal, fT_3 normal: latente primäre Hypothyreose
- TSH ↑, fT_4 ↓, fT_3 ↓: manifeste primäre Hypothyreose
- TSH-Rezeptor-Antikörper: Immunhyperthyreose (Immunthyreoiditis)

Chronische Immunthyreoiditis: TPO- und TG-Antikörper ↑
Subakute/akute Thyreoiditis: BSR ↑ ↑

Bildgebung

- Sonographie:
  - strukturorientierte Untersuchung
  - Volumetrie, Echostruktur, fokale Veränderungen (s. „Schilddrüsendiagnostik")
- Szintigraphie:
  - funktionsorientierte Untersuchung
  - lokales Speicherverhalten
  - hypofunktionelle („kalte") Anteile
  - hyperfunktionelle („warme", „heiße") Anteile (s. „Schilddrüsendiagnostik")
- Bei mechanischen Komplikationen:
  - Röntgen Thorax: retrosternale, intrathorakale Struma
  - Röntgen Trachea, Ösophagusbreischluck: Einengungs-, Verdrängungserscheinungen
  - Computertomographie: retrosternale, intrathorakale Struma
  - Magnetresonanz-, Positronenemissionstomographie: gegebenenfalls bei malignen Strumen zur Lokalisationsdiagnostik

Feinnadelaspiration

Zytodiagnostik klinisch, sonographisch oder szintigraphisch auffälliger Bezirke (s. „Schilddrüsendiagnostik")

Prophylaxe (Jodmangelgebiet)

- Verwendung jodierten Kochsalzes im Haushalt (allein nicht ausreichend) und Verzehr von mit jodiertem Kochsalz hergestellten Nahrungsmitteln
- Jodidprophylaxe bei erhöhtem Risiko für Jodmangelstruma:
  - Kinder und Jugendliche, besonders während der Pubertät (100–200 µg/Tag, relative Indikation), vorher gegebenenfalls Immunthyreoiditis ausschließen

- Schwangere und Stillende (150–200 µg/Tag, absolute Indikation)
- positive Familienanamnese (150–200 µg/Tag)
- Rezidivprophylaxe nach medikamentöser Strumatherapie

Therapie (Jodmangelstruma)

Medikamentöse Therapie

Diffuse Strumen bei Kindern:
- 100 µg Jodid/Tag (Kleinkinder)
- 200(–300) µg Jodid/Tag (Schulkinder), auch in Kombination mit 75–150 µg L-Thyroxin/Tag
- nach Rückbildung Prophylaxe mit 100–200 µg Jodid/Tag oder 1,5 mg Jodid einmal wöchentlich

Diffuse Strumen bei Jugendlichen und Erwachsenen bis etwa 40.(–50.) Lebensjahr:
- Jodid: 200(–300) µg/Tag (oder 1,5 mg einmal wöchentlich)
- L-Thyroxin: 75–150 µg/Tag, allein oder in Kombination mit 150–200 µg Jodid/Tag (oder 1,5 mg Jodid einmal wöchentlich)
- überwiegend primär Kombinationspräparat mit Jodid und L-Thyroxin (beispielsweise 150 µg Jodid und 75 µg L-Thyroxin)
- Behandlung über 1–2 Jahre, danach weitgehend unabhängig vom Ausmaß des Therapieerfolgs Prophylaxe mit 150–200 µg Jodid/Tag
- während der Gravidität 150–200 µg Jodid/Tag, gegebenenfalls in Kombination mit 75–150 µg L-Thyroxin/Tag, Dosissteigerung gegenüber Therapie vor der Schwangerschaft oft indiziert (etwa plus 30%)
Berücksichtigung des Jodids in Multivitaminpräparaten

Knotenstrumen ohne Autonomie (Ausschluss durch normales TSH und Szintigraphie):
- L-Thyroxin: 75–150 µg/Tag, allein oder in Kombination mit 100–200 µg Jodid/Tag
- Wachstumshemmung gilt bereits als Erfolg
- auch kontrolliertes Abwarten möglich, besonders bei älteren Patienten

Knotenstrumen mit Autonomie (szintigraphischer Nachweis, TSH ↓) **und peripherer Euthyreose** (fT_4 normal, fT_3 normal), „latente Hyperthyreose":
- keine Jodexposition oder L-Thyroxin-Gabe
- ablative Therapie als Operation oder Radiojodtherapie
- auch kontrolliertes Abwarten möglich (viertel- bis halbjährliche Kontrolle von fT_4, fT_3 und TSH), sehr individuelle Entscheidung bei Fehlen von Risikofaktoren

Knotenstruma mit Autonomie (szintigraphischer Nachweis, TSH ↓) und peripherer Hyperthyreose (fT$_4$ ↑, fT$_3$ ↑), „manifeste Hyperthyreose": s. „Hyperthyreose"

Rezidivprophylaxe nach Schilddrüsenoperation (postoperative Kontrolle von TSH sowie gegebenenfalls fT$_4$ und fT$_3$), stets individuelle Dosisermittlung der medikamentösen Therapie:
- bei euthyreoter Stoffwechsellage und ausreichendem Restgewebe (> 10 ml): Prophylaxe mit etwa 200 μg Jodid/Tag
- bei noch euthyreoter Stoffwechsellage (TSH hochnormal bis leicht erhöht) und geringem Restgewebe (3–10 ml): 100–200 μg Jodid/Tag in Kombination mit L-Thyroxin (50–150 μg/Tag)
- bei hypothyreoter Stoffwechsellage und minimalem Restgewebe (< 3 ml): L-Thyroxin-Substitution (75–150 μg/Tag)

L-Thyroxin-Einnahme in einschleichender Dosierung (besonders ältere Patienten) früh nüchtern (beste Resorption)
Primäre Kombinationstherapie mit Jodid und L-Thyroxin erscheint am günstigsten
Anzustrebender TSH-Wert: 0,3–1,2 mU/l (nichtsuppressiv)
Je frühzeitiger der Therapiebeginn, umso größer der Erfolg der Strumarückbildung
Bei länger bestehenden, insbesondere knotig veränderten Strumen geringere Erfolgsaussichten, hier vor Therapieeinleitung stets Ausschluss von Autonomie und Malignität; Therapie sinnvoll, um zumindest Entstehen neuer Knoten zu verhindern
Zurückhaltung mit der Jodidtherapie bei Patienten mit Struma und Immunthyreoiditis
Postoperative Rezidivprophylaxe bzw. Substitution

Operative Therapie

Indikationen:
- Große Strumen, besonders mit mechanischen Komplikationen
- Malignomverdacht (klinisch, sonographisch, zytologisch)
- Retrosternale, intrathorakale Strumen
- Strumen mit Autonomien
- Rezidivhyperthyreose

Schutz des N. recurrens durch intraoperative Darstellung und Neuromonitoring
Postoperative medikamentöse Rezidivprophylaxe obligat
Kontrolle der Schilddrüsenfunktion und des Kalziumstoffwechsels (s. „Hypoparathyreoidismus")

Radiojodtherapie

Indikation: Versagen der medikamentösen Therapie und Kontraindikation gegen eine Operation

Tetanischer Anfall — Notfall

Durch gesteigerte neuromuskuläre Erregbarkeit bei Störungen im Elektrolyt- bzw. Säure-Basen-Haushalt hervorgerufener Krampfanfall

Symptome

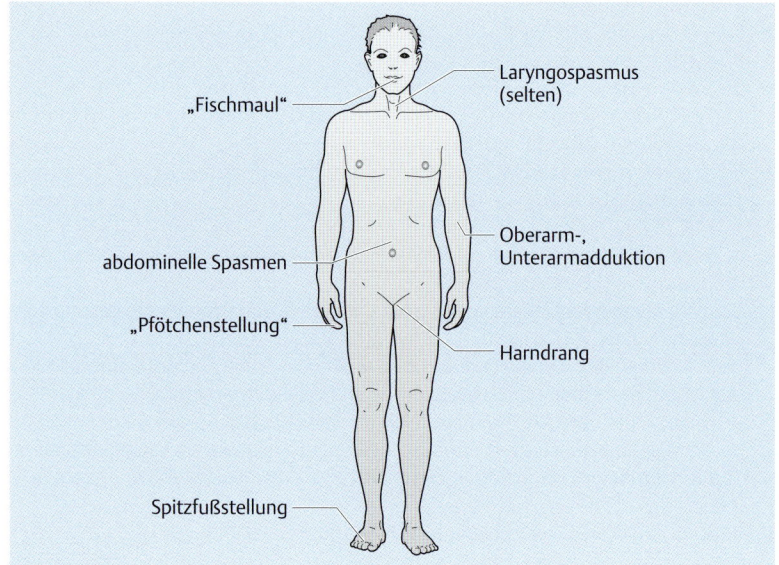

- „Fischmaul"
- Laryngospasmus (selten)
- abdominelle Spasmen
- Oberarm-, Unterarmadduktion
- „Pfötchenstellung"
- Harndrang
- Spitzfußstellung

Prodromi:
- ▶ Angstgefühl, Nervosität
- ▶ Unbehagen, Beklemmung
- ▶ Parästhesien, „Pelzigkeitsgefühl"
- ▶ Schwächegefühl
- ▶ Übelkeit
- ▶ Sprachstörung

Notfall — Tetanischer Anfall

Ursachen

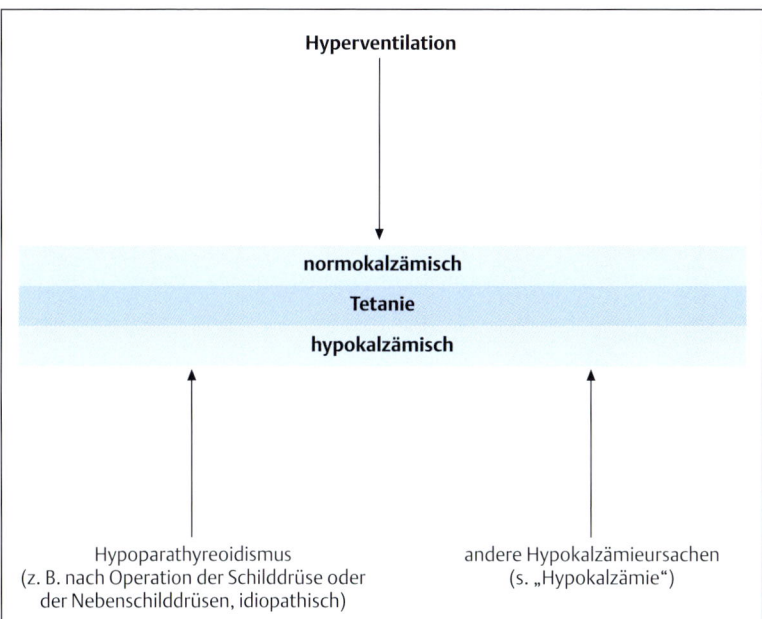

Differenzialdiagnostik

Krampfanfälle anderer Genese:
- Epilepsie
- hysterischer Anfall
- entzündliche oder tumoröse Hirnschädigung
- zerebrale Durchblutungsstörung
- Intoxikation
- hypoglykämischer Schock

Latente Tetanie

Verstärkte tetanische Anfallsbereitschaft, nachweisbar durch den positiven Ausfall folgender Zeichen:
- Chvostek-Zeichen: Kontraktion der Gesichtsmuskulatur bei Beklopfen des N. facialis („Zucken der Oberlippe")
- Trousseau-Zeichen: tetanische „Pfötchenstellung", ausgelöst durch maximal 3-minütiges Anlegen einer Blutdruckmanschette mit einem Druck oberhalb des systolischen Blutdrucks

- Lust-Zeichen: Anheben des lateralen Fußrandes nach Beklopfen des N. fibularis am Fibulaköpfchen
- Hyperventilationstest: „Pfötchenstellung" nach forcierter Atmung über etwa eine Minute

Therapie

Tetanischer Anfall

- Beruhigung des Patienten
- Bei Hyperventilation bewusst langsames Atmen bzw. Rückatmung in einen Plastikbeutel
- Gabe von 10–20 ml 10%igem Kalziumglukonat langsam intravenös

Status tetanicus

100 ml 10%iges Kalziumglukonat in 500 ml physiologischer Kochsalz- oder 5%iger Glukoselösung über 2–10 Stunden infundieren

- Operationsnarbe am Hals sichtbar (Schilddrüse)?
- Vor Injektion möglichst Blutentnahme zur nachfolgenden Kalziumbestimmung
- Vorsicht bei digitalisierten Patienten

Hyperventilationstetanie (normokalzämisch)

- Beruhigung des Patienten
- Rückatmung in einen Plastikbeutel sowie bewusst langsames Atmen
- Gegebenenfalls Gabe von 10 ml 10%igem Kalziumglukonat langsam intravenös
- In schweren Fällen intravenöse Gabe von 10–20 mg Diazepam

Zur Hyperventilationstetanie neigende, psychovegetativ labile Patienten bedürfen einer psychotherapeutischen Mitbehandlung.

Erlernen der Rückatmung in eine Plastiktüte

Keine Kalzium- oder Vitamin D-Dauertherapie

Thyreoiditis

Diffuse oder fokale Entzündung der Schilddrüse

Symptome

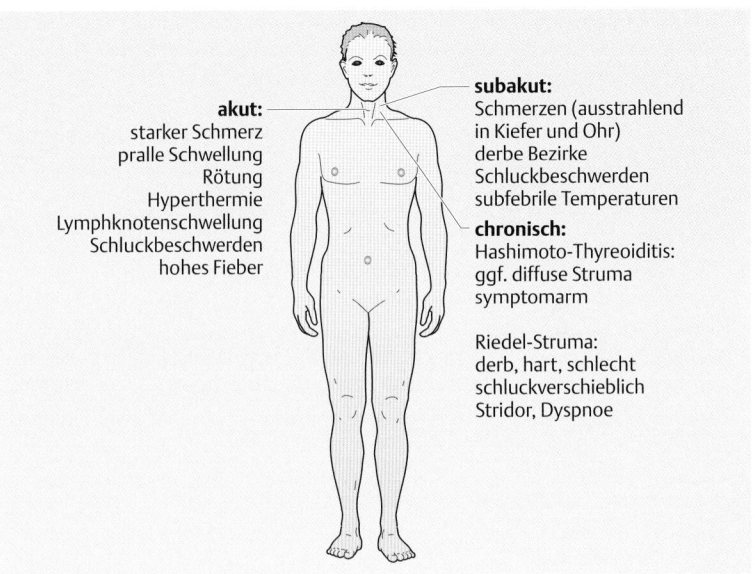

akut:
starker Schmerz
pralle Schwellung
Rötung
Hyperthermie
Lymphknotenschwellung
Schluckbeschwerden
hohes Fieber

subakut:
Schmerzen (ausstrahlend in Kiefer und Ohr)
derbe Bezirke
Schluckbeschwerden
subfebrile Temperaturen

chronisch:
Hashimoto-Thyreoiditis:
ggf. diffuse Struma
symptomarm

Riedel-Struma:
derb, hart, schlecht schluckverschieblich
Stridor, Dyspnoe

Ursachen

Tabelle **14** Einteilung nach dem Krankheitsverlauf

Akut	Subakut	Chronisch
▶ Eitrig (Bakterien) ▶ Nichteitrig (Strahlentherapie, nach Radiojodtherapie, Traumen)	▶ Thyreoiditis de Quervain (Viren) ▶ Subakute lymphozytäre Thyreoiditis (Silent Thyreoiditis)	▶ Autoimmunthyreoiditis Hypertrophe Form (Hashimoto-Thyreoiditis) Atrophische Thyreoiditis Postpartumthyreoiditis Silent Thyreoiditis ▶ Arzneimittelinduzierte Thyreoiditis ▶ Fibrosierende Thyreoiditis (Riedel-Struma) ▶ Spezifische Thyreoiditis (Tuberkulose, Morbus Boeck, Lues)

Thyreoiditis

Diagnostik

Anamnese

- Spontanschmerz, Druckschmerz (akute, subakute Formen)
- Schluckbeschwerden (akute, subakute Formen, Riedel-Struma)
- Fieber (hoch bei akuter Form, subfebril bei subakuter Form)
- Deutliches Krankheitsgefühl (akute, subakute Formen)
- Abgeschlagenheit, Mattigkeit, Müdigkeit, Leistungsschwäche, Inappetenz (akute, subakute Formen, auch chronische Formen bei Entwicklung einer Hypothyreose)
- Schilddrüsenvergrößerung (gegebenenfalls diffus und primär langsam wachsend bei Hashimoto-Thyreoiditis; rasch entstanden, asymmetrisch vergrößert und Wechsel der Symptome bei subakuter Form)
- Vorausgegangene Infektionen (durch Bakterien oder Viren und andere) im Hals-Nasen-Ohren- und Bronchialbereich
- Schwangerschaft, Stillzeit
- Vorangegangene Strahlentherapie oder hochdosierte Radiojodtherapie
- Symptome einer Schilddrüsenfehlfunktion (initial hyperthyreot, chronisch hypothyreot besonders bei Immunthyreoiditis)
- Medikamente: Amiodaron, Interferon-α, Interleukin

Thyreoiditis

Diagnostischen Maßnahmen

Tabelle 15 Diagnostische Maßnahmen bei Thyreoiditis

	Akut	Subakut	Chronisch
Labor			
BSR	↑↑	↑ bis ↑↑	Normal bis (↑)
Serumproteine	α$_2$-Globuline ↑	α$_2$-Globuline ↑	γ-Globuline ↑
Blutbild	Leukozytose, Linksverschiebung	Anämie, CRP ↑ ↑ Leukozyten (↑)	Normale Leukozyten
Schilddrüsenantikörper (TPO- und TG-Antikörper)	–	Normal bis (↑)	↑↑
fT$_3$ ↑, fT$_4$ ↑, TSH ↓ (Hyperthyreose)	nein	initial möglich	Hashimoto-Thyreoiditis: initial möglich
fT$_3$ ↓, fT$_4$ ↓, TSH ↑ (Hypothyreose)	nein	später möglich	Hashimoto-Thyreoiditis und Atrophische Thyreoiditis: später ja
Bildgebung			
Sonographie	Fokal unscharf begrenzt, echoarm bis echofrei	Multifokal unscharf begrenzt, wechselnde Lokalisation, echoarm bis echokomplex	Diffus echoarm
Szintigraphie	„Kalter" Bezirk	„Kalte" Bezirke, Technetium-Uptake ↓	Homogen bis inhomogen, Technetium-Uptake ↓
Zytodiagnostik	Akut entzündlich (massenhaft Granulozyten), Bakteriologie	Mehrkernige Riesenzellen, Granulozyten, Lymphozyten	Lymphozytäre, plasmazelluläre Infiltration

Thyreoiditis

- Mögliche Kombination der Immunthyreoiditis mit anderen Immunopathien
- Thyreoiditis de Quervain mit sehr variablem Beschwerdebild (blande bis schwerkrank)

Differenzialdiagnostik

- Schilddrüsenmalignom
- Akute Blutungszyste
- Andere Strumaformen

Therapie

Akute Form

- Gezielte Antibiotikatherapie, Antiphlogistika, Eiskragen, gegebenenfalls chirurgische Intervention.
- Bei Strahlenthyreoiditis Antiphlogistika, gegebenenfalls Glukokortikoide

Subakute Form

- Antiphlogistika (Acetylsalicylsäure: 1–2 g; Indomethacin: 50–150 mg; Diclofenac: 50–150 mg), bei schwerem Verlauf Glukokortikoide (Prednisolon: initial 30–60 mg über mehrere Wochen; schrittweise Dosisreduzierung, niedrige Dosis langfristig für 4–6 Monate)
- Bei initial passagerer Hyperthyreose Propranolol, keine Thyreostika
- Bei Hypothyreose L-Thyroxin

Chronische Form

- Keine spezifische Therapie
- Bei initial passagerer Hyperthyreose Propranolol, keine Thyreostatika
- Bei permanenter Hypothyreose lebenslange Substitution mit L-Thyroxin, bei hohem Antikörper-Titer gegebenenfalls trotz Euthyreose auch L-Thyroxin (Titer-Rückgang der TPO-Antikörper möglich)
- Keine Jodidmedikation, außer während Gravidität und Stillzeit; gegebenenfalls Selen (200 mg/Tag zur Absenkung des TPO-Antikörper-Titers)
- Bei Riedel-Struma wegen mechanischer Behinderung oder zum Malignomausschluss Operation; Substitution mit L-Thyroxin
- Postpartumthyreoiditis: möglichst abwarten, da hohe Spontanheilungsrate (gegebenenfalls zeitweise Substitution bei Hypothyreose bzw. β-Blocker bei hyperthyreoter Phase)
- Silent Thyreoiditis: meist spontane Besserung der transienten hyperthyreoten Stoffwechsellage
- Arzneimittelinduzierte Thyreoiditis: möglichst Absetzen der spezifischen Therapie (Amiodaron, s. Hyperthyreose"; Interferon α, Lithium)

Stets langfristige Kontrollen, da Entwicklung einer Hypothyreose möglich

Notfall   **Thyreotoxische Krise**

Akute, lebensbedrohliche Exazerbation einer Hyperthyreose

Symptome (Stadieneinteilung nach Herrmann)

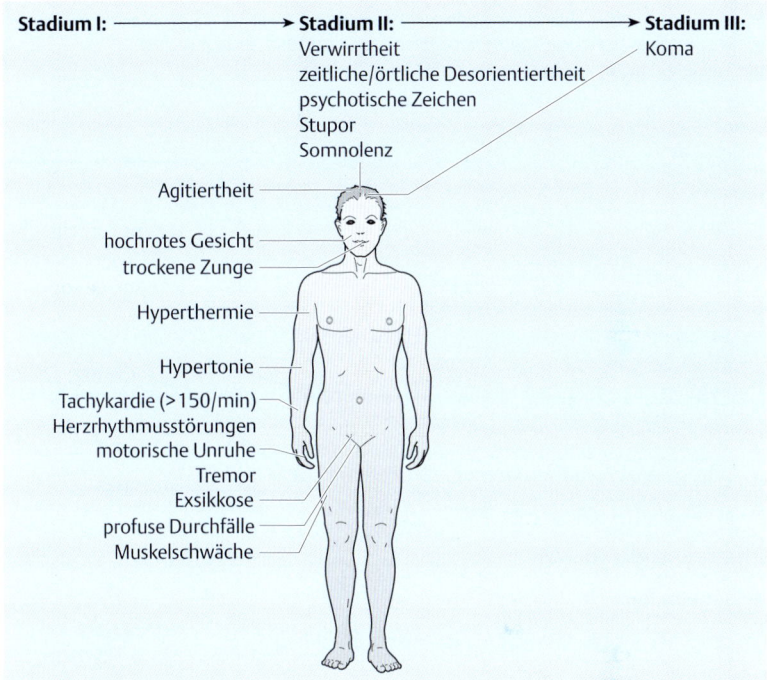

Stadium I: ⟶ **Stadium II:** ⟶ **Stadium III:**
Verwirrtheit / Koma
zeitliche/örtliche Desorientiertheit
psychotische Zeichen
Stupor
Somnolenz

- Agitiertheit
- hochrotes Gesicht
- trockene Zunge
- Hyperthermie
- Hypertonie
- Tachykardie (>150/min)
- Herzrhythmusstörungen
- motorische Unruhe
- Tremor
- Exsikkose
- profuse Durchfälle
- Muskelschwäche

Auslösende Faktoren

▶ Oft unbekannt
▶ Höhergradige Jodexposition (Kontrastmittel, Hautantiseptika, Augentropfen, Amiodaron)
▶ Stress, Operationen, Traumen bei unbekannter/unbehandelter Hyperthyreose
▶ Schwere Infektionen und Erkrankungen bei Hyperthyreose

Prodromi/Leitsymptome

▶ Gesteigerte motorische Unruhe, Muskelschwäche
▶ Tachykarde Rhythmusstörungen (> 150/min), Schlaflosigkeit
▶ Temperaturanstieg, Hyperthermie, profuse Schweißneigung
▶ Übelkeit, Erbrechen, profuse Durchfälle

Thyreotoxische Krise — Notfall

Diagnostik

Anamnese

- Jodkontamination
- Bekannte Hyperthyreose, Thyreostatikatherapie
- Vorangegangene Radiojodtherapie oder Schilddrüsenoperation
- Schwere andere Erkrankung, Infektion, Trauma

Labor

- fT_3 ↑
- fT_4 ↑
- TSH ↓

Rasche Entwicklung innerhalb weniger Stunden bis Tage
Laborwerte ohne enge Korrelation zum klinischen Schweregrad
Laborergebnisse nicht abwarten, klinisches Bild entscheidet über umgehenden Therapiebeginn
Es können auch „falsch-normale" fT_3- und fT_4-Werte auftreten (Low-T_3- bzw. Low-T_4-Syndrom bei schweren Erkrankungen)
Auch oligosymptomatische Verlaufsformen im Stadium I möglich (kardiale, zerebrale, gastrointestinale Symptome vordergründig)
- Sowohl bei immunogener als auch bei nichtimmunogener Hyperthyreose möglich

Differenzialdiagnostik

Anfangsstadium

Psychogener Erregungszustand, Infektionskrankheit

Manifestes Stadium

- Andere Komaursachen:
  - diabetisches, urämisches, hepatisches, hypothyreotes, hypophysäres Koma
  - hyperkalzämische Krise
  - Addison-Krise
  - hypoglykämischer Schock
- Zerebrale Störungen (Apoplexie, Tumor, Entzündung)
- Intoxikation (Medikamente, Alkohol, Drogen, Kohlenmonoxid)

Therapie

Alle Stadien: sofortige intensivmedizinische Versorgung

Notfall — **Thyreotoxische Krise**

Hochdosierte intravenöse Thyreostatikagabe

Thiamazol: (40–)80 mg alle 8 Stunden am 1. Tag, danach alle 8 Stunden 40–80 mg

β-Rezeptoren-Blocker

- Propranolol: 1–5 mg i.v. oder 120–240 mg über Magensonde oder Pindolol: 0,1 mg/Stunde i.v.
- Individuelle Dosierung nach Herzfrequenz und kardialer Pumpleistung

Glukokortikoide

- Prednisolon: 50 mg alle 6–8 Stunden i.v. oder Dexamethason: 2–4 mg alle 6–8 Stunden i.v.

Supportive Maßnahmen

- Hohe Flüssigkeits- (3–5 Liter), Elektrolyt- und Kalorienzufuhr (> 3000 kcal/Tag)
- Normalisierung der Körpertemperatur (Kühlung)
- Thromboembolie- und Antibiotikaprophylaxe
- Bei Bedarf Digitoxin, Therapie von Rhythmusstörungen
- Sauerstoffgabe
- Plasmapherese, falls Notfallthyreoidektomie indiziert, aber nicht möglich ist; gegebenenfalls als Operationsvorbereitung

Definitive Therapie: Frühoperation (totale Thyreoidektomie)

Nach Initialtherapie möglichst innerhalb von 24–48 Stunden bei Stadium II und III, insbesondere bei jodinduzierter Hyperthyreose und mangelnder Erfolgsaussicht der Primärtherapie; kardiale Schutzmedikation

Ullrich-Turner-Syndrom

Weibliches Dysmorphiesyndrom mit Kleinwuchs und primärer Ovarialinsuffizienz infolge einer numerischen oder strukturellen Chromosomenaberration (Karyotyp 45 X0 und andere Varianten)

Symptome

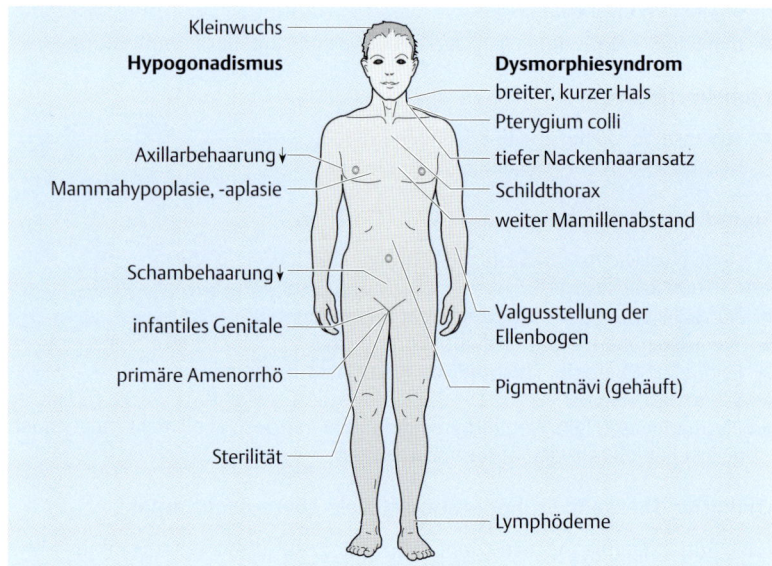

- Häufig Fehlbildungen des Herzens, der Aorta (Aortenisthmusstenose) oder der Nieren (Hufeisenniere und andere)
- Starke klinische Variabilität des Krankheitsbildes

Diagnostik

Anamnese

- ▶ Geburtsgröße und -gewicht vermindert
- ▶ Ausbleiben der Pubertät (keine Menarche)
- ▶ Wachstumsverzögerung (spezifische Wachstumskurven für Ullrich-Turner-Syndrom nach Ranke)

Labor

- ▶ Chromosomenanalyse: Karyotyp 45 X0 und andere Varianten
- ▶ Östradiol ↓

Ullrich-Turner-Syndrom

- LH ↑, FSH ↑
- LH-RH-Test: starker Anstieg von LH und FSH
- Oraler Glukosetoleranztest: häufig gestörte Glukosetoleranz

Bildgebung

- Röntgen linke Hand: Knochenalter retardiert, Brachymetacarpalia
- Röntgen Thorax, Echokardiographie: Vitium
- Nierensonographie, intravenöse Urographie: Nierenanomalien
- Osteodensitometrie: Osteoporose

Gynäkologische Untersuchung

Infantiles Genitale, Amenorrhö

Ophthalmologische Untersuchung

Visusminderung

HNO-ärztliche Untersuchung

Schallleitungsschwerhörigkeit

Differenzialdiagnostik

- Andere Kleinwuchsformen (s. „Kleinwuchs")
- Pubertas tarda
- Andere Ursachen einer Amenorrhö (s. „Amenorrhö")

Therapie

Die lebenslange Substitutionsbehandlung mit Östrogenen (z. B. Progynova) zur Entwicklung der sekundären Geschlechtsmerkmale und zur Verhinderung einer Osteoporose sollte bei einem Knochenalter von etwa 11–12 Jahren begonnen werden. Ab dem 3. Therapiejahr sollte auf Östrogen-Gestagen-Präparate umgestellt werden (Auftreten der Regelblutung). Eine Fertilität ist meist nicht zu erreichen.

Eine etwa im 4. Lebensjahr frühzeitig beginnende Wachstumshormonsubstitution sollte bis Ende der Wachstumsperiode (Epiphysenschluss) im Rahmen einer kinderendokrinologischen Sprechstunde erfolgen.

Virilisierung

Hirsutismus mit zusätzlicher Ausbildung sekundärer männlicher Geschlechtsmerkmale bis zu einem kompletten männlichen Habitus

Symptome

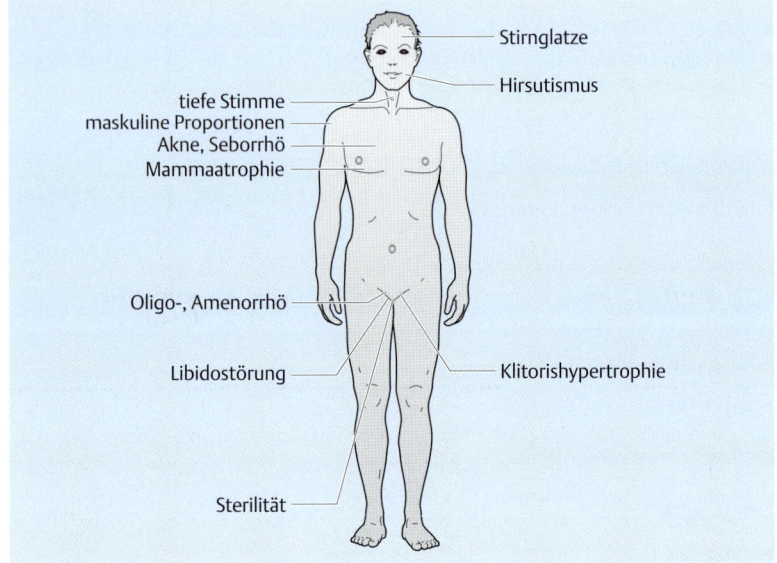

> **Hypertrichose:** lokalisierte oder generalisierte (nichtandrogenabhängige), übermäßige Behaarung bei Frau (Mann, Kind) ohne wesentlich veränderte Sexualbehaarung
> **Virilisierung:** Hirsutismus mit zusätzlicher Ausbildung sekundärer männlicher Geschlechtsmerkmale bis zu einem kompletten männlichen Phänotyp

Virilisierung

Ursachen

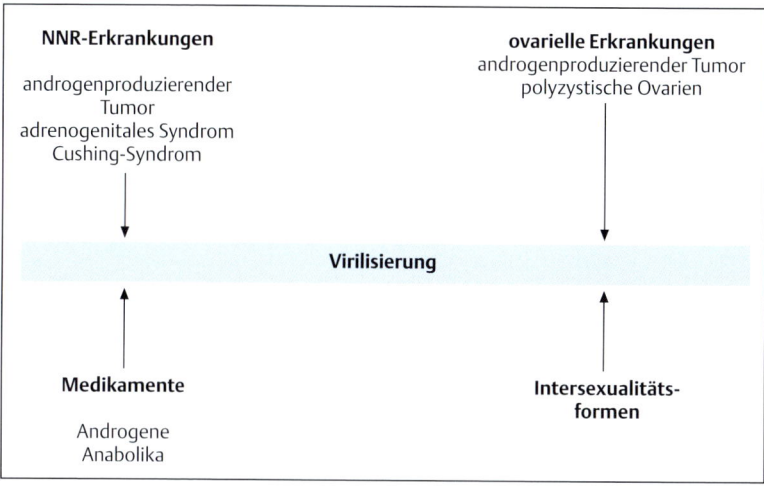

Geringe Virilisierung auch bei Hypothyreose, Akromegalie und Prolaktinom möglich

Diagnostik

Anamnese

- Beginn und Verlauf der Veränderungen (langsam, rasch, progredient)
- Zyklusstörungen (Oligo-, Amenorrhö)
- Sterilität
- Libidoveränderungen
- Defeminisierung (Mammaatrophie, Fettpolsterschwund)
- Virilisierung (Hirsutismus, Stirnglatze, tiefere Stimme, Muskelzuwachs, männlicher Habitus, Klitorishypertrophie)
- Wachstumsstörung (angeborenes AGS)
- Cushing-Symptome (Vollmondgesicht, Striae, Stammfettsucht)
- Medikamentenanamnese (Androgene, Anabolika)

Virilisierung

Labor

Entsprechend klinischem Verdacht:
- Testosteron ↑ : androgenproduzierender Tumor (Ovar, NNR), AGS (angeboren, erworben), polyzystische Ovarien
- Dehydroepiandrosteron ↑ : androgenproduzierender Tumor (NNR, Ovar), AGS (angeboren, erworben), polyzystische Ovarien
- 17-Hydroxyprogesteron ↑ : angeborenes AGS
- Kortisol ↑ : Cushing-Syndrom
- Prolaktin ↑ : Prolaktinom
- STH ↑ : Akromegalie
- fT_3 ↓, fT_4 ↓, TSH ↑ : primäre Hypothyreose
- Chromosomenanalyse: Intersexualitätsformen

Bildgebung

- NN-Sonographie, -Computertomographie und -Magnetresonanztomographie, NNR-Szintigraphie: NNR-Tumor/-Hyperplasie
- Vaginale und abdominelle Sonographie, Ovar-Computertomographie: polyzystische/tumoröse Ovarien
- Schädel-Magnetresonanztomographie: Hypophysentumor

Gynäkologische Untersuchung (obligat)

- Körperliche Untersuchung (Klitorishypertrophie, Ovarialtumor, polyzystische Ovarien)
- Laparoskopie (selten notwendig): polyzystische/tumoröse Ovarien

Ophthalmologische Untersuchung

Gesichtsfeldeinschränkung, Visusminderung: Hypophysentumor

Therapie

Entsprechend der Grundkrankheit:
- Androgenproduzierende Tumoren (NNR, Ovar): operatives Vorgehen, gegebenenfalls zusätzliche Strahlen-/Chemotherapie
- Angeborenes AGS: permanente Glukokortikoidtherapie
- Cushing-Syndrom: in Abhängigkeit von der Ursache der Erkrankung
- Polyzystischen Ovarien (ohne Kinderwunsch): Antiandrogene (Cyproteronacetat) in Kombination mit Östrogenen (Ethinylestradiol) als umgekehrte Sequenzialtherapie bzw. als Kombinationspräparat mit 2 mg Cyproteronacetat und 35 µg Ethinylestradiol. Bei Kinderwunsch kann durch den Gynäkologen eine Therapie mit Clomifen oder Cyclofenil zur Ovulationsauslösung bzw. eine pulsatile GnRH-Therapie erfolgen. Ergänzend ist eine externe kosmetische Behandlung durch den Dermatologen zur Minderung des Hirsutismus möglich (s. „Hirsutismus").

Diagnostische Methoden

P = Prinzip

D = Durchführung

B = Bewertung

I = Indikation

KI = Kontraindikation

Diabetesdiagnostik

Oraler Glukosetoleranztest

P Nach oraler Glukosegabe steigt Blutzucker in pathologischen bzw. gestörten Bereich

D 75 g Glukose aufgelöst oral zugeführt, Testbeginn morgens nüchtern nach 12-stündiger Nahrungskarenz, aber ohne vorhergehende Fastenperioden; in den 2 Stunden körperliche Ruhe einhalten; Blutzuckermessungen nüchtern und 2 Stunden nach Glukosebelastung

B 2-Stunden-Wert: Glukose normal: < 7,8 nmol/l (< 140 mg%); gestörte Glukosetoleranz: 7,8–11,1 mmol/l (140–200 mg%); Diabetes: > 11,1 mmol/l (> 200 mg%); jeweils bei Messung im Vollblut

I Zum Ausschluss bzw. in Grenzfällen zur Bestätigung eines Diabetes mellitus, zur Diagnose der gestörten Glukosetoleranz; Akromegaliediagnostik (s. „Hypophysendiagnostik")

Gastroenteropankreatische Tumordiagnostik

Funktionsdiagnostik

Tabelle **16** Parameter zur Diagnostik gastroenteropankreatischer, hormonaktiver Tumoren

Parameter	Normalwerte	Erhöht bei
C-Peptid (Serum)	0,25–1,30 nmol/l (1–2 ng/ml)	Insulinom
Gastrin (Serum)	20–150 pg/ml	Gastrinom (Zollinger-Ellison-Syndrom; > 500 pg/ml)
Glukagon (Plasma)	< 30 pmol/l	Glukagonom, Tumorkachexie, Stress (> 300 pmol/l)
5-Hydroxyindolessigsäure (Urin)	1–7 mg/Tag (kein Genuss von Bananen, Nüssen, Ananas; keine Einnahme von Phenothiazinen)	Karzinoid (> 15 mg/Tag)
Insulin (Serum)	70–190 pmol/l (3–20 µE/ml)	Insulinom
Magensäuresekretion (basal)	0–5 mval HCl/Stunde	Gastrinom (Zollinger-Ellison-Syndrom; > 10 mval HCl/Stunde)
Proinsulin	< 10 pmol/l	Insulinom
Vasoaktives intestinales Peptid (VIP)	< 60 pmol/l	VIPom (Verner-Morrison-Syndrom), medullärem Schilddrüsenkarzinom, Neuroblastom, Schock

Gastroenteropankreatische Tumordiagnostik

Funktionstests

Fastentest

- **P** Unter Nahrungskarenz fällt Insulinspiegel unter 10 µE/ml, der Glukosespiegel nicht unter 2,5 mmol/l
- **D** 48- bis 72-stündiges Fasten mit regelmäßiger Blutzucker-, C-Peptid- und Insulinbestimmung
- **B** Beim Insulinom Abfall des Blutzuckerspiegels unter 2,5 mmol/l bei fehlendem Insulin-, C-Peptid- und Proinsulinabfall (Sensitivität: 95%)
- **I** Insulinom

Sekretintest

- **P** Nach Sekretingabe bei Gesunden unbeeinflusste oder abfallende Gastrinwerte
- **D** Intravenöse Gabe von 2 IE Sekretin/kg KG, Blutentnahme zur Bestimmung von Gastrin vor sowie 5, 10, 20 und 30 Minuten nach Applikation
- **B** Beim Gastrinom paradoxer Anstieg um mehr als 100%
- **I** Gastrinom (Zollinger-Ellison-Syndrom)

Wasser-Nahrungskarenz-Test

- **P** Normalerweise unter Nahrungskarenz Rückgang der Stuhlfrequenz
- **D** 3 Tage Wasser- und Nahrungskarenz unter parenteraler Wasser- und Elektrolytzufuhr
- **B** Bei VIPom keine Abnahme der Stuhlfrequenz
- **I** VIPom (Verner-Morrison-Syndrom)

Hypophysendiagnostik

Funktionsdiagnostik des Hypophysenvorderlappens

Tabelle **17** Parameter zur Hypophysenvorderlappendiagnostik

Parameter	Normalwerte	Erhöht bei	Erniedrigt bei
Adrenokortikotropes Hormon (ACTH)	Siehe „Nebennierendiagnostik"	Kortikotropes Adenom, paraneoplastisch (s. „Cushing-Syndrom", „NNR-Insuffizienz", primäre)	HVL-Insuffizienz (s. „NNR-Insuffizienz", sekundäre)
FSH, LH	Siehe „Sexualhormondiagnostik"	Primärer Hypogonadismus ♀ Klimakterium	HVL-Insuffizienz (s. „Hypogonadismus")
Prolaktin	♂ 30–350 mE/l (< 15 ng/ml) ♀ 30–500 mE/l (< 20 ng/ml) Standardisiert: 8–10 Uhr morgens ♀ 3.–7. Zyklustag Medikamente absetzen (s. „Hyperprolaktinämiesyndrom")	♂ 550–2000 mE/l, ♀ 650–2000 mE/l: „funktionell", seltener Mikroprolaktinom 2000–4000 mE/l: Mikroprolaktinom, seltener „funktionell" > 4000 mE/l: meist Makroprolaktinom	HVL-Insuffizienz
Somatotropes Hormon (STH)	< 4 ng/ml	Somatotropes Adenom (s. „Akromegalie", „Hochwuchs")	HVL-Insuffizienz (s. „Minderwuchs")
Insulin-like Growth Factor I (IGF-I)	Altersbezogen	Wie STH	Wie STH
TSH	Siehe „Schilddrüsendiagnostik"	Thyreotropes Adenom (TSHom; selten), primäre Hypothyreose	HVL-Insuffizienz (sekundäre Hypothyreose), primäre Hyperthyreose

Hypophysendiagnostik

Stimulationstests

CRH-Test
Siehe „Nebennierendiagnostik"

LH-RH-Test
Siehe „Sexualhormondiagnostik"

Metyrapontest
Siehe „Nebennierendiagnostik"

TRH-Test
Siehe „Schilddrüsendiagnostik"

Kombinationstests
- Insulin-LHRH-TRH-Test
- GHRH-LHRH-TRH-CRH-Test
- **I** Überprüfung der Funktion der HVL-Achsen

Arginin-GHRH-Test

P Das hypothalamische GHRH stimuliert die Hypophyse zur Freisetzung von STH
D Intravenöse Gabe von 1 µg GHRH/kg KG sowie von 0,5 g Arginin/kg KG in 100 ml Wasser; vor sowie 15, 30, 60 und 90 Minuten danach Blutentnahme zur Bestimmung von STH
B normal: STH-Anstieg ≥ 10 ng/ml
kein/geringer Anstieg: STH-Mangelzustand (hypophysärer Minderwuchs, HVL-Insuffizienz)
Anstieg: hypothalamische Störung bei Minderwuchs
I Minderwuchs
HVL-Insuffizienz

Insulin-Hypoglykämie-Test

P Hypoglykämie (Blutzucker < 2,5 mmol/l) stimuliert ACTH- und STH-Freisetzung aus HVL
D:
B: s. „Nebennierendiagnostik"
I:
Kl:

Hypophysendiagnostik

Zusätzlich zur funktionellen Überprüfung von STH:
- **B** normal:
  STH-Anstieg ≥ 10 ng/ml (schließt STH-Mangel aus)
  Anstieg auf 5–10 ng/ml: partieller STH-Mangel
  Anstieg von < 5 ng/ml: Totaler STH-Mangelzustand, hypophysärer Minderwuchs, HVL-Insuffizienz
- **I** Minderwuchs, HVL-Insuffizienz

STH-Suppressionstest

- **P** Hyperglykämie senkt erhöhte STH-Serumspiegel
- **D** Orale Gabe von 100 g Glukose beim nüchternen Patienten; Blutentnahme zur Bestimmung von STH, Blutzucker und Insulin vor sowie 30, 60 und 120 Minuten nach Applikation
- **B** normal: Senkung des STH-Spiegels unter 1 ng/ml, keine Senkung des erhöhten STH-Spiegels (auch paradoxer Anstieg möglich): Akromegalie, Hochwuchs
- **I** Hochwuchs, Akromegalie
- **KI** Diabetes mellitus

Funktionsdiagnostik des Hypophysenhinterlappens

Tabelle 18 Parameter zur Diabetes-insipidus-Diagnostik

Parameter	Normalwerte	Diabetes insidipus
Urinvolumen	1–2 Liter/24 Stunden	> 4 Liter/24 Stunden
Spezifisches Uringewicht	1015–1022	< 1005 (< 1008)
Urinosmolalität	200–1400 mosmol/kg	50–200 mosmol/kg
Plasmaosmolalität	280–295 mosmol/kg	> 295 mosmol/kg

Funktionstests

Dursten

- **P** Durst führt über Erhöhung der Plasmaosmolalität zur Stimulation der Adiuretinausschüttung

Screening-Test

- **D** Flüssigkeitskarenz von 19 Uhr bis 6 Uhr
- **B** Spezifisches Uringewicht > 1008, Urinvolumen ↓: schließt Diabetes insipidus aus

Hypophysendiagnostik

Durstversuch (stationär)

D Beginn des Durstens morgens früh nach Urinentleerung
Bestimmung von Körpergewicht, Hämatokrit und Elektrolyten im Serum sowie des spezifischen Gewichts und der Osmolalität des Urins
Stündlich Urin untersuchen (Volumen, spezifisches Gewicht und Osmolalität)
Nach 3 Stunden Kontrolle der Blutparameter
Durstversuch mindestens über 6, möglichst über 12 Stunden durchführen
B Normal/psychogene Polydipsie:
Urinvolumen ↓ (< 0,5 ml/min)
Spezifisches Uringewicht ↑ (> 1020)
Urinosmolalität ↑ (> 800 mosmol/kg) > Plasmaosmolalität (< 295 mosmol/kg)
Diabetes insipidus centralis/renalis:
Polyurie bis zur Dehydration (Urinvolumen nimmt nicht oder nur wenig ab, Körpergewicht ↓, Hämatokrit ↑)
Spezifisches Uringewicht < 1008
Urinosmolalität (< 200 mosmol/kg) < Plasmaosmolalität (> 295 mosmol/kg)
I Diabetes insipidus (Differenzialdiagnostik zur Abgrenzung gegenüber einer psychogenen Polydipsie)

- Abbruch, wenn Körpergewicht durch Flüssigkeitsverlust um mehr als 5 % abnimmt
- oder klinische Zeichen der Exsikkose auftreten

Adiuretintest

P Adiuretin bewirkt bei funktionstüchtigem Tubulussystem eine Wasserrückresorption
D Dursten bis mittags, danach Gabe von Adiuretin (Desmopressin: 20 µg intranasal oder 4 µg s.c.)
Danach viertelstündlich Urin lassen und entsprechende Menge nachtrinken
Bestimmung von spezifischem Uringewicht und Urinosmolalität.
B Diabetes insipidus centralis:
Urinosmolalität ↑ (> Plasmaosmolalität)
Spezifisches Uringewicht ↑
Diabetes insipidus renalis:
Kein Anstieg des niedrigen spezifischen Uringewichts bzw. der Urinosmolalität
I Differenzierung zwischen zentralem und renalem Diabetes insipidus, Test im Anschluss an Durstversuch

Nebennierendiagnostik

Funktionsdiagnostik

Tabelle 19 Parameter zur Nebennierendiagnostik

Parameter	Normalwerte	Erhöht bei	Erniedrigt bei
Adrenokortikotropes Hormon (ACTH)	2–17 pmol/l (8 Uhr morgens) bzw. 7–63 ng/l	Primäre NNR-Insuffizienz, Cushing-Syndrom (hypothalamisch-hypophysär, ektopische ACTH-Produktion), AGS	Sekundäre NNR-Insuffizienz, Cushing-Syndrom (NNR-Tumor), Glukokortikoidzufuhr (hochdosiert)
Aldosteron	20–150 ng/l	Primärer, sekundärer Hyperaldosteronismus	Hypoaldosteronismus Medikamente: Spironolacton
Aldosteron/Reninaktivität-Quotient	< 300	Primärer Hyperaldosteronismus Medikamente: β-Blocker, Clonidin	Medikamente: Spironolacton Schleifendiuretika
Aldosteron/Reninkonzentration-Quotient (ARQ)	< 50		
Androstendion	♀ 1–10 nmol/l ♂ 3–8 nmol/l	NNR-Tumor, AGS	
Dehydroepiandrosteron (DHEA)	♀ 3–85 nmol/l ♂ 5–30 nmol/l	NNR-Tumor, AGS, ovarieller Tumor, PCO-Syndrom	NNR-Insuffizienz
DHEAS	♀ 2,7–8,1 μmol/l ♂ < 12,4 μmol/l		
Desoxykortisol	50–250 ng/dl	Normaler Metyrapontest	
17-Hydroxyprogesteron (17-OHP)	♂ 100–234 ng/dl bzw. 1,4–6,2 nmol/l ♀ 20–340 ng/dl bzw. 0,3–2,4 nmol/l; in Lutealphase bis 8,8	AGS (angeborener 21-Hydroxylase-Mangel)	

Nebennierendiagnostik

Tabelle 19 *(Fortsetzung)*

Parameter	Normalwerte	Erhöht bei	Erniedrigt bei
Katecholamine:			
Adrenalin im Plasma	30–90 ng/l	Phäochromozytom	
Adrenalin im Urin	< 18 µg/24 Stunden		
Noradrenalin im Plasma	165–460 ng/l		
Noradrenalin im Urin	15–80 µg/24 Stunden		
Kortisol	200–600 nmol/l bzw. 6–23 µg/dl (8 Uhr morgens) 65–220 nmol/l bzw. 2–9 µg/dl (abends)	Cushing-Syndrom, Adipositas, Stress, Alkoholzufuhr, Gravidität, Einnahme von Kontrazeptiva	NNR-Insuffizienz, HVL-Insuffizienz
Kortisol, freies im Urin	50–220 nmol/Tag bzw. 15–75 µg/Tag		
Metanephrine: freie im Plasma im Urin	< 90 ng/l < 297 µg/24 Stunden	Phäochromozytom	
Normetanephrine: freie im Plasma im Urin	< 200 ng/l < 354 µg/24 Stunden		
Reninaktivität im Plasma	0,1–2,0 ng/ml/Stunde	Sekundärer Hyperaldosteronismus	Primärer Hyperaldosteronismus Medikamente: β-Blocker
Reninkonzentration im Plasma	1,5–18,0 ng/l		
Testosteron	Siehe „Sexualhormondiagnostik"		

Nebennierendiagnostik

Funktionstests

ACTH-Tests

P Exogene Zufuhr von ACTH bewirkt Kortisolausschüttung aus der Nebennierenrinde

ACTH-Kurztest

D Morgens 8 Uhr Blutentnahme zur Kortisolbestimmung
Gleichzeitig Injektion von 0,25 mg ACTH i.m. oder i.v.
Nach 30 und 60 Minuten erneute Blutentnahme zur Kortisolbestimmung
B Normal: Kortisolanstieg > 550 nmol/l
Weiter wie ACTH-Infusionstest

ACTH-Infusionstest

D Bestimmung der Urinkortisolausscheidung an 1–2 vorausgehenden Tagen
Am Testtag morgens um 8 Uhr Blutentnahme zur Kortisolbestimmung
Danach Infusion von 0,25–0,5 mg ACTH in 500 ml physiologischer NaCl-Lösung über 4–8 Stunden
Nach Infusionsende erneute Blutentnahme zur Kortisolbestimmung
Von Testbeginn über 24 Stunden Urin zur Kortisolbestimmung sammeln
B Normal: 2- bis 3facher Anstieg des Kortisols
Kein Anstieg: primäre NNR-Insuffizienz
Geringer/mäßiger Anstieg: sekundäre NNR-Insuffizienz, NNR-Tumor (Cushing-Syndrom)
Übermäßiger Anstieg: NNR-Hyperplasie (Cushing-Syndrom)
Angeborenes AGS: starker Anstieg des 17-OHP
I Differenzierung zwischen primärer und sekundärer NNR-Insuffizienz
Differenzierung zwischen NNR-Hyperplasie und NNR-Tumor bei Cushing-Syndrom
Adrenogenitales Syndrom

Clonidin-Hemmtest

P Clonidin hemmt zentral das sympathische Nervensystem mit Abfall der Katecholamine und Metanephrine
D Orale Gabe von 300 µg Clonidin; vorher sowie 120 und 180 Minuten danach Blutentnahme zur Bestimmung der Katecholamine und Metanephrine
B Normal: Abfall der Katecholamine und Metanephrine
Anstieg (über 3faches der Standardabweichung) bzw. fehlender Abfall erhöhter Katecholamine und Metanephrine: Phäochromozytom
I Nachweis Phäochromozytom

Nebennierendiagnostik

CRH-Test

P Das hypothalamische CRH stimuliert die hypophysäre ACTH-Sekretion
D Vor sowie 15, 30 und 45 Minuten nach Gabe von 50 µg CRH i.v. Blutentnahme zur Bestimmung von ACTH und Kortisol
B Anstieg von ACTH und Kortisol:
  ▶ bei hypophysärem Cushing-Syndrom
  ▶ bei „tertiärer" NNR-Insuffizienz
Kein Anstieg von ACTH und Kortisol:
  ▶ bei NNR-Tumoren
  ▶ bei ektoper ACTH-Produktion
  ▶ bei sekundärer NNR-Insuffizienz (HVL-Insuffizienz)
I Differenzierung Cushing-Syndrom
Differenzierung zwischen sekundärer und „tertiärer" NNR-Insuffizienz

Dexamethasontests

P Suppression der hypophysären ACTH-Sekretion durch Dexamethason mit nachfolgendem Abfall des Kortisols in Blut und Urin
Im Fall eines gestörten Regelkreises (Cushing-Syndrom) ist diese hemmende Wirkung bei NNR-Hyperplasie nur durch hohe Dosen zu erzielen, nicht dagegen beim autonomen NNR-Tumor.

Dexamethasonkurztest

P Blutentnahme um 8 Uhr morgens zur Bestimmung des Kortisols
Um 24 Uhr orale Gabe von 1 mg Dexamethason
Am nächsten Tag um 8 Uhr erneute Blutentnahme zur Bestimmung des Kortisols
B Normal: Abfall des Kortisols am 2. Tag auf < 80 nmol/l
Kein oder ungenügender Abfall: Cushing-Syndrom
I Cushing-Syndrom (Screening-Test zur Abgrenzung gegenüber erhöhten Kortisolwerten bei alimentärer Adipositas)

8-mg-Dexamethasontest

P 2 Tage alle 6 Stunden 2 mg Dexamethason, sonst wie 1-mg-Test
B Normal: Abfall des Kortisols um mindestens 50%
Normaler Abfall: NNR-Hyperplasie, hypophysäres Cushing-Syndrom
Kein Abfall: NNR-Tumor, ektope ACTH-Produktion, selten NNR-Hyperplasie
I Differenzierung zwischen NNR-Tumor, NNR-Hyperplasie und hypophysärem Cushing-Syndrom

Nebennierendiagnostik

Fludrokortisontest

- **P** Hemmung der Aldosteronsekretion über Suppression des Renin-Angiotensin II durch fludrokortisoninduzierte Volumenerhöhung
- **D** Stationär 4-mal/Tag 0,1 mg Fludrokortison p.o. über 4 Tage
  Aldosteronbestimmung am 5. Tag gegen 10 Uhr in Orthostase
- **B** Normal: Suppression von Aldosteron unter 50 pg/ml
  Keine Suppression : primärer Hyperaldosteronismus
- **KI** Schwere Hypertonie, Herzinsuffizienz

Insulin-Hypoglykämie-Test

- **P** Hypoglykämie (Blutzucker < 2,5 mmol/l) induziert ACTH- und damit Kortisolausschüttung
- **D** Intravenöse Gabe von 0,10–0,15 IE Normalinsulin/kg KG
  Blutentnahme zur Bestimmung von Kortisol, ACTH und Blutzucker 30 Minuten vor sowie 30, 60 und 90 Minuten nach Injektion
- **B** Normal: Anstieg von Kortisol und ACTH auf etwa das Doppelte
  Kein/geringer Anstieg: HVL-Insuffizienz (sekundäre NNR-Insuffizienz)
- **I** HVL-Insuffizienz
- **KI** Anfallsleiden, zerebrale Durchblutungsstörungen, manifeste NNR-Insuffizienz, Hypoglykämiezustände

Immer 20- bis 40%ige Glukose in Bereitschaft halten (Gefahr schwerer Hypoglykämie); s. „Hypophysendiagnostik"

Kochsalzbelastungstest

- **P** Hemmung der Aldosteronsekretion über Suppression des Renin-Angiotensin II durch natriumbedingte Volumenerhöhung
- **D** Um 8 Uhr morgens Infusion von 2 Litern 0,9%iger NaCl-Lösung über 4 Stunden
- **B** Normal: Senkung des Aldosterons auf < 85 pg/ml
  Keine Senkung unter 85 pg/ml: primärer Hyperaldosteronismus
- **I** Primärer Hyperaldosteronismus
- **KI** Schwere Hypertonie, Apoplexie, Infarkt

Kortisoltagesprofil

Normal: Kortisolwerte im Blut morgens am höchsten, abends am niedrigsten (23-Uhr-Wert 50% niedriger als 8-Uhr-Wert)
Aufgehobene Rhythmik:
- ▶ Cushing-Syndrom (konstant hoch)
- ▶ NNR-Insuffizienz (konstant niedrig)
- ▶ Alkoholismus und Schichtarbeit (möglich)

Metyrapontest

P Metyrapon blockiert durch Enzymhemmung die Biosynthese von Kortisol
Der Kortisolabfall im Blut stimuliert die hypophysäre ACTH-Ausschüttung mit nachfolgend vermehrter Bildung von Kortisolvorstufen (Desoxykortisol) unter der Voraussetzung einer funktionstüchtigen Nebennierenrinde (positiver ACTH-Test)

D Für 2 Tage alle 4 Stunden orale Gabe von 750 mg Metyrapon nach vorheriger Bestimmung von ACTH und Desoxykortisol
Am 2. und 3. Tag erneute Bestimmung der Parameter

B Normal: etwa 10facher Anstieg von ACTH und Desoxykortisol
Kein Anstieg: HVL-Insuffizienz (sekundäre NNR-Insuffizienz), Cushing-Syndrom (NNR-Tumor), ektope ACTH-Produktion, Glukokortikoidgabe
Starker Anstieg: NNR-Hyperplasie (hypothalamisch-hypophysäres Cushing-Syndrom)

I NNR-Insuffizienz (Differenzierung zwischen primärer und sekundärer Form), Cushing-Syndrom (Differenzierung zwischen NNR-Tumor und NNR-Hyperplasie)

Orthostasetest

P Stimulation der Reninaktivität durch Orthostase

D Stationär nach strenger Bettruhe um 8 Uhr morgens Blutentnahme zur Bestimmung von Aldosteron, Renin und Kortisol
Nach 4-stündigem Umherlaufen erneute Blutentnahme

B Aldosteronabfall: Conn-Syndrom
Aldosteronanstieg: idiopathischer Hyperaldosteronismus

I Primärer Hyperaldosteronismus (Differenzialdiagnostik)

Lokalisationsdiagnostik

Sonographie

Screening-Methode zur Vorfelddiagnostik; Raumforderungen ab einem Durchmesser von etwa 2,5 cm nachweisbar
Vorteile: nichtinvasive Methode, leicht durchführbar
Nachteil: geringere Treffsicherheit

I NNR-Tumor (Adenom, Karzinom):
- ▶ Kortisol produzierend: Cushing-Syndrom
- ▶ Aldosteron produzierend: Conn-Syndrom
- ▶ Androgen produzierend: AGS

NNR-Hyperplasie (schwierig):
- ▶ bei ACTH-abhängigem Cushing-Syndrom
- ▶ bei AGS (Kortisolsynthesedefekt)

Tumor des Nebennierenmarks: Phäochromozytom

Nebennierendiagnostik

Computer-, Magnetresonanztomographie

Nachweis von Raumforderungen auch kleineren Durchmessers
Aussage zur Gewebebeschaffenheit und teilweise auch zur Dignität des Tumors möglich
Vorteile: hohe Treffsicherheit, nichtinvasive Methode
- Prinzipiell wie Sonographie, aber deutlich höhere Aussagekraft

Szintigraphie

Erfasst Lokalisation und Funktion des Nebennierengewebes
Darstellung der Nebennierenrinden mit ^{131}Jod-Cholesterol
- Cushing-Syndrom
  Zur Differenzierung einer Hyperplasie der NNR (beidseitige Anreicherung) und eines Adenoms (einseitige Speicherung mit fehlender Darstellung der atrophierten kontralateralen Nebenniere)
  Karzinome speichern meist nicht
Darstellung des Nebennierenmark mit ^{131}Jod-Metabenzylguanidin
- Phäochromozytom

Phlebographie

Zur Tumordifferenzierung und -lokalisation in Kombination mit seitengetrennter etagenweiser Katheterisierung der Venen mit Blutentnahme zur anschließenden Hormonbestimmung
- Hyperaldosteronismus (Conn-Syndrom) mit Aldosteronbestimmung
  Extraadrenale Phäochromozytome mit Katecholaminbestimmung
Vorteil: hohe Treffsicherheit mit Erfassung auch kleinerer Tumoren
Nachteil: aufwändiges, belastendes Verfahren
Bei Phäochromozytom nur nach entsprechender medikamentöser Vorbereitung

Nebenschilddrüsen- und Knochenstoffwechseldiagnostik

Funktionsdiagnostik

Tabelle 20 Parameter zur Diagnostik der Nebenschilddrüsen und des Knochenstoffwechsels

Parameter	Normalwerte	Erhöht bei	Erniedrigt bei
Alkalische Phosphatase	0,50–2,0 µmol/l	Osteomalazie Knochenmetastasen	Hypophosphatasie
Alkalische Knochen-phosphatase	14–30 U/l	Knochenanbau ↑: High-Turnover-Osteoporose HPT Osteomalazie Knochenmetastasen Morbus Paget Osteitis fibrosa Frische Fraktur	Low-Turnover-Osteoporose Behandlung mit Bisphosphonaten Adyname Knochenerkrankung bei renaler Osteopathie
Phosphat	0,8–1,4 mmol/l	Hypoparathyreoidismus Pseudohypoparathyreoidismus Sekundärer und tertiärer HPT (renal)	Primärer HPT Osteomalazie Sekundärer HPT (intestinal)
Phosphat im Urin	13–42 mmol/24 Std.	Primärer HPT Osteomalazie (phosphopenisch)	Hypoparathyreoidismus
Kalzium	2,15–2,55 mmol/l	Primärer und tertiärer HPT Andere Hyperkalzämieursachen (s. dort)	Hypoparathyreoidismus Pseudohypoparathyreoidismus Sekundärer HPT Osteomalazie (kalzipenisch) Andere Hypokalzämieursachen (s. dort)
Kalzium im Urin	3–8 mmol/24 Std.	Primärer HPT Hypoparathyreoidismus	Sekundärer HPT (intestinal) Osteomalazie (kalzipenische Form) Hypokalziurische Hyperkalzämie (FHH)
Osteokalzin	2–22 ng/ml	Knochenumbau ↑: High-Turnover-Osteoporose	

Nebenschilddrüsen- und Knochenstoffwechseldiagnostik

Tabelle 20 *(Fortsetzung)*

Parameter	Normalwerte	Erhöht bei	Erniedrigt bei
Parathormon	10–65 pg/ml bzw. 1,5–6 pmol/l	Hyperparathyreoidismus Pseudohypoparathyreoidismus Osteomalazie	Hypoparathyreoidismus Tumorhyperkalzämie
Pyridinoline-Crosslinks (PYD) im Urin Deoxypyridinoline (DPD) im Urin N-Telopeptide NTx im Serum und Urin C-Telopeptide CTx im Serum und Urin	Laborspezifisch	Knochenabbau ↑: High-Turnover-Osteoporose Hyperparathyreoidismus Osteomalazie Knochenmetastasen Morbus Paget	Knochenabbau ↓: Low-Turnover-Osteoporose Behandlung mit Bisphosphonaten
TRAP 5b im Serum		Renale Osteopathie (Dialyse) Knochenmetastasen	
1,25-Vitamin D_3	20–70 pg/ml	Pseudo-Vitamin D-Mangel Typ 2	Osteomalazie Vitamin D-Mangel Sekundärer HPT (renal) Pseudo-Vitamin D-Mangel Typ 1 Hypoparathyreoidismus
25-(OH-)Vitamin D_3	▲ Normal: > 30 ng/ml bzw. > 75 nmol/l ▲ Insuffizienz: 12–30 ng/ml bzw. 20–75 nmol/l ▲ Ausgeprägter Mangel: < 12 ng/ml bzw. < 20 nmol/l		Osteomalazie Vitamin D-Mangel Leberzirrhose Sekundärer HPT (intestinal)

Nebenschilddrüsen- und Knochenstoffwechseldiagnostik

Ellsworth-Howard-Test

P Induktion der Parathormonwirkung durch exogene Zufuhr
D Injektion von 0,5 µg Parathormon/kg KG morgens i.v.
Messung der Ausscheidung von Phosphat und cAMP im 1-Stunden-Urin vor und 3-mal nach Injektion
B Normal: etwa 2facher Anstieg der Ausscheidung von Phosphat, 20- bis 50facher Anstieg der Ausscheidung von cAMP
Starker Anstieg von Phosphat: Hypoparathyreoidismus
Kein Anstieg von Phosphat und cAMP: Pseudohypoparathyreoidismus Typ 1
Anstieg von cAMP, kein Anstieg von Phosphat: Pseudohypoparathyreoidismus Typ 2
I Differenzierung zwischen Hypoparathyreoidismus und Pseudohypoparathyreoidismus

Schilddrüsendiagnostik

Funktionsdiagnostik

Tabelle 21 Parameter zur Schilddrüsendiagnostik

Parameter	Normalwerte	Erhöht bei	Erniedrigt bei
Freies Thyroxin (fT$_4$)	10,6–22,7 pmol/l bzw. 0,8–1,8 ng/dl	Hyperthyreose, Medikamenteneinnahme (Heparin, Salizylate)	Hypothyreose, Low-T$_4$-Syndrom
Freies Trijodthyronin (fT$_3$)	3,13–6,76 pmol/l bzw. 2,0–5,3 pg/ml	Hyperthyreose	(Hypothyreose) Low-T$_3$-Syndrom
Thyreoideastimulierendes Hormon (TSH)	0,3–4,2 mU/l	Primäre Hypothyreose, TSHom, MCP-Therapie, Hypokalzämie	Hyperthyreose, sekundäre Hypothyreose, Schilddrüsenautonomie, suppressive fT$_4$-Therapie, Medikamenteneinnahme (hochdosierte Glukokortikoide, ACE-Hemmer, Kalziumantagonisten, ASS, Dopamin)
Thyreoglobulin	2–70 µg/l	Wenn > 2 µg/l bzw. Anstieg nach totaler Strumektomie wegen differenziertem Karzinom: Rezidiv, Metastasen (Tumormarker); unspezifische Erhöhung bei allen Schilddrüsenerkrankungen möglich	Bei < 2 µg/l: Athyreose, Zustand nach totaler Thyreoidektomie, Hyperthyreosis factitia
Kalzitonin (tiefgefrorenes EDTA-Plasma)	< 2,8 pmol/l; im Bereich von > 2,8 pmol/l bis < 28 pmol/l Pentagastrintest zu empfehlen	Medulläres Schilddrüsenkarzinom (Tumormarker, oft sehr hoch); selten: paraneoplastisch, Niereninsuffizienz, Immunopathie der Schilddrüse, Einnahme von PPI	

Schilddrüsendiagnostik

Tabelle 21 *(Fortsetzung)*

Parameter	Normalwerte	Erhöht bei	Erniedrigt bei
Karzinoembryonales Antigen (CEA)	< 3,4 ng/ml Nichtraucher < 4,3 ng/ml Raucher	> 12 ng/ml: Tumormarker für medulläres Schilddrüsenkarzinom (zum Teil sehr hoch); andere, besonders abdominelle Karzinome	
TSH-Rezeptor-Antikörper	< 9 IU/l; grenzwertig: 9–14 IU/l Rekombinanter Assay: < 1 IU/l; grenzwertig: 1–1,5 IU/l	Immunhyperthyreose (Immunthyreoiditis)	
Antikörper gegen Thyreoglobulin- (TG-Antikörper)	< 40 IU/ml	Immunthyreoiditis (Immunhyperthyreose)	
Antikörper gegen thyreoidale Peroxidase (TPO-Antikörper)	< 35 IU/ml	Immunthyreoiditis, Immunhyperthyreose	

ASS = Acetylsalicylsäure; MCP = Metoclopramid

Schilddrüsendiagnostik

Low-T$_3$-Syndrom (Konversionshemmung von T$_4$ zu T$_3$)

- NTI-Patienten mit schweren nichtthyreoidalem Erkrankungen (Niereninsuffizienz, Leberzirrhose, Tumoren, intensivmedizinische Erkrankungen, Sepsis, Anorexie)
- Medikamenteneinnahme (Propranolol, Glukokortikoide, Phenytoin, Dicumarol, Amiodaron, jodhaltige Kontrastmittel)

Low-T$_4$-Syndrom

Schwerstkranke Patienten, folgt gegebenenfalls dem Low-T$_3$-Syndrom (dann auch Verminderung der Produktion von fT$_4$)

> Vor Kontrolle der Schilddrüsenhormone etwa 24 Stunden zuvor letzte L-Thyroxin-Einnahme

Funktionstests

TRH-Test

- **P** TRH stimuliert hypophysäre TSH-Ausschüttung
- **D** Intravenöse Gabe von 200 (oder 400) μg TRH; alternativ 2 mg nasal
  Vor und 30 Minuten nach Applikation Blutentnahme zur TSH-Bestimmung
- **B** Normal: TSH-Anstieg um 2–25 mU/l
  Anstieg um < 2 mU/l:
  - ▶ subklinische (fT_3 normal, fT_4 normal) Hyperthyreose
  - ▶ manifeste ($fT_3 \uparrow$, $fT_4 \uparrow$) Hyperthyreose
    (funktionelle Autonomie /Immunhyperthyreose)
  - ▶ sekundäre Hypothyreose ($fT_4 \downarrow$, $fT_3 \downarrow$)
  - ▶ suppressive Schilddrüsenhormontherapie

  Anstieg um > 25 mU/l:
  - ▶ subklinische (fT_4 normal, fT_3 normal) Hypothyreose
  - ▶ manifeste ($fT_4 \downarrow$, $fT_3 \downarrow$) Hypothyreose

  Störungen des Tests:
  - ▶ NTI-Patienten (sehr schwere Allgemeinerkrankungen)
  - ▶ Hypophysen- und Nebennierenrindenerkrankungen
  - ▶ ältere Patienten als Non-Responder
  - ▶ Medikamente (Glukokortikoide, Östrogene, Schilddrüsenhormone, Dopamin, Phentolamin)
- **I** In der Schilddrüsenroutinediagnostik nicht erforderlich
  Gegebenenfalls hypothalamisch-hypophysäre Erkrankung, NTI-Patienten, weibliche Sterilität (subklinische Hypothyreose)

Pentagastrintest

- **P** Pentagastrin stimuliert die C-Zellen der Schilddrüse zur Kalzitoninproduktion
- **D** Gabe von 0,5 μg Pentagastrin/kg KG in 10–15 Sekunden i.v.
  Kalzitoninbestimmung vor sowie 2, 5 und 10 Minuten danach
- **B** Referenzwerte stark laborabhängig und abhängig vom Basalwert
  Normaler Anstieg: etwa 2- bis 3fach, bei Frauen geringerer Anstieg
  Vielfacher Anstieg bei medullärem Schilddrüsenkarzinom
- **I** Tumordiagnostik und -nachsorge bei medullärem Schilddrüsenkarzinom

Schilddrüsendiagnostik

RET-Protoonkogen

P Ausschluss/Nachweis von Punktmutationen im Bereich der extrazellulären Domäne des *RET*-Protoonkogens auf Chromosom 11q13 (MEN I) oder 10q11 (MEN II) mit geeigneter Technik
D EDTA-Blut an Speziallabor (5 ml)
B Nachweis/Ausschluss einer Mutation:
Träger der Mutation hat nahezu 100%ige Erkrankungswahrscheinlichkeit für ein medulläres Karzinom (Mutation im Exon 10, 11 oder 13: MEN IIa; Mutation im Exon 16: MEN IIb)
Kein Nachweis einer Mutation: weitgehender Ausschluss (zu 97–99%) eines Onkogens

Es werden nur genomische Mutationen (hereditäre medulläre Karzinome), nicht somatische Mutationen (sporadische medulläre Karzinome) erfasst.

I Alle Patienten mit medullärem Schilddrüsenkarzinom
Alle Familienangehörigen eines (Index-)Patienten mit medullärem Schilddrüsenkarzinom und Keimbahnmutation
Alle Patienten mit MEN Typ IIa oder IIb
Patienten mit (beidseitigem) Phäochromozytom

Lokalisationsdiagnostik

Schilddrüsensonographie

P Aus dem unterschiedlichen Reflexmuster können Rückschlüsse auf Größe, Lage, Form und Gewebestruktur der Schilddrüse und deren Umgebung gezogen werden
B **Volumetrie**
Obere Grenzwerte für normales Schilddrüsenvolumen:
- 7- bis 10-Jährige: 6 ml
- 11- bis 12-Jährige: 7 ml
- 13- bis 14-Jährige: 8–10 ml
- 15- bis 18-Jährige: 15 ml
- Frauen: 18 ml
- Männer: 25 ml

Schilddrüsendiagnostik

Strukturanalyse:
diffus
- echonormal: normale Schilddrüsenstruktur
- echoarm: bei Immunhyperthyreose (Morbus Basedow), Immunthyreoiditis
- echoreicher/echogemischt: regressive Veränderungen,

umschriebene Herdbefunde
- echoarm, zum Teil unscharf begrenzt: Malignom, mikrofollikuläres Adenom, kleinzystisch degenerierter Knoten, subakute Thyreoiditis de Quervain, auch Nebenschilddrüsenadenom
- echofrei, glatt begrenzte Knoten mit dorsaler Schallverstärkung: liquides Areal (Zyste, Pseudozyste)
- echonormal, auch echoreich: Knoten, glatt begrenzt, zentral oft echofrei: regressive adenomatöse Veränderungen (meist makrofollikulär), zum Teil mit echoarmem Randsaum (Halo) bei unifokaler Autonomie (häufig auch echoarm)
- echodicht mit dorsalem Schallschatten: Kalkeinlagerung
- echokomplex (inhomogen echoreich, echodicht, echoarm, echofrei): regressive Veränderungen, Malignom, subakute Thyreoiditis de Quervain

Aus dem Reflexmuster können Rückschlüsse (Verdacht) auf Krankheitsbilder, nicht auf die Diagnose selbst gezogen werden (erfordert weitere Abklärung durch Szintigraphie, Feinnadelaspiration, gegebenenfalls Histologie, Funktionsdiagnostik).
Besonders malignitätsverdächtig sind sonographisch unregelmäßig begrenzte, echoarme (auch echokomplexe), szintigraphisch „kalte" Knoten (Zytodiagnostik oder Histologie).

- Retrosternale und intrathorakale Schilddrüsenanteile sind nicht erfassbar.

I Basisdiagnostik
Ausschluss/Nachweis einer Struma
Diffuse oder nodöse Struma
Hyperthyreose (zur Differenzierung immunogen/funktionell)
Thyreoiditisverdacht
Neugeborenenhypothyreose (Athyreose)
Ausschluss unilaterale Schilddrüse (zur Differenzierung bei fehlender szintigraphischer Darstellung paranodulären Gewebes autonomer Adenome)
Verlaufskontrolle bei/nach definitiver oder medikamentöser Therapie
Tumornachsorge bei Schilddrüsenkarzinom nach Thyreoidektomie

Schilddrüsendiagnostik

Schilddrüsenszintigraphie

P Funktionstüchtiges, nicht supprimiertes Schilddrüsengewebe speichert radioaktives Jod und Technetium; damit qualitativer Nachweis der (gegebenenfalls unterschiedlich ausgeprägten) Stoffwechselaktivität (Funktionsaussage)

Quantitative Messung der globalen und regionalen thyreoidalen Aktivitätsaufnahme (thyreoidale Avidität) 5–25 Minuten nach der Injektion von Technetium (^{99m}Technetium-Uptake) oder von Jod (^{123}J-Jodid-Clearence) mittels γ-Kamera und Rechner

Durchführung gegebenenfalls unter Suppressionsbedingungen:
- ▶ bei TSH < 0,1 mU/l bereits endogene Suppression
- ▶ bei normalem TSH gegebenenfalls Wiederholung unter exogener Suppression (L-Thyroxin: 150–200 µg/Tag über 10–14 Tage oder einmalig 3 mg eine Woche vor der Untersuchung) zum Nachweis einer Autonomie

B **Qualitative Aussage:**
„Kalter" Bezirk: deutlich verminderte oder fehlende Aktivitätsanreicherung gegenüber normal speicherndem Gewebe (Zysten, regressiv verändertes Gewebe, Malignom, Blutung, Entzündung)

Inhomogene Anreicherung: „buntes Bild" von mehr- und minderspeichernden Anteilen (regressive, entzündliche und zystische Veränderungen, Autonomien)

„Warmer" Bezirk: im Vergleich zum umliegenden Gewebe vermehrte Anreicherung (funktionell aktiv, oft Autonomien, auch Volumeneffekt)

„Heißer" Bezirk: starke Mehranreicherung in funktionell überaktivem Gewebe, wobei das paranoduläre Gewebe (ohne oder nach Suppression mit L-Thyroxin) nicht mehr dargestellt ist (Autonomie)

Quantitative Aussage:
Messung der Aufnahme des Radiopharmakons in Prozent der applizierten Aktivität

Globaler Technetium-Uptake ohne Suppression:
- ▶ normale Schilddrüse: 0,5–2,0%
- ▶ Struma in Jodmangelgebiet: 1–8%
- ▶ Technetium-Uptake ↑: Jodmangel, global oder regional gesteigerte Hormonsynthese, Hyperthyreose, Thyreostatikaeinnahme; sichere Differenzierung durch Suppression
- ▶ Technetium-Uptake ↓: Jodkontamination, L-Thyroxin-Einnahme, Hypothyreose, floride Thyreoiditis

Schilddrüsendiagnostik

Globaler Technetium-Uptake unter Suppression (endogen oder exogen):
- ▶ < 1 % bei normaler, vollständig regelbarer Schilddrüse
- ▶ < 2 % bei Struma mit euthyreoter Funktion
- ▶ > 2 % bei klinisch relevanter Autonomie (meist Therapieindikation)
- ▶ > 3 % bei höhergradiger Autonomie (eindeutige Therapieindikation), Immunhyperthyreose

I **Technetium-Szintigraphie (^{99m}Tc) mit quantitativer Auswertung, gegebenenfalls mit Suppression:**
Knotenstruma bzw. sonographischer Herdbefund („kalte", „warme", „heiße" Knoten)
Nachweis/Ausschluss einer funktionellen Autonomie (Verdacht bei Patienten nach dem 40. Lebensjahr, länger bestehender großer und gegebenenfalls knotig veränderter Struma, TSH ↓)
Differenzialdiagnostik bei Hyperthyreose (Autonomie/Morbus Basedow)
Kontrolle des Ergebnisses nach definitiver Therapie bei funktioneller Autonomie
Rezidivstruma
Verlaufskontrolle unbehandelter funktioneller Autonomien
Erworbene Hypothyreose (Restaktivitätsverteilung)
Jod-Szintigraphie (^{123}Jod, ^{131}Jod):
Vorbereitung einer Radiojodtherapie
Dystopes Schilddrüsengewebe (retrosternal, intrathorakal, Zungengrundstruma)
Konnatale Hypothyreose
Organifizierungsdefekte (Perchlorat-Depletionstest)
Nachsorge Schilddrüsenkarzinom (Restgewebe, Rezidiv, Metastasenlokalisation mit ^{131}Jod-Ganzkörperszintigraphie) nach TSH-Stimulation endogen durch L-Thyroxin-Pause für 6 Wochen (hypothyreote Phase) oder exogen unter Fortsetzung der L-Thyroxin-Gabe durch rhTSH-Injektion

KI Gravidität, Stillzeit

Blockierung der Szintigraphie durch Jodkontamination (monatelang) und Schilddrüsenhormone (L-Thyroxin: etwa 6 Wochen; Trijodthyronin: etwa 2 Wochen)
Bei physiologischer Jodaufnahme von etwa 200 µg/Tag Szintigraphie möglich
Beurteilung der lokalen Aktivitätsverteilung in Korrelation zum sonographischen Befund
Suppressionsszintigraphie zur Sicherung einer Autonomie bei fokal erhöhtem Technetium-Uptake (nicht supprimierbar)
- ■ Global erhöhter Technetium-Uptake bei Jodmangel (supprimierbar)

Schilddrüsendiagnostik

Feinnadelaspiration (Zytodiagnostik)

P Differenzierung degenerativer, entzündlicher und maligner Veränderungen zur Klärung der Frage, ob aus zytologischer Sicht ein operatives oder konservatives Vorgehen indiziert ist

D Flachlagerung des Patienten mit überstreckter Kopfhaltung (Nackenrolle) oder auch Durchführung in sitzender Position
Desinfektion
Punktion mit dünner Kanüle (Außendurchmesser 0,6–0,7 mm), gegebenenfalls sonographisch gesteuert
Aspiration mit 5- oder 10-ml-Einmalspritze
Ausstreichen des Materials auf Objektträger
Lufttrocknung und Färbung nach May-Grünwald-Giemsa
Zystisches Material unter Zusatz von Zitrat zentrifugieren, Sediment ausstreichen

B Nach Zellzahl, Zellanordnung und zellulären Merkmalen:
- Gruppe 0: kein verwertbares Material (→ Wiederholungspunktion)
- Gruppe I: normale Thyreozyten
- Gruppe II: degenerative und entzündliche Veränderungen (→ konservative Therapie unter klinischer Kontrolle, Kontrollpunktion bei entsprechender Indikation)
- Gruppe III: Zellen unklarer Dignität, gehäuft Onkozyten, follikuläre Proliferation (→ histologische Klärung anstreben)
- Gruppe IV/V: malignitätsverdächtige/hochgradig malignitätsverdächtige und eindeutig maligne Zellen (→ rasche operative Klärung)

Adenome und hochdifferenzierte follikuläre Karzinome können zytologisch nicht unterschieden werden (Gruppe III).
Hohe Sensitivität und Spezifität bei erfahrenen Untersuchern, klinischer Malignomverdacht kann aber durch die Zytodiagnostik nicht zweifelsfrei ausgeräumt werden.

Schilddrüsendiagnostik

I Bei jedem Schilddrüsenknoten ist die Punktion zu erwägen; besonders indiziert bei:
- klinischem Malignomverdacht, unabhängig vom sonographischen oder szintigraphischen Befund
- sonographisch echoarmen oder komplexen Bezirken mit szintigraphischem Speicherdefekt
- sonographisch unscharf abgrenzbaren echoarmen oder komplexen Bezirken oder szintigraphischem Speicherdefekt
- sonographisch fokalen Veränderungen bei Metastasen andernorts oder unbekanntem Primärtumor
- Aspirationstherapie bei Zysten/Pseudozysten
- Thyreoiditisverdacht (besonders subakute Thyreoiditis)

KI Gerinnungsstörungen einschließlich Antikoagulationstherapie; Vorsicht bei Acetylsalicylsäure (Therapiepause)

Weitere Bildgebung

Röntgen Thorax: retrosternale, intrathorakale Struma, Metastasen

Röntgen Trachea und Ösophagus: Einengung, Verdrängung

Computer- und Magnetresonanztomographie:

I Nachweis und genaue Lokalisation einer Raumforderung auch im retrosternalen und intrathorakalen Bereich (Struma, Tumor, Rezidiv, Lymphknoten, Metastasen), besonders für Operationsplanung oder Tumornachsorge (hier auch Positronenemissionstomographie)

Orbitasonographie:

I Nachweis der endokrinen Orbitopathie, insbesondere durch Quantifizierung der Augenmuskeldicke

Computer- und Magnetresonanztomographie der Orbita:

I Präzise Beurteilung des Orbitainhaltes bei endokriner Orbitopathie (Infiltration, Augenmuskeldicke, retrobulbäre Raumforderung)

Sexualhormondiagnostik

Funktionsdiagnostik

Tabelle 22 Parameter zur Diagnostik der gonadalen Funktion

Parameter	Normalwerte	Erhöht bei	Erniedrigt bei
Androstendion	Siehe „Nebennierendiagnostik"		
Dehydroepiandrosteron (DHEA)	Siehe „Nebennierendiagnostik"		
DHEA-Sulfat (DHEAS)	Siehe „Nebennierendiagnostik"		
Follikelstimulierendes Hormon (FSH)	♂: 1,5–12,4 IU/l ♀: Follikelphase: 3,5–12,5 IU/l Ovulations-Peak: 4,7–21,5 IU/l Lutealphase: 1,7–7,7 IU/l Postmenopause: 25,8–134,8 IU/l	Primärer Hypogonadismus	HVL-Insuffizienz (s. „Hypogonadismus", sekundärer)
Humanes Choriongonadotropin (HCG)	♂: < 5 IU/l Nichtschwangere Frauen: < 10 IU/l Gravidität: 3 Wochen: 50–130 IU/l 4 Wochen: 110–1000 IU/l 2–3 Monate (Maximum): 19.000–315.000 IU/l 2. Trimenon: 2500–200.000 IU/l 3. Trimenon: 2400–50.000 IU/l	Ovarial- bzw. Hodentumor (Chorionkarzinom) Paraneoplastisch	Nichtintakte oder ektope Schwangerschaft
17-Hydroxyprogesteron (17-OH-P)	Siehe „Nebennierendiagnostik"		

Sexualhormondiagnostik

Tabelle **22** *(Fortsetzung)*

Parameter	Normalwerte	Erhöht bei	Erniedrigt bei
Luteinisierendes Hormon (LH)	♂: 1,7–8,6 IU/l ♀: Follikelphase: 2,4–12,6 IU/l Ovulations-Peak: 14,0–95,6 IU/l Lutealphase: 1,0–11,4 IU/l Postmenopause: 7,7–58,5 IU/l	Primärer Hypogonadismus	HVL-Insuffizienz (s. „Hypogonadismus", sekundärer)
Östradiol	♂: 0,03–0,16 nmol/l ♀: Follikelphase: 0,05–0,61 mol/l Ovulations-Peak: 0,32–1,83 nmol/l Lutealphase: 0,16–0,77 nmol/l Postmenopause: n.n.–0,20 nmol/l	Östrogenbildende Tumoren (Hoden, Ovar, NNR)	Ovarialinsuffizienz (primär, sekundär)
Progesteron	♂: 0,9–4,7 nmol/l ♀: Follikelphase: 0,6–4,7 nmol/l Ovulations-Peak: 2,4–9,4 nmol/l Lutealphase: 5,3–86,0 nmol/l Postmenopause: 0,3–2,5 nmol/l	Anstieg nach Ovulation bzw. Gravidität	Anovulation, Corpus-luteum-Insuffizienz (kein Anstieg)
Prolaktin	Siehe „Hypophysendiagnostik"		

Sexualhormondiagnostik

Tabelle 22 *(Fortsetzung)*

Parameter	Normalwerte	Erhöht bei	Erniedrigt bei
Testosteron (gesamt)	♂: 9,9–27,8 nmol/l ♀: 0,22–2,9 nmol/l	Androgenbildende Tumoren (Hoden, Ovar, NNR) AGS PCO Virilisierung Hirsutismus	Hodeninsuffizienz (primär, sekundär) mit Androgenmangel
Sexualhormonbindendes Globulin (SHBG)	♂: 13–71 nmol/l ♀: 18–114 nmol/l	Kontrazeptivaeinnahme Gravidität Hyperthyreose Leberzirrhose	Androgenerhöhung Hirsutismus Hypothyreose Adipositas
Testosteron-SHBG-Quotient (entspricht freiem Testosteron)	♂: 13,6–240 ♀: 0,3–14,8	wie bei Testosteron	

n.n. = nicht nachweisbar

> Blutentnahmen sollten am besten morgens zwischen 7 und 10 Uhr im Nüchternzustand und bei Frauen mit vorhandenem Zyklus in der frühen Follikelphase (3.–7. Zyklustag) erfolgen.

Funktionstests

Clomifentest

P Clomifen bedingt die Stimulation der endogenen GnRH-Freisetzung im Hypothalamus mit konsekutivem Anstieg von LH und FSH

D Orale Gabe von täglich 50–200 mg Clomifenzitrat über 5–10 Tage
Bestimmung von LH und FSH vor und am Tag nach Ende der Medikation

B Normal: Anstieg von LH auf das 2fache, von FSH auf das 1,5fache
Kein Anstieg: HVL-Störung

I Nachweis/Ausschluss einer hypophysären Funktionsstörung (bei Verfügbarkeit der pulsatilen GnRH-Stimulation entbehrlich)

Sexualhormondiagnostik

Gestagentest (Progesterontest)

P Auslösen einer Entzugsblutung nach Gestagengabe
D Oral: Gabe von 10 mg Medroxyprogesteronacetat/Tag an 5 aufeinander folgenden Tagen; Entzugsblutung nach 3–5 Tagen
Intramuskulär: 20 mg Progesteron an 2 aufeinander folgenden Tagen; Entzugsblutung nach 2–14 Tagen
B Positiv: ovarielle Östrogenproduktion vorhanden, funktionstüchtiges Endometrium
Negativ: primäre und sekundäre Ovarialinsuffizienz, Endometriumstörung
I Amenorrhö, Sterilität

HCG-Test (Leydig-Zell-Funktionstest)

P Humanes Choriongonadotropin stimuliert aufgrund seiner LH-Aktivität das endokrine Hodengewebe zur Testosteronfreisetzung
D Je 5000 IE HCG an 3 aufeinander folgenden Tagen abends i.m. verabreichen
Blutentnahme morgens vor dem Test sowie am Morgen nach der 3. Injektion zur Bestimmung von Testosteron
B Normal: 2- bis 4facher Anstieg von Testosteron
Kein Anstieg: Anorchie
Verminderter Anstieg: primärer Hypogonadismus
Deutlicher Anstieg: sekundärer Hypogonadismus
I Differenzierung zwischen primärem und sekundärem Hypogonadismus
Differenzierung zwischen Anorchie und Kryptorchismus (Hoden nicht palpabel)
Differenzierung zwischen idiopathischem Eunuchoidismus und Klinefelter-Syndrom (Hoden palpabel)

GnRH-Test (LHRH-Test)

P Hypothalamisches GnRH stimuliert die Hypophyse zur Freisetzung von LH und FSH
D Blutentnahme zur Bestimmung von LH und FSH vor sowie (15), 30, (45) und 60 Minuten nach i.v. Injektion von 50–100 µg GnRH
B Normal: 2- bis 4facher Anstieg von LH nach 30 Minuten, 2facher Anstieg von FSH nach 60 Minuten; erheblich gesteigerte Stimulierbarkeit mittzyklisch und in der Menopause
Kein (oder geringer) Anstieg: sekundärer Hypogonadismus (hypophysäre Störung)
Geringer Anstieg: Pubertas tarda, exogene Sexualsteroidzufuhr
Übermäßiger Anstieg: primärer Hypogonadismus
I Differenzierung zwischen primärem und sekundärem Hypogonadismus
Differenzierung zwischen sekundärem Hypogonadismus und Pubertas tarda

Sexualhormondiagnostik

Pulsatile GnRH-Stimulation

P Hypothalamisches GnRH, pulsatil appliziert, stimuliert die primär insuffiziente Hypophyse zur Freisetzung von LH und FSH
D Nach negativem GnRH-(Kurzzeit-)Test
Alle 90 Minuten mittels Hormonpumpe i.v. oder s.c. Injektion von 5–20 µg GnRH über mindestens 36 Stunden bis 1 Woche
Vor und nach pulsatiler Stimulation GnRH-Test mit Bestimmung von LH und FSH oder jeweils 30 Minuten nach jedem Impuls Blutentnahme zur Bestimmung von LH und FSH
B Kein LH-/FSH-Anstieg: hypophysäre Störung
LH-/FSH-Anstieg: hypothalamische Störung
I Differenzierung zwischen sekundärem und tertiärem Hypogonadismus (Nachweis/Ausschluss einer hypothalamischen Funktionsstörung)

Östrogentest

P Östrogen induziert bei funktionstüchtigem Endometrium eine Entzugsblutung
D 10–21 Tage 2 mg Östradiol oral bzw. an 3–4 aufeinander folgenden Tagen 5–10 mg Östradiolbenzoat i.m. mit Entzugsblutung nach 2–4 Wochen
B Positiv: funktionstüchtiges Endometrium
Negativ: Endometriumstörung, Schwangerschaft (vor Test ausschließen)
I Amenorrhö, Sterilität

Sexualhormondiagnostik

Tabelle 23 Spermiogramm (WHO)

Untersuchte Parameter	
Parameter	Normalwerte
Volumen	> 2 ml
pH-Wert	7,2–7,8
Spermienkonzentration	> 20 Mrd./ml
Spermienzahl	> 40 Mrd./Ejakulat
Beweglichkeit	Summe aus Gruppen a und b > 50% oder Gruppe a* > 25%
Morphologie	> 30% normal
Leukozyten	< 1 Mrd./ml

Beurteilung	
Begriffe	Definitionen
Normozoospermie	Normalbefund
Oligozoospermie	Spermienkonzentration von < 20 Mrd./ml
Asthenozoospermie	Reduzierte Beweglichkeit: < 50% der Spermien in Gruppen a und b*
Teratozoospermie	< 30% normal geformte Spermien
Oligoasthenoteratozoospermie	Störung aller 3 Parameter
Azoospermie	Keine Spermien im Ejakulat
Hypospermie (Parvisemie)	< 2 ml Ejakulatmenge
Aspermie	Kein Ejakulat

* a: schnell, progressiv, linear
   b: langsam oder nicht linear
   c: nicht raumgewinnend motil
   d: unbeweglich

III Präparate

Diagnostika und Therapeutika (Auswahl)

Tabelle 24

Freiname (INN)	Handelsname	Handelsform
Acarbose	Glucobay	Tbl. à 50/100 mg
ACTH	Synacthen (-depot)	Amp. à 25/50/100 IE
Adiuretin (Vasopressin)	S. Argipressin und Desmopressin	
Alendronat	Fosamax 10 mg	Tbl. à 10 mg
	Fosamax 70 mg Alendronsäure 70 mg AWD/STADA und andere Generika	Tbl. à 70 mg
	Fosavance	Tbl. à 70 mg + 2800 IE Vitamin D
	Tevanate	Tbl. à 10/70 mg
Alfacalcidol	Bondiol Doss	Kps. à 0,25/1,0 µg
	EinsAlpha	Kps. à 0,25/0,50/1,0 µg Trpf. 2 µg/ml Amp. à 1 µg/2 µg
Alprostadil	Caverject 10/20 µg	Durchstechflasche à 11,9/23,2 µg
	Caverject Impuls 19/20 µg	Zweikammerspritzen à 10/20 µg
	MUSE 250/500/1000 mikrogramm	Stäbchen zur Anwendung in der Harnröhre à 250/500/1000 µg
	Viridil 10/20/40 µg	Doppelkammerkarpule à 10/20/40 µg
Aminoglutethimid	Orimeten	Tbl. à 250 mg
Amiodaron-HCl	Cordarex	Tbl. à 100/200 mg
	Amiodaron-ratiopharm	Amp. à 150 mg
Argipressin	Pitressin	Amp. à 20 IE
Bromocriptin	Pravidel Bromocriptin	Tbl. à 2,5 mg
Cabergolin	Dostinex	Tbl. à 0,5 mg
Calcitonin	Karil	Nasenspray à 200 IE Amp. à 100 IE
	Calcitonin ratiopharm/CT und andere Generika	Amp. à 50/100 IE
Calcitriol	Rocaltrol Decostriol Bocatriol Osteotriol	Kps. à 0,25/0,50 µg
	Decostriol inject	Amp. à 1/2 µg

Diagnostika und Therapeutika (Auswahl)

Tabelle **24** *(Fortsetzung)*

Freiname (INN)	Handelsname	Handelsform
Caliumacetat	Calciumacetat Nefro	Tbl. à 500/700/950 mg
Calciumcarbonat (Auswahl)	Calcium 500/1000 Hexal/ STADA und andere Generika Calcium Sandoz forte/ fortissimum	Tbl. à 500/1000 mg
Calciumgluconat	Calcium-Sandoz 10% Calcium Braun 10%	Amp. 10%ig
Calcium plus **Vitamin D**, Kombinationen (Auswahl)	Calcimagon-D_3 IDEOS Ossofortin forte Sandocal-D 1000/800 Osteoplus	Tbl. à 500 mg Kalzium plus 400 IE Vitamin D_3 Beutel à 1000 mg Kalzium plus 880 IE Vitamin D_3 Tbl. à 1000 mg Kalzium plus 1000 IE Vitamin D_3
Carbimazol	Carbimazol 5/10 mg Henning/Hexal Car 5/10 mg	Tbl. à 5/10 mg
Chlormadinon	Gestafortin Chlormadinon Jenapharm	Tbl. à 2 mg
Chlormadinon + Mestranol	Gestamestrol N	Tbl. à 2 mg + 0,05 mg
Chlorpromazin	Propaphenin	Drg. à 25 mg Amp. à 50 mg
Cholecalciferol (Vitamin D_3)	Ospur D_3 Vigantoletten 500/1000 Dekristol Dedrei D3-Vicotrat	Tbl. à 1000 IE Tbl. à 500/1000 IE Kps. à 20 000 IE Tbl. à 400 IE Drg. à 1000 IE Amp. à 100.000 IE
Cinacalcet	Mimpara	Tbl. à 30/60/90 mg
Clodronsäure	Ostac 520 mg Bonefos pro infusione Bonefos	Kps. à 520 mg Amp. à 300 mg Kps./Tbl. à 400/800 mg
Clomifen	Clomhexal 50 Clomifen-ratiopharm Clomifen GALEN Dyneric Henning	Tbl. à 50 mg
Clonidin	Clonidin ratiopharm	Tbl./Kps. à 75/150/300 µg
Cortison	Cortison CIBA	Tbl. à 25 mg

Diagnostika und Therapeutika (Auswahl)

Tabelle 24 *(Fortsetzung)*

Freiname (INN)	Handelsname	Handelsform
CRH	CRH	Amp. à 100 µg
Cyproteronacetat	Androcur	Tbl. à 10/50 mg
	Virilit	Tbl. à 50 mg
Cyproteronacetat + Ethinylestradiol	Diane 35	Drg. à 2 mg + 0,035 mg
Cyproteronacetat + Estradiolvalerat	Climen	Drg. à 1 mg + 2 mg
Desmopressin	Minirin	Nasenspray Tbl. à 0,2 mg
	Minirin parenteral	Amp. à 4 µg
	Desmogalen	Nasenspray
Dexamethason	Dexamethason Jenapharm	Tbl. à 0,5/1,5 mg
	Fortecortin	Tbl. à 0,5/1,5/4 mg
Diazepam	Diazepam ratiopharm/STADA	Tbl. à 2/5/10 mg
	Faustan	Amp. à 10 mg
	Valium	
Diazoxid	Proglicem	Kps. à 25/100 mg
	Hypertonalum	Amp. à 300 mg
Dihydrotachysterol	A.T. 10	Perlen à 0,5 mg Lösung (1 ml enthält 1 mg)
Dronedaron	Multaq	Tbl. à 400 mg
Dydrogesteron	Duphaston	Tbl. à 10 mg
Eflornithin	Vaniqa 11,5% Creme	Creme 115 mg
Eplerenon	Inspra	Tbl. à 25/50 mg
Estradiol	Estraderm TTS	Pflaster à 2/4/8 mg
	Estrifam/Estrifam forte	Tbl. à 2/4 mg
	Fem 7	Pflaster à 50/75/100 µg
Estradiolvalerat	Estradiol, -Depot Jenapharm	Tbl. à 1/4 mg Amp. à 5/10 mg
	Progynova 21	Drg. à 2 mg
	Progynova mite	Drg. à 1 mg
	Progynon-Depot	Amp. à 10 mg
Estriol	Estriol Jenapharm	Tbl. à 2 mg
	Ovestin	Tbl. à 1 mg
Estrogen, konjugiert	Presomen 1,25	Drg. à 1,25 mg
	Presomen 0,6/0,3	Drg. à 0,6/0,3 mg
	Transannon, -mite	Drg. à 1,25/0,6 mg
	Oestrofeminal 0,3/0,6/1,25	Drg. à 0,3/0,6/1,25 mg

Diagnostika und Therapeutika (Auswahl)

Tabelle **24** *(Fortsetzung)*

Freiname (INN)	Handelsname	Handelsform
Estrogen, konjugiert + Medrogeston	Presomen 0,6/1,25 compositum	Drg. à 0,6/1,25 mg + 5 mg
Ethinylestradiol	Ethinylestradiol Jenapharm Progynon C	Tbl. à 0,025 mg Tbl. à 0,02 mg
Ethinylestradiol + Chlormadinon	Neo-Eunomin	Tbl. à 0,05 mg + 1 mg
Estrogen-Gestagen-Kombinationen	Activelle Cyclo-Menorette Cyclo-Östrogynal Cyclo-Progynova Estrafemol Kliogest Klimonorm Mericomb Merigest Sisare Trisequens, -forte	S. Rote Liste
Etidronat	Didronel 200 Etidronat 200 mg Jenapharm Etidron HEXAL Didronel-Kit	Tbl. à 200 mg Tbl. à 200/400 mg Tbl. à 400 mg plus Tbl. à 500 mg Kalzium
Exenatide	Byetta	Amp. à 5/10 µg
Fludrocortison	Astonin H Fludrocortison „Squibb"	Tbl. à 0,1 mg
FSH, rekombinant	GONAL-f Puregon	Amp. à 37,5/75/150 IE Durchstichflaschen à 50/75/100/150/200 IE
Furosemid	Furosemid ratiopharm/STADA und andere Generika Lasix	Tbl. à 20/40/500 mg Amp. à 20/40/250 mg
GHRH	GHRH	Amp. à 50 µg
Glibenclamid	Euglukon Maninil	Tbl. à 1,75/3 mg Tbl. à 1/1,75/3,5/5 mg
Glimepirid	Amaryl	Tbl. à 1/2/3 mg
Glukagon	Glucagon Novo	Amp. à 1 mg
GnRH	siehe LHRH	

Diagnostika und Therapeutika (Auswahl)

Tabelle **24** *(Fortsetzung)*

Freiname (INN)	Handelsname	Handelsform
HCG (Choriongonadotropin)	Choragon Predalon Pregnesin Primogynol	Amp. à 250/500/1000/1500/2500/5000 IE
HMG (Urogonadotropin)	Humegon Pergonal Menogon	Amp. à 75 IE FSH + 75 IE LH
Hydrochlorothiazid	diu-melusin Esidrix Disalunil	Tbl./Kps. à 25 mg
Hydrocortison	Hydrocortison Jenapharm/Hoechst	Tbl. à 10 mg
	Hydrocortison	Amp. à 100/250/500/1000 mg
Ibandronat	Bonviva	Tbl. à 150 mg Amp. à 3 mg
	Bondronat	Amp. à 2/6 mg
Insuline:		
Normalinsulin	Actrapid	Ampullen/Patronen à 40/100 IE/ml
	Berlinsulin H Normal	Ampullen/Patronen à 40/100 IE/ml
	Huminsulin Normal	Ampullen/Patronen à 40/100 IE/ml
	Insuman rapid	Ampullen/Patronen à 40/100 IE/ml
Basalinsulin	Berlinsulin H Basal	Ampullen/Patronen à 40/100 IE/ml
	Huminsulin Basal	Ampullen/Patronen à 40/100 IE/ml
	Insuman Basal	Ampullen/Patronen à 40/100 IE/ml
	Protaphane	Ampullen/Patronen à 40/100 IE/ml
Mischinsulin	Actraphane 50/50, 10/90, 20/80, 30/70, 40/60	Ampullen/Patronen à 40/100 IE/ml
	Berlinsulin H 50/50, 10/90, 20/80, 30/70, 40/60	Ampullen/Patronen à 40/100 IE/ml
	Humalog Mix25, -50	Ampullen/Patronen à 100 IE/ml
	Insuman Comb 15, 25, 50	Ampullen/Patronen à 40/100 IE/ml
	Huminsulin Profil II, III	Ampullen/Patronen à 40/100 IE/ml

Diagnostika und Therapeutika (Auswahl)

Tabelle 24 *(Fortsetzung)*

Freiname (INN)	Handelsname	Handelsform
Insulinanaloga	Apidra NovoRapid Humalog	Ampullen/Patronen à 100 IE/ml
	Lantus	Patronen à 100 IE/ml
	Levemir	Ampullen/Patronen à 100 IE/ml
Inhalierbares Insulin	Exubera	Blister à 1/3 mg
Interferon	Roferon A	Fertigspritzen oder Patronen à 3–18 Mio. IE
Jodid (Kaliumjodid 131 µg entspricht 100 µg Jodid)	Jodetten 100/150/200 Henning	Tbl. à 100/150/200 µg
	Jodetten Henning 1 × wöchentlich	Tbl. à 1,53 mg
	Jodid 100/200/500	Tbl. à 100/200/500 µg
	Jodid ratiopharm/ct/ Hexal 100/200	Tbl. à 100/200 µg
	Mono-Jod 100/200/500	Tbl. à 100/200/500 µg
Ketoconazol	Nizoral	Tbl. à 200 mg
LHRH (GnRH, Gonadorelin)	Kryptocur	Nasenspray à 20 mg
	LH-RH Ferring	Amp. à 0,1 mg
	Relefact LH-RH	
	Lutrelef 0,8/3,2 mg	Injektionsflaschen à 0,8/3,2 mg
Lisurid	Dopergin	Tbl. à 0,2 mg
Lithiumacetat	Quilonum	Tbl. à 536 mg
Lithiumcarbonat	Hypnorex retard	Retard-Tbl. à 400 mg
	Lithium Apogepha	Tbl. à 295 mg
	Quilonum retard	Retard-Tbl. à 450 mg
Loperamid	Imodium, -N	Kps. à 2 mg Lösung à 0,2 mg/ml
	Loperamid ratiopharm	Tbl. à 2 mg
Medroxyprogesteron	Climofem	Tbl. à 2,5/5/10 mg
	G-Farlutal	Tbl. à 5 mg
Mestranol + Chlormadinon	Gestamestrol N	Tbl. à 0,05 mg + 2 mg
Metformin	Metformin AWD und andere Generika Glucophage Siofor	Tbl. à 500/850/1000 mg

Diagnostika und Therapeutika (Auswahl)

Tabelle 24 *(Fortsetzung)*

Freiname (INN)	Handelsname	Handelsform
Metyrapon	Metopiron	Kps. à 250 mg
Migliotol	Diastabol	Tbl. à 50/100 mg
Nateglinide	Starlix	Tbl. à 60/120 mg
Natriumperchlorat	Irenat	Tropfen (1 ml enthält 300 mg, 1 Trpf. enthält 20 mg)
Nitroprussid-Natrium	Nipruss	Amp. à 60 mg
Octreotid (Somatostatinanalogon)	Sandostatin	Amp. à 0,05/0,1/0,5/1 mg
		Amp. à 200 µg für PEN
	Sandostatin LAR Monatsdepot	Amp. à 10/20/30 mg
Omeprazol	Antra	Kps. à 10/20/40 mg
		Amp. à 40 mg
o',p'-DDD	Lysodren	Kps. à 0,5 mg
Orlistat	Xenical	Kps. à 120 mg
Pamidronat	Aredia	Amp. à 15/30/60/90 mg
Parathormon	Preotact	Pulver à 100 µg (entsprechend 1,61 mg Parathormon)
Peginterferon	Pegasys	Fertigspritzen à 135/180 µg
	Pegintron	Fertigspritzen à 50/80/100/120/150 µg
Pegvisomant	Somavert	Ampullen à 10/15/20 mg
Pentagastrin	Peptavlon	Amp. à 0,5 mg
Phenoxybenzamin	Dibenzyran	Kps. à 5/10 mg
		Tbl. à 1 mg
Phosphat	Reducto-spezial	Drg. à 613 mg
Pindolol	Visken Injektionslösung	Amp. à 0,4 mg
Pioglitazone	Actos	Tbl. à 15/30 mg
Povidon-Jod (PUP-Jod)	Betaisodona	Externa
	Brannovidon	
	Traumasept	
Prednisolon	Prednisolon Jenapharm/ AL/MERCK	Tbl. à 1/5/10/20/50 mg
	Decortin H	
	Prednisolut L	Amp à 10/25/50/100 mg
Progesteron	Progesteron Depot Jenapharm	Amp. à 250 mg
Propranolol	Dociton	Tbl. à 10/20/25/40/50/80/100 mg
	Obsidan	Amp. à 5 mg

Diagnostika und Therapeutika (Auswahl)

Tabelle 24 *(Fortsetzung)*

Freiname (INN)	Handelsname	Handelsform
Propylthiouracil	Propycil 50	Tbl. à 50 mg
Raloxifen	EVISTA	Tbl. à 60 mg
Repaglinide	Novonorm	Tbl. à 0,5/1/2 mg
Risedronat	Actonel 5 mg	Tbl. à 5 mg
	Actonel 35 mg	Tbl. à 35 mg
	Actonel 35 plus Calcium	Tbl. à 35 mg + 6 Tbl. à 500 mg Kalzium
	Actonel plus Calcium D	Tbl. à 35 mg + 6 Btl. à 1000 mg Kalzium/800 IE Vitamin D
Rosiglitazone	Avandia	Tbl. à 4/8 mg
Salizylate (Acetylsalicylsäure)	Acesal, Acetylin, Aspirin, ASS ratiopharm	Tbl. à 100/300/500 mg
Sevelamer	Renagel	Tbl. à 800 mg
Sibutramin	Reductil	Kps. à 10/15 mg
Sildenafilcitrat	VIAGRA	Tbl. à 25/50/100 mg
Sitagliptin	Januvia	Tbl. à 100 mg
Spironolacton	Aldactone, Spironolacton ratiopharm/ STADA und andere Generika, Verospiron	Drg./Kps./Tbl. à 25/50/ 100 mg
STH (Somatropin)	Genotropin, Norditropin, Humatrope, Saizen	Amp. à 4/10/12/16 IE
Strontiumranelat	Protelos	Btl. à 2 g
Tadalafil	Cialis	Tbl. à 10/20 mg
Tamoxifen	Tamoxifen	Tbl. à 10/20/30/40 mg
Teriparatid	Forsteo	Injektor mit 750 µg Teriparatid
Testosteron	Androtop Gel 25/50, Testogel 25/50	Gel mit 25/50 mg
	Testim 50 mg Gel	Gel mit 50 mg
	Striant 30 mg	Mukoadhäsive Buccal-Tbl
	Testosteron-Depot Galen/ Jenapharm/Eifelfango, Testoviron-Depot 250	Amp. à 250 mg Testosteron-enantat
	Testoviron 50/100	Amp. à 50/100 mg
	Nebido	Amp. à 1000 mg Testosteron-undecanoat
	Intrinsa	Pflaster à 8,4 mg Testosteron

Diagnostika und Therapeutika (Auswahl)

Tabelle **24** *(Fortsetzung)*

Freiname (INN)	Handelsname	Handelsform
Thiamazol	Favistan	Tbl. à 20 mg
		Amp. à 40 mg
	Methizol SD 5/20	
	Thiamazol 5/20 mg Henning	Tbl. à 5/20 mg
	Thiamazol 5/10/20 HEXAL/	
	Lindopharm	Tbl. à 5/10/20 mg
	Thyrozol 5/10/20	
	Thiamazol 40 mg inject Henning	Amp. à 40 mg
Thyrotropin alpha	Thyrogen alpha	Durchstichflasche à 0,9 mg Thyrotropin àlpha
L-Thyroxin	Berlthyrox	Tbl. à 50/100/150 µg
(Levothyroxin-Na)	L-Thyroxin Henning	Tbl. à 25/50/75/100/125/150/175/200 µg
	Euthyrox	Tbl. à 50/88/100/112/137/150/175/200 µg
	Eferox	Tbl. à 25/50/75/100/125/150 µg
	L-Thyroxin HEXAL	Tbl. à 25/50/75/100 µg
	L-Thyroxin Henning Tropfen	Lösung (1 Trpf. enthält 5 µg, 1 ml enthält 100 µg)
	L-Thyroxin Henning injekt	Amp. à 0,5 mg
L-Thyroxin + Jodid	Jodthyrox	
	L-Thyrox Jod HEXAL 100/100	Tbl. à 100 µg Jodid + 100 µg L-Thyroxin
	Eferox Jod 100/100	
	Thyronajod 50/75/100/125/150	Tbl. à 150 µg Jodid + L-Thyroxin 50/75/100/125/150 µg
	Eferox Jod 50/75/100/125/150	Tbl. à 150 µg Jodid + L-Thyroxin 50/75/100/125/150 µg
	L-Thyrox Jod HEXAL 50/75/88/100/112/125/150	Tbl. à 150 µg Jodid + L-Thyroxin 50/75/88/100/112/125/150 µg
	L-Thyroxin Henning 50/75/100 plus	Tbl. à 75 µg Jodid + L-Thyroxin 50/75/100 µg
Liothyronin-HCl	Thybon 20/100 Henning	Tbl. à 20/100 µg
Liothyronin-Na	Thyrotardin- inject. N	Durchstichflasche à 0,1 mg
L-Thyroxin + Trijodthyronin	Novothyral 25/75/100	Tbl. à 25/75/100 µg T_4 + 5/15/20 µg T_3
	Prothyrid	Tbl. à 100 µg T_4 + 10 µg T_3

Diagnostika und Therapeutika (Auswahl)

Tabelle 24 *(Fortsetzung)*

Freiname (INN)	Handelsname	Handelsform
TRH (Protirelin)	Antepan Thyroliberin-TRH Merck Ampullen	Amp. à 200/400 µg, Lösung zur i.v. Anwendung Spray à 50 µg zur nasalen Anwendung Tbl. à 40 mg
Uradipil	Ebrantil Uradipil- Pharmore	Amp. à 25/50 mg Amp. à 25/50/100 mg
Vardenafil	Levitra	Tbl. à 5/10/20 mg
Vitamin D-Präparate	siehe Alfacalcidol, Calcitriol, Cholecalciferol, Dihydrotachysterol	
Yohimbin	Yohimbin Spiegel Yocon-Glenwood	Tbl. à 5 mg
Zoledronat	Zometa Aclasta	Amp. à 4 mg Durchstichflasche à 5 mg

Sachverzeichnis

A

Achondroplasie 147
ACTH (Adrenokortikotropes Hormon) 24f, 119f
– Ausfall 122, 124
– Nebennierendiagnostik 164, 260ff
– Normalwert 257
ACTH-Kurztest 159, 259
ACTH-Produktion, ektope 28, 190
ACTH-Test 7, 161, 259
– Hirsutismus 58
– PCO-Syndrom 199
Addison-Krankheit 22, 157ff
ADH (antidiuretisches Hormon) 30f
ADH-Sekretion, inadäquate 189ff
Adipositas 2ff
– Lipomastie 55
– PCO-Syndrom 201
Adiuretin 255f
Adiuretin-Test 32, 256
Adrenalektomie, bilaterale 29
Adrenalin 193, 258
Adrenogenitales Syndrom (AGS)
– – angeborenes 6ff
– – Differenzialdiagnostik 147
– – erworbenes 9ff
Adrenostatika 29
Adynamie 124
AGS (Adrenogenitales Syndrom) 6ff
AIRE-Gen 196f
AIT (amiodaroninduzierte Thyreopathie) 91f
Akne 6
Akromegalie 11ff
– Hypertonie 101
– STH-Suppressionstest 255
– Virilisierung 247
Akromegaloid 13
Akromikrie 143
Akroosteolyse 42
Akropachie 90
Albuminurie 43f
Aldosteron 67, 69, 261f
– Normalwert 257
– im Urin 257
Aldosteron-Renin-Quotient 69
Alkoholismus 103

Alpha-Blocker 195
Altershyperthyreose 90, 97
Altershypogonadismus 106f, 109
Altershypothyreose 130f
Altersrundrücken 150
Amenorrhö
– Gestagentest 223
– PCO-Syndrom 198
– primäre 14ff
– sekundäre 17ff
– Therapie 20
Amiodaron 92f
Androgenbildung, vermehrte 6, 56, 198
Androgenmangel 105, 107ff
– Klinefelter-Syndrom 151
Androgensensibilität, gesteigerte 56
Androstendion 257
Anorchie 65, 106, 139, 207
Anorexia nervosa 21ff
– – Differenzialdiagnostik 125
– – Hypoglykämie 103
– – Pubertas tarda 207
Anosmie 107
Anovulation 198
Antiandrogene 59
Antidiabetika, orale 39f, 103
Antiphlogistika 240
Anti-Thyreoglobulin-Antikörper 269
Antriebsstörung 90, 117, 123
Apathie 117, 133, 163
Appetitlosigkeit 74
Arginin-GHRH-Test 254
Arginintest 145
Asherman-Syndrom 17
Asthma bronchiale 175
Autoantikörper 37, 159, 226
– Normalwert 270
Autoimmunadrenalitis 158
Autoimmunerkrankung
– polyglanduläre (PGA) 160, 196f
– Sterilität 226
Azetonfötor 46
Azidose
– metabolische 173
– renale, tubuläre 180f

Sachverzeichnis

B

Bardet-Biedl-Syndrom 106f
Basalglienverkalkung 114
Basedow-Krankheit 49, 91f
– Therapie 95f
Begleithyperprolaktinämie 87
Beta-Rezeptoren-Blocker 243
Biguanide 40
Bindegewebeschwäche 108
Bisphosphonate 187f
Blässe 162, 192
Blutdruckanstieg, paradoxer 193
Blutdruckschwankung 149
Blutzucker 36f, 103, 171
– Fastentest 252
– postprandialer 38f
Blutzuckersenkung, rasche 47
Body-mass-Index (BMI) 2
Bradykardie 117, 122, 127
– Hypothyreose 133
Bradykinin 174
Brechreiz 119
Bronchialkarzinoid 175
BSR 218, 239
Büffelnacken 24
Bulimia nervosa 22
Burning Feet 44
B-Zell-Tumor 170

C

Calcitonin 78
Calcitriol 181
Carbimazol 95
CEA 155, 218, 268
Charcot-Fuß 42
Chorionepitheliom 203f
Choriongonadotropin, humanes s. HCG
Chromogranin A 176, 193
Chvostek-Zeichen 235
Clomifentest 281
Clonidin-Hemmtest 145, 193f, 259
Conn-Syndrom 67, 101
Corpus-luteum-Insuffizienz 226f
C-Peptid 37, 103, 171, 251f
CRH-Produktion, ektope 190
CRH-Test 121, 124
– Cushing-Syndrom 26
– Nebennierendiagnostik 159, 260
CSII (Continuous subcutaneous Insulin Infusion) 37f

CTx-Telopeptide 186, 265
Cushing-Syndrom 24ff
– Adipositas 3ff
– Differenzialdiagnostik 147
– Hypertonie 101
– Kleinwuchs 144
– Virilisierung 247f
– zyklisches 24
Cyproteronacetat 59, 201, 205
C-Zellen 271
C-Zell-Hyperplasie 217

D

Darmobstruktion 176
Dehydroepiandrosteron 199, 226, 248
– Normalwert 257
Deoxypyridinoline 186
Depigmentierung 119
Depression 128, 130, 162
De-Quervain-Thyreoiditis 91, 129, 237
Desmopressin 34, 118, 256
Desoxykortisol 257, 262
Dexamethason-Kurztest 26
Dexamethason-Test 7, 10
– Cushing-Syndrom 26, 28
– Hypophysentumor 121
– Nebennierendiagnostik 260
DHEAS 258
Diabetes
– insipidus 30ff, 196
– – centralis 32ff
– – Diagnostik 255f
– – renalis 32ff, 256
– mellitus 35ff
– – Glukosetoleranztest, oraler 250
– – Dysfunktion, erektile 135
– – Komplikation 42ff
– – Kontrolluntersuchung 41
Diabetes-Dermatose-Syndrom 169f
Diarrhö 167, 169
– Hemmung 173
– Karzinoidsyndrom 174f
– profuse 241
– VIPom 172
DIDMOAD-Syndrom 196
Disaccharidasehemmer 40
Dopaminagonisten 89
Down-Syndrom 144, 147
Durst 30f, 35
– Conn-Syndrom 67

Sachverzeichnis

- Hyperkalzämiesyndrom 72
- Nebennierenrindeninsuffizienz 163

Durstversuch 32, 255 f
Dysequilibriumsyndrom 47
Dysfunktion
- erektile 135, 137, 141
- hypothalamisch-hypophysäre 224

Dysmorphiesyndrom 244
Dyspareunie 221

E

Elektrokardiographie, Niederspannung, periphere 130
Elektrolytstörung 173
Ellsworth-Howard-Test 266
Entwicklungsverzögerung, konstitutionelle 145, 148, 207, 209
Entzugsblutung 281 f
Epiphysenschluss
- verspäteter 105
- vorzeitiger 6 f

Erbrechen 22, 76, 167
Ernährungstherapie 4
Erythema migrans, nekrolytisches 169
Eunuchoidismus 107, 108
Exophthalmus 48, 90
Exophthalmus-Makroglossie-Gigantismus-Syndrom 62
Exsikkose 30, 35, 76

F

Fanconi-Syndrom 180
Fastentest 103, 171, 252
Feinnadelaspiration 214, 219, 276 f
Female sexual dysfunction (FDS) 221
Fersenschmerzen 178
Fertilität, passagere 109, 142
Fettresorptionshemmer 4
Fettsucht, hypothalamische 3
Fettverteilung 5
- abdominale 3

Fischwirbel 180, 185
Fludrokortisontest 69, 261
Flush 172, 174 f
Fraktur 80, 179
- Osteopathie, renale 210
- Osteoporose 182 f

FSH 108, 119 f, 204
- Ausfall 124
- Clomifentest 280
- GnRH-Test 281 f
- Normalwert 278

FSH-Präparat, rekombinantes 109, 289
Funktionsdiagnostik
- Hypophysenhinterlappen 255 f
- Hypophysenvorderlappen 253 ff
- Knochenstoffwechsel 264 ff
- Nebenniere 257 ff
- Nebenschilddrüse 264 ff
- Schilddrüse 267 ff
- Tumor, gastroenteropankreatischer 251

Fußsyndrom, diabetisches 42 f

G

Galaktorrhö 86, 225
Ganglioneurom 172
Ganglioneuromatose, intestinale 155
Gangstörung 82
Gastrin 251 f
Gastrinom 153, 166 ff, 251 f
Gastroparese 45
Geburtsgewicht, hohes 127
Gelineau-Syndrom 3
Genmutation 146
Germinalzellaplasie 141
Gestagensubstitution 150
Gestagentest 15, 19, 281
- Amenorrhö 223
- Sterilität 226

Gestationsdiabetes 36
Gewichtszunahme 24, 129
GHRH-LHRH-TRH-CRH-Test 121
GHRH-Produktion, ektope 190
GHRH-Test 121, 124
- Kleinwuchs 145

Gigantismus 11
Gleithoden 63, 66
Glinide 39 f
Globulin 239
- sexualhormonbindendes 280
- thyroxinbindendes 93, 268, 270

Globusgefühl 230
Glossitis, atrophische 169
Glukagon 104, 251
Glukagonom 153, 169 f, 251
Glukokortikoide
- Absetzen, abruptes 163
- Dosiserhöhung 125

297

Sachverzeichnis

Glukokortikoide
- hochdosierte 50
- Langzeittherapie 145
- Produktion, erhöhte 24

Glukose 104, 256
Glukosestoffwechselstörung 12
Glukosetoleranz, gestörte 25, 37, 250
Glukosetoleranztest, oraler (oGTT) 37, 250
- - Ullrich-Turner-Syndrom 245

GnRH 280
GnRH-Stimulation, pulsatile 109, 282
GnRH-Test s. LHRH-Test
Gonadendysgenesie 14 ff
Gonadenreifung, prämature 202
Gonadotropine, Ausfall 122
Gonadotropinproduktion, ektope 203
Gynäkomastie 52 ff
- Hyperprolaktinämie 86
- Hypogonadismus 105

H

Haarausfall 129
Hämodialyse 84, 87
Hashimoto-Thyreoiditis 91, 237 f
Hautpigmentierung 163
HBA$_{1c}$ 37 ff, 41
HCG 66, 91, 109
- Normalwert 279
- Produktion, ektope 190
- Pubertas praecox 203

HCG-Test 108, 281
- Infertilität 140
- Klinefelter-Syndrom 152
- Pubertas tarda 208

Heiserkeit 212, 216
Heißhunger 22, 102
Hemithyreoidektomie 219
Herz, verbreitertes 129
Herzinfarkt, stummer 42
Herzinsuffizienz 134
Herzstillstand 76
Hexenbrust 52
High-Turnover-Osteoporose 186
von-Hippel-Lindau-Syndrom 193
Hirnödem 47
Hirntumor 204 f
Hirsutismus 56 ff, 246
- Hyperprolaktinämie 86
- Klimakterium 149

Histamin 174
Hitzewallungen 149, 175
HMG 109
Hochwuchs 11, 60 ff
- dysproportionierter 105
- eunuchoider 151
- konstitutioneller 61
- STH-Suppressionstest 255

Hoden, Beurteilung 107 f
Hodenatrophie 139
Hodenbiopsie 108, 141
Hodendysgenesie 151
Hodengröße 206
Hodenhochstand 63 ff
- Malignomrisiko 65

Hodeninsuffizienz 105 ff, 136, 142
Hodenschädigung 106, 139
Hodentumor 6 f, 54, 190
HOMA-Test 199
Hormon
- adrenokortikotropes s. ACTH
- antidiuretisches s. ADH
- Corticotropin-Releasing s. CRH
- follikelstimulierendes s. FSH
- Gonadotropin-Releasing s. FSH
- luteinisierendes s. LH
- Melanozyten-stimulierendes s. MSH
- somatotropes s. STH
- thyreoideastimulierendes s. TSH
- Thyreotropin-Releasing s. TRH

Hormonproduktion, ektope 189
Hormontherapie
- Hypogonadismus 106
- postmenopausale 150

Hydrocortison 7, 162
5-Hydroxyindolessigsäure 175, 251
17-Hydroxykortikosteroide 258
17-Hydroxyprogesteron 199, 257
Hyperaldosteronismus 67 ff
- idiopathischer 70

Hyperandrogenämie 198
Hyperglykämie 35, 255
Hyperglykämietest 121
Hyperkalzämie
- Endokrinopathie, paraneoplastische 190
- Hyperparathyreoidismus 79
- hypokalziurische, familiäre (FHH) 73 f
- Osteopathie, renale 211

Hyperkalzämiesyndrom 72 ff, 115
Hyperkortisolismus 24 ff

Sachverzeichnis

Hyperlipidämie 37
Hyperparathyreoidismus (HPT) 79 ff
- MEN-Syndrom 153
- primärer 73, 79 ff
- sekundärer 82 ff, 210
- tertiärer 73, 84 ff, 211
Hyperparathyreoidismus-Kiefertumor-Syndrom 79
Hyperpigmentierung 157, 162 f
Hyperprolaktinämie 17, 86 ff
- funktionelle 86, 89
- Hypogonadismus 109
- Pubertas tarda 207
- Sterilität 223 f
Hyperthermie 241
Hyperthyreose 50, 90 ff
- amiodaroninduzierte 92, 94
- Differenzialdiagnostik 22
- Hypertonie 101
- immunogene 92
- jodinduzierte 91, 94 f, 97
- latente 213, 215, 231 f
- manifeste 213, 215, 231
- nichtimmunogene 92
- Schwangerschaft 94, 97
- subklinische 97
- Therapie 95 ff, 215
Hyperthyreosis factitia 91, 94
Hypertonie 37, 90, 100 f
- hypokaliämische 67
- Phäochromozytom 192
Hypertrichose 56, 246
Hyperventilation 235
Hyperventilationstetanie 236
Hypoactive sexual Desire Disorder (HSDD) 221 f
Hypochondroplasie 147
Hypoglykämie 102 ff
- Antidiabetika 40
- Hypopituitarismus 123
- Insulinom 170 f
- Nebennierenrindeninsuffizienz 159
- paraneoplastische 191
Hypogonadismus
- hypergonadotroper 109
- hypogonadotroper 142
- idiopathischer 107
- männlicher 105 ff
- primärer 139 f, 209
- sekundärer 139 f

Hypokaliämie 67
Hypokalzämie 82, 110 ff, 113
Hypoparathyreoidismus 113 ff
- Differenzialdiagnostik 116
Hypophosphatasie 179 ff
Hypophysenadenom 11, 13
- Hyperprolaktinämie 86 f
- Hyperthyreose 91
Hypophysenapoplexie 123
Hypophysenausfall 108
Hypophysenbestrahlung 29
Hypophysenhormon 120
Hypophyseninsuffizienz 103
Hypophysenoperation 13, 123
Hypophysentumor 119 ff
- ACTH-produzierender 29
- hormonaktiver 119 f
- hormoninaktiver 120
Hypophysenvorderlappen, Funktionsdiagnostik 253 ff
Hypophysenvorderlappen-Insuffizienz 109, 117, 122 ff
- Diagnostik 253
- Differenzialdiagnostik 22
Hypopituitarismus 122 ff
Hypoproteinämie 112
Hypothalamisch-hypophysäre Insuffizienz 224
Hypothermie 133
Hypothyreose 126 ff
- angeborene 127
- erworbene 128 ff
- fetale 126
- Hypopituitarismus 124
- latente 130 f, 231
- manifeste 231
- primäre 13
- sexuelle Störung 222
- Therapie 131 f
- Virilisierung 247
Hypotonie 157, 163

I

ICT (Intensified conventional Therapy) 37 f
IGF-I 124, 253
IGF-II 191
Immobilisation 184
Immunadrenalitis 159
Immunhyperthyreose 50 f, 90 ff

Sachverzeichnis

Immunhypothyreose 130
Immunthyreoiditis 160, 231
– atrophische 129
– hypertrophe 129
Impotentia
– coeundi 135 ff
– generandi 135, 139 ff
Impotenz 135 ff
Infertilität 105, 139 ff, 223
Insulin 253
Insulin-Hypoglykämie-Test 88, 124
– Hypophysendiagnostik 121, 254
– Kleinwuchs 145
– Nebennierenrindeninsuffizienz 159, 161
Insulin-like Growth Factor I 124, 253
Insulinom 153, 170 f, 251
– Fastentest 253
– Hypoglykämie 103 f
Insulinresistenz 36, 40
– PCO-Syndrom 201
Insulinsensitizer 40
Insulintherapie 37 ff, 41, 47, 103
Insulin-TRH-LHRH-Test 121
Intelligenzminderung 128, 151
Interferon 177
Intersexualität 15 f

J
Jodbelastung 95
^{131}Jod-Cholesterol 263
Jodexposition 241
Jodexzess 91 f
Jodid 131, 231 f
– Rezidivprophylaxe 99
– Schwangerschaft 97
– Struma 232 f
Jodmangel 92, 126
– Szintigraphiebefund 274
Jodmangelstruma 228 f, 231 f
^{131}Jod-Metabenzylguanidin 263
Jod-Szintigraphie 275
Jodverlust 230
Juckreiz 35

K
Kachexie 21
Kalium 47
Kallikrein 174
Kallmann-Syndrom 64, 107

Kälteintoleranz 117, 123, 128, 130
Kalzimimetikum 83, 211
Kalziphylaxie 211
Kalzitonin 155
– Normalwert 268
– Pentagastrintest 271
– Schilddrüsenkarzinom 218
Kalzium
– Substitutionsbehandlung 83, 113, 181, 187 f
– im Urin 264
Kalziumglukonat 236
Kalziummalabsorption 82, 103
Kalzium-Phosphat-Produkt 211
Kalziumspiegel
– erniedrigter 110, 112, 180
– falsch-hoher 72
– Normalwert 264
– Senkung 78
Karpaltunnelsyndrom 11
Karzinoembryonales Antigen (CEA) 155, 218, 268
Karzinoid 174 f, 252
Katarakt 112, 113
Katecholamine 193 f, 258 f
Kearns-Sayre-Syndrom 196
Ketoazidose 37
Ketonurie 37
Kinderwunsch 20, 142
Kleinwuchs 143 ff
– Differenzialdiagnostik 147
– konstitutioneller 145
– proportionierter 116
– rachitischer 178
Klimakterium 149 f, 221 f
Klinefelter-Syndrom 106, 151 f
– Gynäkomastie 53, 55
– Hodenhochstand 64
Klitorishypertrophie 6, 246
Knochenabbau 186
Knochenalter 60, 143
Knochenaufbau 187
Knochendichte 81, 182, 185, 188
Knochenerkrankung, adyname 210
Knochenfestigkeit 186
Knochenmetastase 73
Knochenphosphatase, alkalische 264
Knochenschmerzen 79, 178
Knochenstoffwechseldiagnostik 264 ff
Knochenstoffwechselerkrankung 178

Sachverzeichnis

Knochenumbaumarker 186
Knotenstruma 215, 232
Kochsalzbelastungstest 69, 261
Koma 164
– diabetisches 46f
– Differenzialdiagnostik 77, 118
– hyperosmolares 46
– hypophysäres 117f
– hypothyreotes 133f
– ketoazidotisches 46
Kombinationstest 121
Kontrastmittel, jodhaltige 97
Konzentrationsstörung 35, 102, 128
Koronare Herzerkrankung 42, 131
Koronarsyndrom 42
Körpergrößenverlust 182, 184
Kortisol 6
– Nebennierendiagnostik 269ff
– Normalwert 258
Kortisoltagesprofil 26, 261
Kortisoltagesrhythmik, aufgehobene 26, 28
Krampfanfall 235
Kraniopharyngeom 120
Krise
– hyperkalzämische 76ff
– hypertensive 195
– thyreotoxische 241ff
Kryptorchismus 63ff
Kyphose 184

L

LADA (Latent autoimmune Diabetes in Adults) 37
Lagophthalmus 48
Längenalter 60
Late-Onset-AGS 9
Laurence-Moon-Biedl-Bardet-Syndrom 3, 106f
Leistenhoden 63, 66
Leydig-Zell-Funktionstest 281
LH 108, 119f, 204
– Ausfall 124
– Clomifentest 280
– GnRH-Test 281f
– Normalwert 279
LH-FSH-Quotient 199, 204
LH-RH-Agonisten 205
LH-RH-Test 121, 124, 281
– Hypogonadismus 108
– Infertilität 140
– Klinefelter-Syndrom 152
– Pubertas praecox 204
– Sterilität 226
– Ullrich-Turner-Syndrom 245
Lidödem 48, 90, 130
Lidretraktion 48, 92
Lipomastie 55
Looser-Umbauzone 180
Low-T_3-Syndrom 22, 93, 242, 270
Low-T_3/T_4-Syndrom 130
Low-T_4-Syndrom 242, 270
Low-Turnover-Osteoporose 186
L-Thyroxin 94, 118, 131f, 219
– Halbwertszeit 132
– Handelsnamen 294
– Struma 232f
Lust-Zeichen 236

M

Magenband 4
Magen-Darm-Ulkus 167
Magensäuresekretion 166f, 251
Magersucht 21
Makroadenom 120
Makroangiopathie 42f
Makroglossie 11, 127
Makroprolaktinom 88
Malassimilation 183
Maldescensus testis 63
Mamillendepigmentierung 122
Mammaatrophie 247
Mammakarzinom 55
Marfan-Syndrom 62
Medikamente
– Aldosteron-Renin-Quotient 69
– Hyperkalzämie 74
– Hyperprolaktinämie 87
– Hyperthyreose 92
– Impotenz 135
– Infertilität 140
– Katecholaminwert 193
– Osteomalazie 179
– Osteoporose 183f
– Schilddrüsenhormonbeeinflussung 271
– sexuelle Störung 221
– strumigene 230
– Thyreoiditis 238, 240
– Virilisierung 247
Menin-Gen 153

Sachverzeichnis

Meningitis 123
Menopause 149
MEN-Syndrom (multiple endokrine Neoplasie) 153 ff
MEN-I-Syndrom 153
MEN-II-Syndrom 154 f, 193
Metabolisches Syndrom 37, 198 f
Metanephrine 193 f, 258 f
Metyrapontest 124
– Nebennierenrindeninsuffizienz 159, 161, 262
MIBG-Szintigraphie 176
Mikroadenom 120
Mikroprolaktinom 88
Milch-Alkali-Syndrom 73
Minderwuchs 6, 148
– Arginin-GHRH-Test 254
– dysproportionierter 128
MODY (Maturity Onset Diabetes of the Young) 36
Morbus Addison 157 ff
Morbus Basedow 90 ff
Morbus Cushing 24 ff
Morgagni-Morel-Syndrom 3
MSH, Ausfall 119, 122, 124
Myxödem, prätibiales 90
Myxödemgesicht 128
Myxödemherz 129
Myxödemkoma 133 f

N

Natriumperchlorat 95, 97
Nebennierenadenom 67, 69, 71
Nebennierendiagnostik 256 ff
Nebennierenhyperplasie, idiopathische 67, 69, 71
Nebennierenrindenapoplexie 165
Nebennierenrindenhyperplasie 6 f
Nebennierenrindeninsuffizienz 73, 119, 157 ff
– ACTH-Ausfall 124
– akute 163 ff
– Hypoglykämie 103
– primäre 161 f
– Schmidt-Syndrom 130
– sekundäre 161 f
– Therapie 125
Nebennierenrindentumor 9 f, 24, 29
Nebennierentumor, Lokalisationsdiagnostik 262 f
Nebenschilddrüsenadenom 78 f, 81, 153 f
Nebenschilddrüsenautonomie 84
Nebenschilddrüsenhyperplasie 79, 81
Nebenschilddrüsenoperation 114
Nelson-Syndrom 29
Neoplasie, endokrine, multiple 153 ff
Nephrokalzinose 79, 114
Nephropathie 43 f
Nephroprotektion 44
NET (neuroendokriner Tumor) 153, 166 ff, 176
Neugeborenen-Screening 127
Neurofibromatose 193
Neurom, mukokutanes 155
Neuropathie 37, 44 f
– autonome 42, 44 f
– sensomotorische 44
Niereninsuffizienz 80, 103 f, 210
– Osteoporose 183
Nierenstein 79
Nierenversagen 76
Nikotin 183
Nikotinabstinenz 50, 95
Nitroprussidnatrium 195
NNR-Autoantikörper 159
Noradrenalin 193, 258
Normetanephrine 193, 258
NTx-Telopeptide 186, 265
Nüchternblutzucker 36, 38 f
Nykturie 31

O

Ödem 174
Oligurie 76
Optikusatrophie 118
Orbitopathie, endokrine 48 ff, 92
Orchidopexie 66
Orchitis 140
Orlistat 4
Orthostasetest 69, 262
Osteitis fibrosa 210
Osteocalcin 186, 265
Osteodensitometrie 182, 185
Osteoidose 83
Osteomalazie 178 ff
Osteopathie, renale 188, 210 f
Osteopenie 182
Osteoporose 74, 80, 182 ff
– glukokortikoidinduzierte 188

Sachverzeichnis

- Hypogonadismus 105
- des Mannes 187 f
- postmenopausale 187
- Therapie 186 ff
Osteoporosegymnastik 186
Osteosklerose 114
Östradiol 204, 279
Östrogene 187
Östrogenexpositionszeit, verkürzte 184
Östrogen-Gestagen-Test 19
Östrogenmangel 221
Östrogensubstitution 150
Östrogentest 15, 282
- Amenorrhö 223
- Sterilität 226
Ovarialinsuffizienz 160, 224
Ovarialzyste 20
Ovarsyndrom, polyzystisches 198 ff
- - Adipositas 3 f
- - Amenorrhö 15
- - Virilisierung 248

P

Panhypopituitarismus 119 f, 122
Pankreastumor 166 ff
Pankreatitis 80, 111
Paragangliom 192
Parästhesie 44, 67
- Hyperparathyreoidismus 82
- Hypokalzämie 110
- Hypoparathyreoidismus 114
- Osteomalazie 179
- tetanischer Anfall 234
Parathormon 80, 83 f, 112
- Ausschüttung, unzureichende 113
- Differenzialdiagnostik 75
- Ellsworth-Howard-Test 266
- Normalwert 265
- Osteoporose-Therapie 187
- Resistenz, periphere 116
- Senkung 211
Pasqualini-Syndrom 109 f
PCO-Syndrom 3 f, 15, 198 ff
- Virilisierung 248
Peak Bone Mass 185
Pendelhoden 63, 66
Pentagastrin 167
Pentagastrintest 155, 218, 271
Peptid
- intestinales, vasoaktives (VIP) 172 f, 251

- parathormonähnliches 190
Perimenopause 149
Pfötchenstellung 234
PHA (primärer Hyperaldosteronismus) 67 ff
Phäochromozytom 154 f, 192 ff
- Clonidin-Hemmtest 259
- Hypertonie 101
Phosphat 83, 112
- Ellsworth-Howard-Test 266
- Normalwert 264
- im Urin 264
Phosphatase, alkalische 83, 180
- - Normalwert 264
- - Osteopathie 210
Phosphatbinder 211
Phosphatdiabetes 179
Phosphatmangel 178, 181
Phosphatretention 210
Pickwick-Syndrom 3
Plasmaosmolalität 255
Plasmozytom 74
POEMS-Syndrom 196
Polydipsie 30
- psychogene 33 f
Polyglanduläres Syndrom, autoimmunes 160, 196 f
Polypeptid, pankreatisches 172
Polyurie 30, 35
- Conn-Syndrom 67
Positronenemissionstomographie 218
Postkoitaltest 225
Postmenopause 149 f
Postpartumthyreoiditis 237, 240
Post-Pillen-Amenorrhö 17
Posttransplantationsosteoporose 188
PQ-Zeit-Verlängerung 130
Prader-Labhardt-Willi-Syndrom 3, 64, 106 f
- Kleinwuchs 146
Prämenopause 149 f
Progesteron 279
Proinsulin 251 f
Prolaktin 86, 88
- Ausfall 124
- Normalwert 253
- Produktion, ektope 190
Prolaktinom 86, 88
- Virilisierung 247
Proliferationsmarker Ki-67 166, 177

Sachverzeichnis

Propylthiouracil 95, 97
Prostaglandin 137, 172
Pruritus 83f, 150
Pseudoappendizitis 46
Pseudo-Cushing 24, 27
Pseudofraktur 180
Pseudogynäkomastie 52, 55
Pseudohypoparathyreoidismus 112, 116, 147
Pseudopubertas praecox 6, 202ff
Pseudo-Vitamin-D-Mangel-Rachitis 180f
Pseudozyste 214f, 230
Pubertas
- praecox 202ff
- tarda 206ff
Pubertät
- Ausbleiben 88
- frühnormale 202
Pubertätsentwicklung 206
Pubertätsgynäkomastie 52, 55
Pubertätsinduktion 209
Pubertätsverzögerung 128, 145
Pyridinoline-Crosslinks 186, 265

Q
QT-Zeit-Verlängerung 112, 114

R
Rachitis 179f
Radiojodtherapie 98f
- Phäochromozytom 195
- Schilddrüsenkarzinom 219f
- Struma 233
Radionuklidtherapie 177
Recklinghausen-Krankheit 193
Reifenstein-Syndrom 106
Renin 69, 259
Renin-Angiotensin-System 67, 261
Resistenzsyndrom 126
Retardierung, intrauterine 144
Retinopathie 43
RET-Protoonkogen 154f, 218, 220, 272
Riedel-Struma 237, 240
Rippen-Becken-Abstand 184
Rückenschmerzen 82, 182, 184
- Therapie 188
Rundrücken 82, 182

S
Salzverlustsyndrom 7f
Sarkoidose 73f, 123
Schilddrüse
- Funktionsdiagnostik 267ff
- Kalkeinlagerung 155
- Konsistenz 229
Schilddrüsenadenom 213
- autonomes 91
Schilddrüsenaplasie 127
Schilddrüsenautoantikörper 49, 129, 239
Schilddrüsenautonomie 90f, 93, 213, 229f
- funktionelle 92, 215
- Szintigraphiebefund 274f
- Therapie 95f, 98f
Schilddrüsenentzündung 237ff
Schilddrüsengewebe, dystopes 275
Schilddrüsenhormon 90, 92, 215, 270
Schilddrüsenhormonresistenz 126
Schilddrüsenhormontherapie, suppressive 219
Schilddrüsenhyperplasie 213
Schilddrüsenkarzinom 91, 213, 216ff
- anaplastisches 216f
- follikuläres 216f
- medulläres 154ff, 217f, 251
- Nachsorge 220
- papilläres 216
- undifferenziertes 219
Schilddrüsenknoten 212ff
- Feinnadelaspiration 277f
Schilddrüsenoperation 99, 114
Schilddrüsensonographie 213, 272f
- Hyperthyreose 92f
- Hypothyreose 129
- Karzinom 218
Schilddrüsenszintigraphie 92ff, 213, 274f
Schilddrüsenvergrößerung 228, 238
Schilddrüsenvolumen 228f, 272
Schilddrüsenzyste 213ff, 228ff
Schlafapnoesyndrom 12
Schmerzstörung, sexuelle 221
Schmidt-Syndrom 130
Schock, hypoglykämischer 104
Schwächezustand, extremer 163f
Schwangerschaft
- Hypothyreose 131
- Stoffwechseleinstellung 39
- Struma 232

Sachverzeichnis

Schwangerschaftsdiabetes 36
Schwangerschaftshyperthyreose 94, 97
Schwellkörperinjektionstest 137
Schwellung
- morgendliche 128
- teigige 126
Schwindel 119, 149
Sehstörung 11, 35, 48
- akute 50
Sekretintest 167, 253
Sekundärbehaarung 105, 117, 163
Seminom 65
Serotonin 174
Sertoli-Cell-only-Syndrom 106, 139
Sexualhormondiagnostik 278 ff
Sexualhormone, Substitution 148
Sexualhormonmangel 20
Sexuelle Störung der Frau 221 f
SHBG (sexualhormonbindendes Globulin) 280
Sheehan-Syndrom 123
Silent Thyreoiditis 237, 240
Somatostatinanaloga 13, 177
Somatostatinom 153
Somatostatin-Szintigraphie 176
Somatotropin, Substitutionsbehandlung 148
Spermaantikörper 139, 142
Spermienzahl 284
Spermiogramm 140, 283
Spironolacton 59, 69, 71
Sprache, kloßige 11
Stammfettsucht 3, 143
Steatorrhö 167, 174
Sterilität 223 ff
STH (somatotropes Hormon) 12, 88, 119 f
- Arginin-GHRH-Test 254
- Ausfall 122, 124
- Insulin-Hypoglykämie-Test 254 f
- Normalwert 253
STH-Mangel 145, 148
- Pubertas tarda 207
STH-Nachtprofil 145
STH-Rezeptor-Antagonisten 13
STH-Stimulationstest 145, 208
STH-Suppressionstest 12, 62, 255
Stimme, raue 128
Stimmungslabilität 114, 151

Stimmungsschwankung 149
Stress 37
Striae, rote 24
Stridor 216, 237
Strontiumranelat 187
Struma 90, 92, 228 ff
- Szintigraphiebefund 275 f
- Therapie 97 f
Strumaknoten 212
Strumaoperation 129
Stuhlfrequenz 253
Sturzanamnese 184
Sturzprävention 186
Sulfonylharnstoffe 39
Symphysenschmerzen 178
Syndrom
- der inadäquaten ADH-Sekretion (SIADH) 190 f
- X 37
Synkope, hypoglykämische 171

T

T_3 93, 129, 242, 268
fT_3 93, 268
T_3-Hyperthyreose 93
T_4 93, 129, 242, 268, 271
fT_4 93, 267
T_4-Hyperthyreose 93
Tachykardie 90, 192, 241
Tannenbaumphänomen 182
TBG (Thyroxinbindendes Globulin) 93, 268, 270
Technetium-Uptake 274 f
Teleangiektasie 174
Testesektomie 63
Testosteron 58, 108, 226
- Normalwert 281
- Pubertas praecox 204
- Substitutionsbehandlung 109, 142, 152
Testosterongel 142
Testosteronpflaster 125
Testosteron-SHBG-Quotient 281
Tetanie 110, 114
- latente 235
Tetanischer Anfall 234 ff
Thiamazol 94 f, 97, 243
Thoraxschmerz 178
Thyreoglobulin 127, 218
Thyreoidektomie 156, 219, 243

Sachverzeichnis

Thyreoiditis 91, 213, 237 ff
- atrophische 237, 239
- de Quervain 91, 129, 237
- Diagnostik 214, 239
- Hyperthyreose 94
- zytotoxische 91 f

Thyreopathie, amiodaroninduzierte 91 f

Thyreostatika 94 f, 97, 243
- Nebenwirkung 96

Thyreotoxische Krise 241 ff

TPO-Antikörper 49, 93
- Normalwert 269

Tremor 90

TRH-Stimulation 130

TRH-Test 121, 124, 271
- Hypothyreose 129

Trousseau-Zeichen 235

TSH (thyreoideastimulierendes Hormon) 119 f
- Ausfall 122, 124
- Hyperthyreose 93
- Hypothyreose 126, 130 f
- Normalwert 132, 267
- Suppression 93 f, 219
- TRH-Test 271

TSH-Rezeptor-Antikörper 49, 51, 93, 239
- Normalwert 268

TSH-Zielwert 99

Tumor
- androgenproduzierender 199, 247 f
- gastroenteropankreatischer 166, 251
- katecholaminproduzierender 192
- maligner 73
- neuroendokriner 153, 166 ff
- – nichthormonproduzierender 176 f
- östrogenbildender 109
- suprasellärer 87

Tumorhyperkalzämie 77

Tumormarker 155, 176
- Schilddrüsenkarzinom 218, 220

T-Wert 185

Typ-1-Diabetes 36 f, 160, 196

Typ-2-Diabetes 36 f, 39 f

U

Übergewicht 2, 4

Ulkus 167, 174

Ullrich-Turner-Syndrom 144, 147, 244 f
- Amenorrhö 14
- Kleinwuchs 146

Untergewicht 21

Uringewicht, spezifisches 34, 255 f

Urinosmolalität 32, 34, 255 f

V

Vaginismus 221

Vardenafil 138

Vasopressin 30

Vasopressin-Test 32

Verhalten, asoziales 151

Verlangsamung 128, 133

Verner-Morrison-Syndrom 172, 251 f

Verschlusskrankheit, arterielle, periphere (pAVK) 42

Verwirrtheit 133

Vier-Drüsen-Hyperplasie 153

VIPom 153, 172 f, 252 f

Virilisierung 9, 56, 58, 246 ff

Visusverschlechterung, akute 50

Vitamin
- D 83, 115, 210
- D_3 180, 265

Vitamin-D-Analoga 115

Vitamin-D-Mangel 82, 111, 180 f
- Osteomalazie 178 f
- Osteoporose 186

Vitamin-D-Stoffwechselstörung 179

Vitamin-D-Substitution 181, 187 f

Vollmondgesicht 24

W

Wachstumsalter 143

Wachstumshormon 11

Wachstumshormonmangel 143

Wachstumshormonsubstitution 125, 245

Wachstumsprognose 60, 143

Wachstumsstörung 60, 143

Wachstumsverzögerung 244

Wärmeintoleranz 91

Wasser-Nahrungskarenz-Test 252

Waterhouse-Friedrichsen-Syndrom 165

Watschelgang 82, 178

Weaver-Syndrom 62

Wiedemann-Beckwith-Syndrom 62

Wirbelkörper, milchglasartiger 180

Wirbelkörperfraktur 182, 185, 188

Witwenbuckel 182

Sachverzeichnis

X
X-Chromosom 151

Z
Zahnschmelzdefekt 110, 113
Zerebrovaskuläre Insuffizienz 42
Zeugungsunfähigkeit 139 ff
Zittern 102
Zöliakie 208
Zollinger-Ellison-Syndrom 166, 251 f
Z-Wert 185
Zytodiagnostik 239, 276 f